国家高等学校本科教学质量与教学改革工程项目
——医学生人文素质教育人才培养模式创新实验区实验教材

医学人文素质与医患沟通技能教程

主　编　刘惠军

编　者　（以姓氏拼音排序）

蔡　昱　　何欣嘏　　焦艳玲　　李建伟
刘惠军　　陆于宏　　潘新丽　　强美英
唐　健　　王　英　　谢保群　　杨艳红
于　斌

北京大学医学出版社

YIXUE RENWEN SUZHI YU YIHUAN GOUTONG JINENG JIAOCHENG

图书在版编目（CIP）数据

医学人文素质与医患沟通技能教程/刘惠军主编.
—北京：北京大学医学出版社，2011.7（2024.8重印）
ISBN 978-7-5659-0210-9

Ⅰ.①医… Ⅱ.①刘… Ⅲ.①医学教育：人文素质教育-教材 ②医院-人际关系学-教材 Ⅳ.①R-05 ②R197.322

中国版本图书馆CIP数据核字（2011）第122315号

医学人文素质与医患沟通技能教程

主　　编：刘惠军
出版发行：北京大学医学出版社
地　　址：(100191) 北京市海淀区学院路38号　北京大学医学部院内
电　　话：发行部 010-82802230；图书邮购 010-82802495
网　　址：http://www.pumpress.com.cn
E-mail：booksale@bjmu.edu.cn
印　　刷：北京信彩瑞禾印刷厂
经　　销：新华书店
责任编辑：许　立　　责任校对：金彤文　　责任印制：罗德刚
开　　本：787 mm×1092 mm　1/16　　印张：16　　字数：401千字
版　　次：2011年8月第1版　2024年8月第9次印刷
书　　号：ISBN 978-7-5659-0210-9
定　　价：29.50元

版权所有，违者必究
（凡属质量问题请与本社发行部联系退换）

前　言

医学是科学与人文精神的结合，其特殊的学科性质决定了医学教育离不开人文素质和人文医学执业技能的培养。作为国家高等学校本科教学质量与教学改革工程项目——医学生人文素质教育人才培养模式创新实验区，我们进行了近三年的实践探索，从教育理念更新、教师培养、课程建设、教学方法改革等多方面着手，逐步建立起一套"以问题为中心、以医患沟通技能培养为主体、以参与式学习和多学科交叉为特色"的医学生人文素质教育培训体系。培训综合运用小组讨论、角色扮演、标准化病人、案例分析等教学方法，让学生在"体验中领悟"、在"讨论中发现"、在"扮演中自省"、在"练习中提高"。培训不仅能够使学生理解职业精神的普遍原则和核心价值，还能够使学生掌握"以患者为中心的沟通技能"。经过反复的教学实验和临床医院的培训实践，我们逐步打磨出这本培训教程。本教程适用于医学本科、专科和研究生阶段的医学人文素质和医患沟通技能培训，也适用于临床医师的继续教育。

教程包括四个模块，模块Ⅰ"医学伦理与医患文化"，重点介绍了中西方的医学伦理和医学文化思想，明确了医学伦理的基本原则，为后续内容提供了价值导向；模块Ⅱ"医患沟通的原理与技能"，以医学生在未来临床实践中将面对的挑战性问题为核心，重点介绍了"以患者为中心的"医患沟通原理与技能，学生按照技能要点演练即可有效提高其医患沟通能力；模块Ⅲ"医事法律原理与规范"，重点阐述了医事法律的伦理基础，并在此基础上借助多个典型案例，介绍了医师执业准入、执业规范和医疗纠纷的防范与应对知识，对提高学生的医事法律意识，掌握执业的法律规范，更好地在法律操作层面尊重和维护患者的基本权利具有重要意义；模块Ⅳ"医学生的心理品质"，引入积极心理学框架下乐观思维和心理弹性，着重培养医学生的挫折承受能力，以便将来能够更好地适应医学这个高风险、高压力的职业。

我们在实践探索和教程编写过程中，得到了天津医科大学、天津医科大学医学人文学院的全力支持。医学人文学院李大钦书记是"医学人文素质教育与医患沟通技能培训"的积极倡导者、组织者，该教程的诞生也得益于李书记的鼎力支持，在此致以衷心感谢。在培训实践中，我们得到了中国医师协会和天津市胸科医院卢文秋副院长的大力支持和帮助，在此深表谢意。本教程是一部没有模板的教材，每一部分都是在边摸索、边实践的过程中逐步生成的，参与编写的每一位教师都倾注了极大的热情和精力，在此也一并感谢。另外，本教程在编写过程中，参考了很多国内外文献，在此谨向文献的原作者表示衷心感谢。付梓在即，感谢北京大学医学出版社许立编辑对本教程的厚爱和辛勤劳动。

  需要说明的是，本教程是我们在医学人文素质教育探索中一个起点成果，其中还存在很多不足，在内容、结构和深度方面还有很多需要改进的地方，这将是我们继续努力的方向。

刘惠军

目 录

模块Ⅰ 医学伦理与医患文化

第1章 医学伦理与职业道德 ………………………………………………… 2
 一、医学伦理与职业道德概述 ……………………………………………… 3
 二、医学伦理的原则和规范 ………………………………………………… 9
 三、医学伦理、职业道德与医患沟通的关系 …………………………… 16

第2章 医学模式与医患关系 ………………………………………………… 19
 一、医学模式的变迁 ……………………………………………………… 21
 二、生物-心理-社会医学模式下的医患关系 …………………………… 24

第3章 传统医患文化 ………………………………………………………… 33
 一、传统医学生命观 ……………………………………………………… 34
 二、传统医患伦理 ………………………………………………………… 36
 三、传统医患沟通 ………………………………………………………… 41

模块Ⅱ 医患沟通的原理与技能

第4章 有效沟通的原理与技能 ……………………………………………… 50
 一、人际沟通概述 ………………………………………………………… 51
 二、人际沟通的要素与过程 ……………………………………………… 55
 三、有效沟通的技能 ……………………………………………………… 58

第5章 以患者为中心的病史采集技能 ……………………………………… 67
 一、病史采集概述 ………………………………………………………… 68
 二、以患者为中心的病史采集 …………………………………………… 70
 三、病史采集中的问题与障碍 …………………………………………… 71
 四、以患者为中心的病史采集过程与技巧 ……………………………… 72

第6章 解释问题与制订诊疗方案的沟通 …………………………………… 83
 一、概述 …………………………………………………………………… 84
 二、向患者及家属解释问题 ……………………………………………… 85
 三、与患者和家属共同制订双方同意的诊疗方案 ……………………… 91

第7章 增加病人依从性的原理与技能 ……………………………………… 94

一、依从性的含义和作用 96
　二、患者依从性的评估 97
　三、影响依从性的因素 98
　四、提高患者治疗依从性的策略 101

第8章　与重症患者及其家属的沟通 111
　一、患者和重症患者 112
　二、坏消息引发的心理反应 114
　三、医生告知坏消息的困难和障碍 119
　四、正确的告知程序与告知策略 121

第9章　冲突情境下的医患沟通 127
　一、认识冲突 129
　二、解决冲突 132
　三、如何面对愤怒的患者 135

第10章　临终关怀与医患沟通 143
　一、临终关怀概述 144
　二、临终关怀的原则和意义 146
　三、临终病人及家属的心理特点 148
　四、临终关怀中的沟通 149
　五、安乐死与临终关怀的关系 152

模块Ⅲ　医事法律原理与规范

第11章　法伦理视角下的知情同意 158
　一、医学伦理与医学法律的关系 159
　二、知情同意原则的伦理基础 161
　三、我国知情同意原则的相关立法 164
　四、知情同意原则的实践操作 165

第12章　医师执业准入与执业规范 169
　一、医师执业资格的法律规定 170
　二、医师执业规范 176
　三、法律责任 179

第13章　医疗纠纷的防范与应对 184
　一、医患法律关系 185
　二、医疗纠纷的预防 189
　三、医疗纠纷的应对 193

模块 Ⅳ 医学生的心理品质

第 14 章 乐观思维 ··· 202
  一、乐观概述 ·· 203
  二、乐观的测量 ·· 206
  三、学习乐观 ·· 215

第 15 章 心理弹性 ··· 224
  一、心理弹性概述 ·· 226
  二、影响心理弹性的因素 ·· 228
  三、心理弹性的测量 ··· 231
  四、心理弹性的提升 ··· 234

主要参考文献 ·· 240

模块 1 医学伦理与医患文化

夫医者，

非仁爱之士，不可托也；

非聪明理达，不可任也；

非廉洁淳良，不可信也。

（晋 杨泉《物理论》）

第1章

医学伦理与职业道德

学习目标

医学是一个依赖道德而存在的职业，它以助人为目的，以维护生命、发扬人道为职责，这个职业本身就是善。因此，医学与道德的关系是内在的、自觉的。从事医学职业的人，既然选择这个职业，就意味着能承担或准备承担起这个职业本身的道德责任。医学伦理与职业道德是医学的精神动力和价值导向，也为其提供了理论、原则、辩护和评价。学完本章内容后，你应该能够：

1. 理解医学伦理与职业道德的含义。
2. 理解学习医学伦理的必要性。
3. 掌握医学伦理基本原则和经典规范。
4. 应用道德准则分析医德两难的情境。
5. 理解医学伦理、职业道德与医患沟通的关系。

 预习案例：宫外孕患者之拒绝住院治疗

某患者，女，28岁，因腹痛和阴道出血到某医院检查、治疗。经医院检查，患者宫外孕40天，急需住院行手术治疗，否则易导致大出血，危及生命。但该患者不同意住院，因为1周后，患者将举行婚礼。因此患者坚持婚礼后再入院治疗。此时医生很为难……

分析与讨论：

➤ 在该案例中，医生为难的问题是什么？
➤ 该案例主要涉及哪些伦理原则？
➤ 如果您是当事医生，如何处理这一问题？为什么？

预习案例中所发生的情况在临床中经常遇到,我们从中能够认识到,履行医生的职业责任并不是单纯依赖医学知识就能实现的。预习案例所代表的这些问题本质已不再是医学问题,而主要是医学中人文方面的问题,医生的困难不是医学抉择,而是伦理抉择。因此,医学不能脱离伦理和道德而独立存在。为了更清楚地理解医学与伦理和道德的关系,让我们首先开始于对伦理和道德的认识,接下来再进一步领悟医学伦理与职业道德。

一、医学伦理与职业道德概述

1. 伦理与道德的基本含义

"伦理"从字面上理解,"伦"本义为"辈"。《说文》中解释:"伦,辈也。"引申为"人与人之间的关系"。"理"本义为"治玉"。《说文》中解释:"理,治玉也。"引申为治理物的纹理,进而引申为条例、道理。可见,"伦理"就是关于关系的道理,就是指人际关系的必然性规律,就是要探寻和协调人与人之间、人与社会之间关系的原则和规范。

"道德"中的"道"在汉语中原指"路",后引申为事物运动发展变化的规律和做人的规矩。"德"是"得"的意思,古代有"德者得也"的说法,是指把做人的规矩得到了、做到了,就会有所得。对道德一词的使用可追溯到《荀子》:"故学至乎礼而止矣,夫是谓道德之极"。可见,"礼"是我国古代社会中规范人与人之间关系的行为准则,学"礼"而行"礼"是道德的最高境界。

要正确地认识道德,需要认清人和社会的关系:人在社会中生存,社会是由一个个人组成的,人与人之间只要有社会关系存在就可能有利益冲突,同时,个人利益和社会利益联系在一起,既有一致的地方,也有冲突的地方。所以,社会需要某种规则来调整关系和分配利益,从而保证社会稳定和每个人利益的实现。道德就是用来调整这种关系的规则。

因此,简单地说,道德是调整人与人之间、人与社会之间关系的行为规范的总和。具体地说,道德是由一定的社会经济关系决定的,依靠社会舆论、传统习俗和人们的内心信念来维系的,表现为善恶对立的心理意识、原则规范和行为活动的总和。所以,道德有两个方面的含义,一是同政治、法律、文学、宗教等一样的社会意识形态,二是个人的德性、品德。

"伦理"与"道德"一般是相通的,通常也是在同一意义上使用,如人们常用伦理道德这一复合词。严格意义上区分,两者有所不同。"道德"一般侧重于实践,是个人依据社会所接受的标准而推行的行为;"伦理"侧重于理论,是以哲学的理论来说明社会标准。伦理学是专门研究道德的学科,是哲学的一个分支,也可以称作道德学。在这里,我们可以把伦理与道德统一理解,它们的核心词是"关系",它们所提出的要求(原则、规范)是必然的,不是个人所能决定的,而是社会的意志,是个人意志和行为向社会意志的趋同，因为这是社会稳定、和谐发展的条件。

2. 医学伦理与职业道德

（1）医学伦理与职业道德的含义：医学伦理与职业道德相对于伦理和道德是特殊和一般的关系。

● 医学伦理是关于医学实践中的关系的道理。医学伦理学则是研究医学实践中道德问题的科学，是关于医学道德的学说和理论体系，也称医德学。医学与道德是有机整体，密不可分。我们可以从以下知识框中关于医学道德的结构进一步体会。

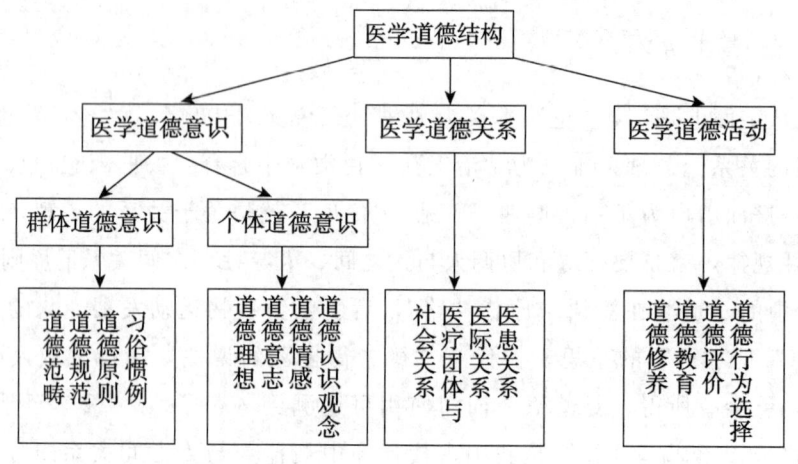

图 1-1 医学道德结构

● 职业道德是指从事一定职业的人在职业生活中应当遵循的具有职业特征的道德要求和行为准则。每一种职业都要形成相应的社会关系和利益关系，包括职业内部从业人员之间的关系，不同职业从业人员之间的关系，以及职业从业人员与广大职业服务对象之间的关系。正是在这些关系中，人们对从事不同职业活动的人提出了相应的要求；长期从事某种职业活动的人也逐渐养成了特定的职业心理、职业习惯、职业责任心、职业荣誉感等。可见，有职业就有相应的职业要求，职业要求是保证职业活动有序进行的必要条件。

（2）医生为什么需要医学伦理知识：很多人都有这样的体会：现实中没学伦理学的人很多，但他们都能对道德问题做出判断。所以，人们没有必要学习伦理学。但是，医学职业不同于一般的日常生活，它涉及患者的生命健康，其中的伦理问题远比日常生活多。很多情况说明，依靠人的"直觉"式的判断是远远不够的。

● 病人有着不同的道德教育背景，也来自不同的文化环境，对伦理问题有着不同的反应方式，医生必须考虑与其有着不同道德视角的病人和家属，因此，医生在医学实践中的道德决策与日常生活中的决策是不同的。日常生活中，人们都认为自己的道德直觉是绝对正确的，但这是得不到支持的，因为在有道德冲突时，很难为哪一方辩护，尤其是

第一章 医学伦理与职业道德

在卫生保健领域，如果没有考虑对方和其他人的观点，是没有充分的证据证明自己的道德观点是正确的。

- 在日常生活中，人们周围的环境是他所熟悉的，但当病人在医院中时，他们感到的是焦虑、陌生和不安全，甚至有的是处于无意识状态，这种状态下病人做出的道德决策与正常的生活状态是不同的，甚至根本不能做出道德判断。因此，医生需要具备医学伦理学知识，帮助病人冷静地分析和解决所面临的伦理问题。

- 由于医学技术高度发展，如生命维持系统，使现代医学操纵人的生命的力量更大了，这使卫生保健领域的情况更加不同于日常生活，医生介入到了与以往的日常生活完全不同的道德难题中，介入到了一个人和一个家庭的生离死别的境地，因此，医生的日常的道德判断已不可能应付这种性命攸关的情况。

- 医生要充当很多角色，要同病人、家庭、同事、社会甚至法院等发生关系，可能在某一个时刻，某方面的角色要优先。但究竟哪个应优先？优先顺序的确定涉及不同人的利益。涉及利益必然要引出伦理问题，因此，如何使行为更符合伦理要求，是需要学习的。而且，在医学职业当中，有些问题可以依赖法律的监督与评判，有些问题则不能被法律所控制。但无论如何，这些问题影响了医生的行为，影响了患者的利益。受法律谴责的当然属于伦理范围，但法律可以被理解为最低标准，而道德关怀则超出了这些最低标准，去考察那些可能被法律接受但可能不符合某些道德原则和规范的行为，这是因为合法的行为有时不一定是道德的。比如"大处方"、"防御性医疗"的字眼，或一个不屑的眼神，一句冷漠的言语等，虽然不是法律管辖的范围，但却能令人受伤，令人明显感到人格受到侮辱或不舒适。

所以，医生学习医学伦理知识，不仅是要懂得医生为什么要有道德，更重要的是关于如何认识道德，如何熟悉并遵守所在领域的道德要求，提高对医疗卫生领域中的伦理学问题的敏感性，从他人和自己的行为中辨别出道德问题并能解决这些问题。

当然，绝大多数伦理难题没有明确的、清楚的、单一的答案，至少没有任何人都绝对赞同的答案存在。但是，同样存在的现实是：一个人的道德境界随着道德教育和修养的提高而一直向前发展，所以，作为医生必须做的事情是通过学习和实践提高自身的道德修养，而且我国一直有强调道德修养的传统。学习医学伦理相关知识，可使医生增加对病人的不同的价值观的了解，可提高自身作为诊治者、照料者、决定者等角色的能力，使其能够判断出潜在的冲突情况，且在真实冲突爆发前加以突破。

因此，医学伦理不是附加在医生工作之外，而是每一个医生在与病人和其他人的接触中必不可少的组成部分。医生的每一个行为都与患者的利益有或多或少的联系，因此医生的每一个行为都包含有伦理学因素，他们每日都牵涉在伦理中，并且在决定伦理问题的解决方法上扮演重要角色。如果医生意识到医疗工作中的伦理因素，并愿意将伦理行为整合到医疗实践中，体现在与病人的接触和交往等方面，这种贡献将是不可估量的。这是在医疗中加入对人性即尊严的尊重，通过帮助他人找到更富尊严的生命，这样也会使医生自己对自我价值得到承认而感到欣慰和幸福。

（3）如何理解医生的职业道德？

 **案例1**："惟有这一点对任何医务人员都是完全适用的。"

被誉为当代医圣的内科学家张孝骞教授在他行医60周年的时候，中国医学科学院为他举办了一个小型庆祝会。到会的一位记者采访了他。记者建议说，张老您一辈子行医，应该把您体会最深的经验总结一下，介绍给全国同行。张孝骞教授毫不犹豫地回答：戒、慎、恐、惧——这就是我的第一经验，我的座右铭。他向记者解释道：我做医生的时间越长，就越有一种感觉——如履薄冰；病人把身家性命都交给了我们，我们绝不能有半点的马虎大意！一个医生的医学技术再好，因为有专业的区别，其意义都是十分有限的，惟有这一点对任何医务人员都是完全适用的⋯⋯

张孝骞教授所说的"惟有这一点"主要指的是什么？

医生是典型的职业化行业。虽然医生的专业分工会有不同，但医生的职业道德要求却是普适的。因此，张孝骞教授所说的"惟有这一点"主要指的就是职业道德。

作为职业化的从业人员来说，医生的专业知识技能在其获得从业资格之时都已经通过了严格的考核。所以，医生们在工作中所表现出的不同层次的职业化水平，更多时候是由其职业道德水平所决定的。如果一个人不能在工作上处处以其行业的道德规范来要求、约束自己，无疑是失败的，甚至是危险的。

职业道德对于医生而言是首要的。我国最早的医学著作《黄帝内经》中就强调严格择徒："非其人勿教，得其人乃传。得人不教，是谓失道，传非其人，漫泄天宝。"意思是，只有品德高尚、热爱医学事业的人，才能做医生。晋代杨泉更加明确地指出："夫医者，非仁爱之士不可托也，非聪明达理不可任也，非廉洁淳良不可信也。"宋代《小儿卫生总微论方》提倡医生要"正己，正物"，"正己"指修养医德，严肃医风；"正物"指诊断正确，用药恰当。强调"正己"在"正物"之先，"不能正己，岂能愈病"。这些都是强调医生职业道德的首要性。

在医疗实践中，我们如何理解医生的职业道德呢？

在这里，我们可以形成三个命题：

● 医生的职业道德就是医生履行职责。
● 医生的职业道德就是医生的高尚美德。
● 医生的职业道德就是要医生追求好的结果。

实际上，这三个命题是依托于伦理学的三个基本理论而形成的。下面，我们结合案例2来讨论一下。

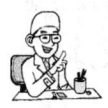

案例2:"值得托付生命的人"

2006年中央电视台"感动中国"颁奖晚会上,讲述了这样一位医生的故事。

来自唐山农村的王文亚,从小就不明原因地吐血,13岁时在当地一家医院治疗被切除脾脏,但病未治好。18岁时,王文亚又开始吐血,最多的一次吐血一千多毫升,当地医院说,没治了,令其准备后事。家里一贫如洗的王文亚父母不甘心,四处借钱来到北京投医,找到北京军区总医院外科专家华益慰。当时,王文亚再次吐血,血色素降到3克,不具备手术条件。负债累累的孩子母亲听说手术费很高,成功概率又小,丧失了治疗信心。华医生了解了情况后,对孩子母亲说:"在医院住一段,血色素上来了,我就给孩子手术,我会尽最大努力使手术成功。看病的钱,我也会尽量为你们节省。"第一次见到这样和蔼可亲的专家,母女俩点头同意了。为了避免再次误诊,华益慰经过反复诊断,最终确诊为"食道先天性静脉曲张"。华益慰医生为患者做了手术,手术非常成功。结算住院费用时,孩子的母亲难以相信,全部费用不足3千元。原来,华医生为了给病人省钱,放弃使用简单方便而价格高昂的仪器,选择了弯腰伏在手术台上一针一线的手工缝合,这一站就是9个小时。然而在那时,华医生已经被查出腰部骨折。弯腰这个动作对于华益慰来说是一件多么艰难的事。一位医生看到华益慰的腰部X光片,很震惊,他说:"看到华医生脊椎歪到这种程度,骨髓压缩到这种程度,我不知道他是怎么坚持下来的,这是一个谜。"……

华益慰是著名医学专家,1933年出生于天津一个医学世家,新中国成立前父母开办了一家"华氏夫妇医院",家里挂的那块写着"医乃仁术"的长匾,让他铭记在心。华益慰一生兢兢业业,做过数千例手术,挽救了许多患者的生命,没有出过一次医疗事故和差错。他关心、体贴每一位患者,在病人的眼里华益慰总是精神饱满,面对病人的第一个表情就是微笑。他被患者誉为"值得托付生命的人"。由于积劳成疾,华益慰不幸患上胃癌。临终前,华医生讲道:"我从医56年,只做着一件事,那就是对得起病人。"华医生用他的一生诠释着"医乃仁术"。在"感动中国"颁奖会上,颁奖辞是这样评价华益慰的:"不拿一分钱,不出一个错,这种极限境界,非有神圣信仰不能达到。他是医术高超与人格高尚的完美结合。他用尽心血,不负生命的嘱托。医乃仁术,大医有魂。"然而,华益慰妻子张燕容在颁奖典礼上只是淡淡地说道:"他也就是尽到了一个做医生的职责,做一个医生分内的事情,只不过他做得比较认真。"

什么是医生的职责?什么是一个医生分内的事情?什么是极限境界?什么是神圣信仰?

命题一:医生的职业道德就是医生履行职责。这是从义务论的角度提出的。

义务论是关于责任的理论。德国古典哲学家康德以义务为核心范畴建立了义务论伦理学。康德的义务论把出于责任、履行义务的行为视为道德的、善的行为，所以康德的义务论是"为义务而义务"。义务论强调动机，强调某种绝对的义务和责任，主张道德的行为必须是符合某种普遍的道德原则和规范，不管行为的结果如何。

如果将义务论引入到医学领域，我们则可以作出以下的推论：医生的职业道德就是从医学道德原则和规范出发，履行了自己的职责和义务。正如同华益慰的妻子所说，他尽到了一个医生的职责。然而，华医生仅仅是因为有这样的职业要求，而去履行自己的医学职责吗？

如果一个人的道德行为仅仅是在外在的原则和规范的要求和监督下完成的，并不是产生于这个人内心的真实意愿，那么，对于这个人而言，是很痛苦的，而且这种道德行为也是不持久、不稳定的。因此，只有人的内在动机与外在的原则和规范相一致，这样的道德行为才会持久和稳定，实现道德行为的人才会感到幸福。华益慰医生就是在"医乃仁术"的引导下，在履行医生职责的过程中，感悟到了医学的真谛，自觉地将医学的职责作为自己的职责。

医学职业道德原则和规范，明确了医生的职责，为医疗实践活动提供了善的开端和保障。医生对于医疗行为的选择，如果首先从职责和义务的角度去理解，就有了脚步和踪迹；如果医生履行道德义务升华为道德责任感和事业感，即具有了积极向上的推动力，能够自觉履行道德义务，且不断提高自己、完善自我，则是医学职业道德的最高境界。一次救扶，可能是一种义务，而像华益慰这样，用自己的一生挽救无数人的生命，对得起每一位病人，在每一个环节、每一个细节中都体现对病人的关爱，不出一个差错、不浪费病人一分钱……则不仅是义务，更是一种感情，一种美德，一种能够创造奇迹的精神力量。这就是极限境界，这就是神圣信仰，这就是大医的魂。

命题二：医生的职业道德就是医生的高尚美德。这是从美德论的角度提出的。

美德论主要研究做人应该具备的品德、品格。古希腊哲学家柏拉图最早提出"美德即知识"，亚里士多德则构建了较完整的美德论体系。我国的儒家思想也是强调人应具备的美德和如何修养能得到这些美德的理论体系。儒家思想认为，修养美德是一劳永逸的方法，即修养好了，养成了符合道德并具有稳定性特征的行为习惯，于是自会做出有道德的事情。不同的时代、不同的国家和民族都有着许多的传统美德，如仁慈、诚实、审慎、公正、进取和廉洁等。这些传统美德经过时代的验证，已成为人们社会生活中共同的行为准则和规范。

通过前面的讨论，我们认识到，美德论与义务论有着密不可分的联系。道德原则、规范在整个道德品质的培养和训练中起着定向和调节的作用，美德的形成则是把社会的道德要求变为自觉行动的过程，把具有外在约束力的道德原则和规范转化为人们自身的内在要求，由他律转向自律。

在医学领域中，由于医生的行为含有更多的奉献成分和牺牲精神，所以美德是巩固医生职业道德的根基。反思案例2，同样在市场经济的环境下，同样在科学技术高速发展的背景下，有些人选择了追逐名利、冷漠无情，而华益慰选择了以人为本、淡泊名利。他有最善良的微笑，他有最高超的医术，他有最纯洁的心，他有最完美的人格。面对生与死的考验、名与利的诱惑，他以自己的一腔热忱、一份执著、一身正气，为病人看好病，治好病。医者父母心，这种境界，非有高尚美德不能达到。这样一位医生，人们怎能不把自己的生命托付给他？怎会用置疑的眼光去审视他？

命题三：医生的职业道德就是要医生追求好的结果。这是从后果论的角度提出的。

后果论主张只有行为的结果才是评价行为善恶的惟一根据，道德行为的目的就是要带来好的结果。后果论的最大学派是效用论，以行为的效用作为道德善的标准。其主要代表是英国哲学家边沁·密尔，提出了"最大多数人的最大幸福"的道德原则。不能否认，医生的职业道德要求医生追求好的结果。但是，何谓好的结果？如果一位医生在未告知患者的情况下，对患者进行医学实验，尽管试验结果是有医学价值的，会造福很多人，可以看做一个好的结果。但是，这样做是将多数人的利益建立在对少数人的伤害上，是违背道德的。案例2中，华益慰医生之所以没有选择价格昂贵的吻合仪器，而是选择忍受自身的伤痛，站在手术台上9个小时，为患者一针一线的缝合，是为了在不影响治疗效果的前提下，尽可能减轻患者的经济负担，追求最理想的结果。但是，在这理想结果的背后，华益慰医生所忍受的巨大痛苦、做出的巨大牺牲又有谁知？假如华医生选择使用吻合器，缩短手术时间，尽可能减少自己的痛苦，又何尝不是一种好的结果呢？但华益慰没有选择后者，而是把患者的利益放在了首位。这正是医生职业道德的核心。患者的利益将医生的职责、美德和追求联系在一起。因此，医生的职业道德可以理解为是维护患者的利益、以患者为中心的道德。

医生的职业道德是医学关系客观存在的产物，是在医学活动中实现的；医生职业道德的载体是相应的原则和规范，这些原则和规范作为一种要求，是对医务人员的行为指导和约束；医生职业道德的理想境界是医务人员个人道德意识的升华，是医务人员将医学道德原则和规范转化为自然的情感和自觉的意志，并将其表现在医学活动的每一个环节中，呈现出医学的完美画面。

二、医学伦理的原则和规范

1. 医学伦理基本原则

医学伦理基本原则是医学实践历史经验的总结，是规范和把握医疗行为的基本准则，是化解医患冲突、解决两难问题的道德依据。目前，在国内外医学伦理学领域普遍达成共识的是以下四个基本原则。

（1）**不伤害原则**：不伤害原则是指在医学服务中不使病人受到不应有的伤害。

损伤是医学实践中客观存在的现象。医学手段一旦实施，其结果和影响往往是双重性的，即使是符合病人适应证、医疗上必需的，实施后的确达到了预期的诊治目的，也会带来某些消极后果。因此，医疗伤害带有一定的必然性，是诊治疾病必须付出的合理代价。对此，道德不仅容许，而且给予支持。如果医务人员专业素质和医德修养水平低下，不能恪尽职守，滥施不必要的诊治手段，侵犯病人正当权益，那么，就会给病人造成不可容许的伤害。因为这类伤害原本是可以避免或可以减轻其程度的，所以，一旦出现，医务人员就负有不可推卸的道德责任。

因此，不伤害原则的真正意义不在于消除任何伤害（这样要求医务人员既不现实，又不公平），而是强调医务人员在防止给病人造成不应有的伤害上是必须或应该有所作为的。

现实中的医学伤害现象，依据伤害产生与医务人员主观意志的关系，可以进行如表1-1中的划分：

表1-1 医学中的伤害现象

伤害类型	相应解释
有意伤害	医务人员出于极其不负责任，拒绝给病人以必要的临床诊治或急诊抢救，或者出于增加收入等狭隘目的，为病人滥施不必要的诊治手段等所直接造成的故意伤害
无意伤害	不是医务人员出于故意而是实施正常诊治所带来的间接伤害
可知伤害	医务人员应该知晓的对病人的伤害
意外伤害	医务人员无法预先知晓的对病人的伤害
可控伤害	医务人员经过努力可以也应该降低其损伤程度，甚至可以杜绝的伤害
不可控伤害	超出医务人员控制能力的伤害
责任伤害	有意伤害，以及虽然无意但属可知、可控而未加认真预测与控制、任其出现的伤害
非责任伤害	意外伤害、虽可知但不可控的伤害

不伤害原则就是针对责任伤害而提出的。

现实中的医学伤害现象，还可依据伤害内容指向划分为身体伤害、精神伤害以及经济损失。不伤害原则中的伤害应该涵盖这三类伤害。

不伤害病人是古老的传统行医规则，是医学人道观念的突出体现。在中国古代，《黄帝内经》中"征四失论"、"疏五过论"等医德戒律的基本精神就是不伤害病人。它反映的是"万物悉备，莫贵于人"的人道思想。在古希腊，西方医学的奠基人希波克拉底在他的著名的"誓言"中明确提出并详尽阐述了不伤害病人的伦理思想："检束一切堕落及害人行为，我不得将危害药品给予他人，并不作该项之指导，虽有人请求亦必不与之。尤不为妇人施堕胎手术。"这一规则成为西方医学人道主义传统的重要组成部分，影响极其深远，后经调整、充实和提炼，则成为现代西方四大医学伦理原则之一。

不伤害原则对医务人员的具体要求是：
- 强化以患者为中心和维护病人利益的动机和意识；
- 恪尽职守，千方百计防范各种伤害的出现；
- 正确处理审慎与胆识的关系，经过风险/治疗、伤害/受益的比较评价，选择最佳诊治方案，并在实施中尽最大努力，把伤害控制在最低限度之内。

（2）有利原则：有利原则是指，把有利于病人健康放在第一位，并切实为病人谋利益。

有利于病人是中外医学中历史悠久的优良医德传统。在中国，利他性的助人思想是最早的医德观念的精髓，后来逐步表现为行善事、有利病人的医乃仁术行医准则。在西方，古希腊名医希波克拉底在"誓言"中明确提出并阐明了"为病家谋利益"的行医信条。到了现代，有利于病人成为医学伦理学第一位的、最高的伦理原则。由1948年国际医学大会提出、1949年世界医学协会采纳的著名的《日内瓦宣言》中强调："在我被吸收为医学事业中的一员时，我严肃地保证将我的一生奉献于为人类服务。""我的病人的健康将是我首先考虑的。"1988年年底，中国卫生部颁布的《中华人民共和国医务人员医德规范》的第一条规定就是"救死扶伤，实行社会主义的人道主义。时刻为病人着想，千方百计为病人解除病痛"。20世纪80年代开始的我国医院体制改革，按照党和政府的明确要求，应该始终遵循和努力实现的第一原则就是"以患者为中心"。这些都是从医务人员的义务的角度，强调有利原则的首要地位。

有利原则与不伤害原则有着密切关系。有利包含不伤害；不伤害是有利的起码要求和体现，是有利的一个方面。因此，有利原则由两个层次构成，即低层次原则是不伤害病人，高层次原则是为病人谋利益。不伤害原则为有利原则规定一条底线、奠定一个基础，有利原则基于此设定了更为广泛而且具有进取性要求的伦理准则。

在医学实践中，有利原则具体体现在：
- 树立全面利益观，真诚关心病人以健康利益为核心的一切客观方面的利益（止痛、康复、治愈、救死扶伤、节省医疗费用等）和主观方面的利益（正当心理需求和社会需求的满足等）；
- 提供最优化服务，努力使病人受益，即解除由疾病引起的疼痛和不幸，照料和治愈有病的人、照料那些不能治愈的人，避免早死、追求安详死亡；
- 预防疾病和损伤、促进和维持健康；
- 努力预防或减少难以避免的伤害；对利害得失全面权衡，选择受益最大、伤害最小的医学决策；
- 坚持公益原则，将有利于病人同有利于社会健康公益有机统一起来。在一般情况下，二者是一致的，但在某些特殊情况下，当二者发生非此即彼的冲突时（例如传染病人或疑似病人的强制性隔离），则以社会利益为重，并尽可能维护患者的利益（例如，对患者的尊重、耐心的解释以及其他利益的维护等）。

"预习案例"中的患者因宫外孕40天,情况危急,如果医生不为其采取紧急的手术治疗,病人会发生大出血,危及生命,这必然是对患者的极大伤害。因此,从不伤害原则和有利原则出发,医生应对该患者采取紧急治疗。同时,有利原则不仅包括客观方面的利益,还包括主观方面的利益。对于这位患者,客观利益的维护可以通过手术等治疗途径实现,而患者的主观利益如何得到维护和实现呢?我们是否需要医疗手段之外的帮助,并采用相应的方法和技能才能实现呢?

(3) 尊重原则:尊重原则是人际交往中的基本准则。医学伦理学中的尊重原则是指医患交往时应该真诚地相互尊重,并强调医务人员尊重病人及其家属。尊重原则有狭义与广义之分。

狭义的尊重原则要求尊重病人的人格,强调医务人员把病人当人来对待,尊重病人独立的平等的人格、尊严,不允许"重病不重人",不允许做有损病人人格的事。病人享有人格权是狭义上的尊重原则,所以具有道德合理性并能够成立的前提和基础。所谓人格权,就是一个人生下来即享有并受到法律、道德等肯定和保护的权利。

在我国,依据现行法律和伦理文化传统,每一位公民都享有如下人格权利:人的生命权、健康权、身体权、姓名权、肖像权、名誉权、荣誉权、人格尊严权、人身自由权等;隐私权或者其他人格利益;人去世后仍享有的姓名权、肖像权、名誉权、荣誉权、隐私权、遗体权等;具有人格象征意义的特定纪念物品的财产权。

因此,狭义尊重原则的基本含义就是尊重病人的上述人格权。

从广义上说,尊重原则还包括自主原则,即尊重病人的自主性,保证病人在能够理性地选择诊治决策时的自主选择。

自主是西方特有的文化传统,是近代西方强烈持有的观念,特别是在权利运动的影响下,西方的医患关系发生了变革,患者逐渐提出了自主权的问题。他们认为理想的医生是权威也是伙伴,患者要求了解自己的有关医学信息,并参与医疗决策的制订。在自主观念和权利意识的影响下,中国也逐渐接受和认可了自主原则,中国的医患关系也发生了相应的改变。然而,不同的是,中国在儒家文化特别是家庭观念的影响下,其医患关系范围扩大出家属这一具有重要地位的角色。医生希望家庭作为一个联合的决策者。

自主原则的具体形式是尊重患者的知情同意权。医学伦理学关于患者的知情同意权,可以从两个角度理解。一方面,义务论角度,即尊重患者的自主权。因为疾病诊治各个环节都直接关系着病人身心健康乃至生命,所以他有权获悉与自己疾病诊治相关的一切信息,并根据自己的利益和判断自主做出选择。医方必须尊重和维护病人的知情同意权。另一方面,后果论角度,即履行知情同意可以协调医患关系,更好地维护患者的利益。同以医生单向度义务论和美德论为纽带而构成的传统医患关系不同,现代医患关系是建立在信托基础上的、以双方权利义务公正化为纽带构成的契约-合作型的健康利益联盟关系。确认和尊重病人知情同意权为处理好医患双方复杂的权利义务关系提供了保证,有利于医患双方进行真诚的交流，有利于医疗服务质量的提高，有利于医疗纠纷的防范和处理。

近年来，有些医生对于知情同意的理解产生歪曲，将知情同意作为医生规避责任、患者承担责任的手段。这无疑是错误的。的确，人作为自由意志的主体，可以有各种选择和判断。同时，也正是因为这种自由的选择，决定了人要对自己所选择的行为负责任，担当起自己行为的后果。然而，在知情同意的过程中，患者的选择并不是真正自由的。一方面，患者并不懂得医学知识，在选择之前，所有信息完全依赖医生的告知；另一方面，患者由于患病，而且存在与之相关的各种情绪和压力，分析和判断能力自然会受到影响。患者在这种状态下做出的选择并不一定理想和可靠。这就决定了在知情同意中医生责任的必须性和合理性，并为医务人员的作为留下了一个价值空间和讨论空间。

医学伦理学关于病人的知情同意追求比较理想的状态，即病人或者其家属完全知情并依此做出有效同意。完全知情是指病人获悉他做出承诺所必需的一切医学信息，即通过医方翔实的说明和介绍、对有关询问的必要回答和解释，病人全面了解诊治决策的利与弊，例如诊治的性质、作用、依据、损伤、风险、意外等。有效同意是指，病人在完全知情后，自主、自愿、理性地所做出的负责任的承诺。

病人或者其家属做出有效同意的必要条件是：
- 具备自主选择的自由合法身份。
- 具备正确接受病情信息的必要的认知理解能力。
- 具备进行理性选择的必要的分析推理能力。

患者的自由合法身份可以从法律的角度进行判断。对于患者的认知理解能力和分析推理能力则需要医生在医患沟通中进行考察、分析和判断。因此，患者的知情同意并不能简单地理解为得到患者或其家属的签字，而是在为患者提供充分告知的基础上，本着尊重患者、维护患者利益的角度，结合实际条件，与患者及其家属协商一种医患双方同意的理想的决策。

可见，知情同意绝不是医方推卸责任的手段。医方尊重病人的自主权，绝不意味着放弃或者减轻自己的医德责任，也绝不意味着简单听命于病人的任何意愿和要求。

在"预习案例"中，患者拒绝住院治疗是患者自主提出的选择。然而这种选择对于患者本身的健康利益是有很大威胁的。对此，医生一方面应在行为言语中体现对患者的尊重，另一方面对患者的自主选择应有慎重的考量。因为理想的自主是在充分了解信息基础上的理性选择。而该案例中的患者可能对自身疾病的严重程度并没有清楚的认识，此外患者自身心理上的顾虑也会影响其作出理性选择。因此，建议医生在充分告知疾病信息的基础上，深入了解患者的感受和顾虑，可以在患者同意的前提下与其家属特别是爱人进一步沟通，找到患者的支持系统，共同帮助患者消除顾虑、解决困难，接受理想的治疗。

总之，尊重原则是现代生物-心理-社会医学模式的必然要求和具体体现，是医学人道主义基本精神的必然要求和具体体现；实现尊重原则是建立和谐医患关系的必要条件和可靠基础，是保障病人根本权益的必要条件和可靠基础。

(4) 公正原则：公正原则是指，医学服务中公平、正直地对待每一位病人。公正的一般含义是公平正直，没有偏私。当代中国所倡导的医学服务公正观应该是形式公正与内容公正的有机统一，即具有同样医疗需要以及同等社会贡献和条件的病人，则应得到同样的医疗待遇，不同的病人则分别享受有差别的医疗待遇；在基本医疗保健需求上要求做到绝对公正，即应人人同样享有，在特殊医疗保健需求上要求做到相对公正，即对有同样条件的病人给予同样满足。

公正作为医学伦理原则，是现代医学服务高度社会化的集中反映和体现，其价值主要在于合理协调日趋复杂的医患关系，合理解决日趋尖锐的健康利益分配的基本矛盾即合理化处理日益增长且多层次化的健康需求与开发利用有限的医疗卫生资源的矛盾。

在临床实践中，公正原则体现在两个方面，即医患交往公正和资源分配公正。医患交往公正对医师的要求是：与患方平等交往和对有千差万别的患方一视同仁，即平等待患。平等待患自古以来一直是先进医家提倡和遵循的医德准则。孙思邈在《大医精诚》中提出："若有疾厄来求救者，不得问其贵贱贫富，长幼妍媸，怨亲善友，华夷愚智，普同一等，皆如至亲之想。"在现代社会中，医患交往公正不仅是医师美德的要求，而且是现代社会公正理念的要求。医师平等待患体现的是对病人人格尊严、健康权益普遍尊重和关怀的医学人道品质和人文素质。

资源分配公正要求以公平优先、兼顾效率为基本原则，优化配置和利用医疗卫生资源。医疗公正是医疗卫生改革必须遵循的首要原则，由不公正到公正，由低层次的公正到高层次的公正，是推进医疗卫生改革必须解决的核心问题，也是医患关系背后最深层、最关键的问题。

为逐步彻底克服医疗不公正现象，以下三个方面的不懈努力是缺一不可的：

● 政府从宏观管理上全面负起医疗公正的职责，在改革中建立以广大群众基本医疗保健机制和贫困阶层医疗救助机制为基础的、完善的公正医疗制度和规则，并当好医疗公正的"守门人"。

● 医疗卫生机构从办医上直接负起医疗公正的职责，以全面覆盖、功能互补、结构合理的医疗保健格局为依托，为广大人民群众提供人人享受得起、数量充足、质价相称的医疗保健服务。

● 医务人员全面培养现代公正素质，这种素质应该集医生美德论、义务论、公益论于一身，从而保证医疗公正在人际交往中得到充分体现。

2. 医学伦理经典规范

医学伦理规范是用以调整医疗工作中各种复杂的医疗人际关系、评价医学行为善恶的准则，是社会对医务人员的基本道德要求，是医学伦理原则的具体体现和补充。医学伦理学规范以"哪些应该做、哪些不应该做"的表述，将医学伦理学的理论、原则转换成医务人员在医学活动中遵循的具体标准。作为比较成熟的职业道德准则，医学伦理规范一般以强调医务人员的义务为主要内容，多采用简明扼要，易于记忆、理解和接受的"戒律"、"宣言"、"誓言"、"誓词"、"法典"、"守则"等形式，由国家和医疗行政管理部门加以颁行。

当代国内外医学伦理规范文献举要：

● 《医务人员医德规范》

为加强医德教育、提高医德水平，从而使我国的医德建设逐渐步入系统化、规范化的轨道，国家卫生部于1988年12月15日颁发了现行的《中华人民共和国医务人员医德规范》。全文如下：

救死扶伤，实行社会主义的人道主义，时时刻刻为病人着想，千方百计为病人解除病痛。

尊重病人的人格和权利，对待病人，不分民族、性别、地位、财产状况，都应一视同仁。

文明礼貌服务，举止端庄，语言文明，态度和蔼，同情、关心和体贴病人。

廉洁奉公，自觉遵纪守法，不以医谋私。

为病人保守医密，实行保护性治疗，不泄露病人的隐私和秘密。

互尊互学，团结协作，正确处理同行同事间的关系。

严谨求实，奋发进取，钻研医术，精益求精，不断更新知识，提高技术水平。

● 《临床医师公约》

鉴于20世纪90年代我国医疗卫生改革过程中出现的医德发展新态势，为促进临床医学健康发展，加强医疗工作中的精神文明建设，提高医疗服务水平，工作在医学领域的中国科学院、中国工程院28位院士，于1996年9月联名倡议并制定了《临床医师公约》。内容如下：

全心全意为人民服务，为我国社会主义医疗卫生事业服务。

医术上精益求精，团结协作，保证医疗质量，努力进取创新。

维护严肃严格严密的医德医风，廉洁行医，抵制一切不正之风。

倡导敬业尊师，积极扶植后学，努力提高临床服务艺术。

积极开展卫生科普工作，提高群众防治疾病知识和自我保健意识。

● 《新千年法规》

2002年，通过内科医学会的美国委员会、美国医师基金会、欧洲内科医学基金会合作努力，出台"新千年法规"。具体内容为三个基本原则，十个职业操守。

三条基本原则：把患者利益放在首位的原则；
　　　　　　　患者自主性原则；
　　　　　　　社会公正的原则。
十个职业操守：致力于专业能力
　　　　　　　对患者诚实
　　　　　　　对患者的信息保密
　　　　　　　和患者保持恰当的关系
　　　　　　　致力于改善医疗护理质量
　　　　　　　致力于使越来越多的人能够受惠于医疗服务
　　　　　　　公平分配有限的医疗卫生资源
　　　　　　　学习科学知识
　　　　　　　通过管理利益冲突维护信任
　　　　　　　致力于专业责任

三、医学伦理、职业道德与医患沟通的关系

1. 医学伦理和职业道德是医患沟通的思想基础和理念框架

　　思想是行动的先导，人们的行为总要受到目的和动机的支配，医患沟通必要性的前提首先存在一个"医患沟通为了什么"的问题。是从病人的利益出发，为了更好地提高医疗质量，加强医患合作，达成相互共识而行医患沟通；还是出于私利的计算，为了糊弄病人或推卸责任而与病人交流，这是两种不同的价值取向，前者是合乎道德的，后者有违道德。

　　现代临床医学之父威廉·奥斯勒说过："行医是一种使命而非行业，这项使命要求于你们的，是用心要如同用脑。"这一观点对应于医患沟通则可以理解为用心与用脑的沟通。单纯的沟通知识、技能的学习与运用在一定程度上可以起到调节医患矛盾、化解医患冲突的作用。但是，没有心灵的沟通只能是伪善，这样会使医患沟通的知识、技能变成医生规避责任的手段，使得患者的利益从医生脑海中消失。这样的沟通不但不会发挥良好的作用，而且会给患者带来更多的伤害。因此，医患沟通首先是心灵的相通。

　　"诚于中而行于外"，医患沟通的前提是彼此双方的诚意，是医者对患者利益的忠诚，这不仅是医患沟通的思想基础，也构成了医患沟通的理念框架。医患之间需要沟通的内容很多，而且，不同的患者、不同的疾病、不同的诊疗环节所涉及的沟通内容也不尽相同。所以，医生需要一系列具体的可操作的技能和技巧来完成理想的医患沟通。然而，这些具体的技能和技巧并不是随意和杂乱无章的，而是在共同的理念框架下形成的。这

个共同的框架就是"以患者为中心的"的伦理理念。

此外，沟通也存在态度问题，有些医务人员并不是不善于沟通，而是不愿意更多地与患者及家属沟通，觉得很麻烦，或者没有意识到沟通的重要。崇高的医德使医生认识到医患沟通的重要性，愿意与病人及其家属沟通，并努力学习和运用沟通技能，积极地与患者及其家属进行理想的沟通。

2. 医患沟通是医学伦理和职业道德的必然要求和实现手段

医学伦理和职业道德更多的是强调思想和理念层面，而抽象的思想和理念依赖于医生在诊治疾病的过程中与病人直接进行沟通才能实现。医患沟通是医学伦理和职业道德的必然要求和实现手段。而且，随着医疗过程的多元化和复杂化，产生了一些外延问题，比如对医疗费用的关注，对治疗效果的过度期望，对医生水平和能力的质疑等，这些问题直接影响了诊疗过程和效果，甚至恶化了医患关系和增加了医疗纠纷，这些问题多数可以通过有效地医患沟通来淡化甚至化解。因此，如何全面地、有针对性地与患者进行沟通，避免可能出现的医患矛盾，成为了现代医生的另一门必修课。

小 结

医学与道德存在内在的、自觉的关系。医学职业本身就是善。客观存在的医学道德关系决定了在医学领域中医生的职责和应当遵守的职业道德规范。医生在履行职责的过程中，通过反思，将外在的职责要求转化为内在的责任感和使命感，升华为医生的美德，更稳定、更完美地实现医学的道德本质。医学的对象是人，在医患交往中，不仅存在医学问题，而且存在人文方面的问题。医生不仅要进行医学抉择，而且要进行伦理抉择。因此，医生必须掌握医学伦理学知识。本模块介绍了医学伦理基本理论和原则，这不仅是规范和把握医务人员医疗行为的基本准则，也是在医患沟通中化解医患冲突、解决两难问题的道德依据。

讨论题

1. 医学与道德之间有什么关系？
2. 如何理解医生的职责与美德之间的关系？
3. 尊重病人的自主权是否意味着听命于病人的所有选择？

 **推荐读物**

Tom L. Beauchamp, Ph. D James F. Childress, Ph. D. Principles of Biomedical Ethics. Oxford, 2001.

[美] H. T. 恩格尔哈特. 范瑞平译. 生命伦理学基础. 北京：北京大学出版社，2006.

[英] 亚当·斯密. 吕宏波，杨江涛译. 道德情操论，北京：九州出版社，2006.

（陆于宏）

第2章

医学模式与医患关系

学习目标

无论医学怎样进步，人避免不了生老病死之苦。作为一个人医生也面临着同样的命运。从这点上来说，医生与患者应该是一种共感的关系。在此之上，既然医学以人为对象，在重视科学的同时，则需要体现人性的关怀。当今在医学模式转型的背景下，医患关系需要从以往的以疾病为中心的模式向以患者为中心的模式转变。学完本章后，你应该能够：

1. 了解医学模式的含义及其变迁过程。
2. 理解生物-心理-社会医学模式。
3. 分析生物-心理-社会医学模式对医患关系的要求。
4. 思考如何构建以患者为中心的关系模式。

 预习案例：一位发烧的患者，两种问诊方式

58岁的王先生一周前开始发烧，嗓子疼，腹部感到不适，因此前来就诊。

➢ 假如你是接诊医生，你如何接待这位患者？请将你设想的问诊经过记录下来。接下来是两种不同的问诊方式。

(一)

医生：王先生，您哪里不舒服？
王先生：一个星期前开始发烧，一直烧，嗓子疼，肚子也不舒服。
医生：最近，正在流行病毒性感冒。烧到多少度？嗓子什么时候开始疼的？肚子感觉怎么样？腹泻吗？

19

王先生：（停顿片刻）能给我做个血液检查吗？

医生：可以。

（二）

医生：王先生，您哪里不舒服？

王先生：一个星期前开始发烧，一直烧，嗓子疼，肚子也不舒服。

医生：您回忆一下，这种症状一周前是怎么开始的，到今天的经过过程，请您再稍微详细说说。

王先生：其实，一个星期前一个要好的朋友突然没了。

医生：是您的好友去世了吗？

王先生：是。恶性淋巴瘤，听说发现晚了，开始还以为只是得了感冒。

医生：太遗憾了。

王先生：葬礼过后就嗓子疼，大夫，我不会是也得了一样的病？肚子也疼，还一直发烧。

医生：您是担心和好友一样也得了什么恶性疾病才来看病的？

王先生：是，您能理解吗？

医生：能理解。在详细询问您的症状之前，能稍微说说您的好友开始是怎样的症状，最后是怎样去世的吗？

王先生：好友……（省略）

医生：开始是嗓子疼、淋巴结肿了，随后身体感到疲倦，低烧，确诊后开始治疗，2个月后去世了。

王先生：太突然了，就这么走了。

医生：所以您在震惊遗憾的同时，感到了疾病的可怕。

王先生：嗯，您说的没错。今天来也是因为一开始以为是得了感冒，可渐渐没了自信，想是不是做些检查好。

医生：是不是您所担心的疾病需要认真检查，请您再稍微详细叙述一下您的症状。

王先生：一个星期一直是37.4℃的低烧……（省略）

分析与讨论：

➢ 假如你是医生，请设想一下你自己如何问诊？比较你设想的问诊经过与上述两种问诊方式的异同。

➢ 比较分析上述两种问诊方式的不同之处。

➢ 思考哪一种问诊方式体现了以患者为中心？

美国精神病学、内科学教授恩格尔（G. L. Engel）曾指出，生物医学模式没有给病患的社会、心理和行为方面留下余地，生物医学模式逐渐演变为生物—心理—社会医学模式是医学发展的必然。当今在医学模式转型的背景下,传统的以疾病为中心的家长式的医患关系模式也面临着必然的转变。

一、医学模式的变迁

1. 医学模式的含义

模式(model)原是数理逻辑的一个概念,是用系统中的一系列公式来表达形式逻辑理论。哲学引用并延伸了模式的概念,用来解释事物的内在联系和本质,并运用到人文社会科学和自然科学中,作为总结各学科的世界观和方法论。

所以,医学模式是指人们用什么样的观念和方法来看待、研究和处理健康和疾病问题,是对健康、疾病、死亡等重要医学问题的总体观。医学模式是医学科学研究和医学临床实践的指导思想和理论框架。医学模式也称作医学观。

2. 医学模式的变迁

人类学家认为人类经历了巫术-宗教-科学三个发展阶段。人们对健康和疾病的认识也同样经历了这样一个过程。从历史上来看,随着社会的发展和科学技术的进步,迄今为止存在过四种典型的医学模式:神灵主义医学模式、机械医学模式、生物医学模式和生物-心理-社会医学模式。

(1) 神灵主义医学模式:由于生产力发展水平低,科学知识贫乏,在古代人们对生命、健康、疾病、死亡不能给予科学的解释,因此当时人们的认识是一种迷信医学模式-神灵主义医学模式(spiritual medical model)。神灵主义医学模式认为人的健康是神灵的某种恩赐,而疾病是神灵对人的惩罚或者是鬼神在作怪。因此,人们对健康的保护和对疾病的治疗只有依靠祈祷和巫术。例如,在历史上宋代是个疫病横行的时代,宋人深信鬼魅遍在。宋人眼中鬼魅不但具有邪恶和报仇的特质,同时更是造成人类恐惧、伤病和死亡的刽子手。巫术对当时的医学产生了深刻影响。比如《医说》中介绍了类似于今天催眠术之类的"暮卧咒":"暮卧常以手抚心,咒曰:'天灵节荣,愿得长生,五脏君侯,愿其安宁。'男一七遍,女二七遍,长生不病"。此外还有"咒水治哽"条:"以净器盛新汲水,捧之面东,默念云:'谨请太上东流水,急急如南方,火第律令勒'一气念七遍,即吹一口气入水中,如此七吹,患人立下"。这种巫术的医疗在科学技术不发达的时代对人起到了一定的心理慰藉作用。由于巫术和宗教的医疗的最大特征在于治疗者和患者拥有相同的世界观,因此即使是在被称为科学时代的今天,巫术、神话、宗教依然发挥着作用。比如,人们去拜药师佛祈求健康和去除疾病。当身患癌症时,对医生不抱希望而跑去祈祷的也大有人在。

(2) 机械医学模式:16世纪到17世纪,欧洲文艺复兴运动使人们摆脱了神学的桎桔，也使医学从神学的奴役中解放出来。同时，欧洲文艺复兴运动推动了自然科学的发展，也推进了医学观的发展。当时人们借用机械唯物主义的观点解释健康与疾病，把人体比作为由许多零件组成的复杂机器，认为疾病就是机器某部分的机械出现故障或者失灵，如果能准确地指出部分的缺陷加以巧妙修理，就会恢复原样。这就是机械医学模式（mechanistic medical model）。当时具有代表性的著作有法国哲学家笛卡尔（R. Descartes）的《动物是机器》和法国医生拉美特利（Lamettrie）的《人是机器》。苗卡尔认为，生物体只不过是精密的机器零件。拉美特利认为，人是爬行的机器，是一架自己会发动自己的机器，体温推动它，食物支持它，没有食物便渐渐地瘫痪下去。他还指出，心脏是水泵，肌肉是杠杆，消化过程如锅炉燃烧，大脑如操纵盘。

机械医学模式的根底是把生物的人完全用物理、化学说明的还原主义的思想。而且解剖学的发展在帮助人们理解人体是如何被精密组成的机械的同时，人体无论怎么解剖也找不到灵魂、精神，这使人们越发深信人类机械论。在机械医学模式下，医生的任务就是修理部件，头痛医头，脚痛医脚。尽管机械医学模式将医学带入了实验科学时代，极大地推动了医学的发展，但是却忽视了人的社会性和生物复杂性，使当时的医学发展存在着局限性。

（3）生物医学模式：欧洲文艺复兴运动后，西方医学进入实验医学阶段。从18世纪到19世纪生物学家、医学家提出了进化论、细胞学说，发现了微生物等导致人类疾病的因子，人们对健康与疾病有了较为正确的理解。由于人们对传染病的认识及病原微生物的发现，从生物学角度明确了疾病发生的原因，因此形成了生物医学模式（biomedical model）。

生物医学模式被称为是建立在生物学基础之上，反映病因、宿主与自然环境之间变化规律的医学观和方法论。生物医学模式以实验医学科学为基础，认为每种疾病都必须并且可以在器官、细胞或生物大分子上找到可以测量的形态或化学变化，都可以确定出生物的和理化的特定病因，都应该能找到治疗手段。医学的作用也就是通过精密的技术来测量这些变化，找到治疗手段。生物医学模式是直线型的因果关系论的科学，例如，"如果得病，一定有导致疾病的细菌存在"这样的观点。这在19世纪到20世纪中期传染病为人类主要疾病和主要死亡原因的时代发挥了巨大威力，使昔日令人望而生畏的鼠疫、霍乱、天花、结核病等许多急性传染病得以被征服，为人类在防治疾病和维护健康方面作出了巨大贡献。

虽然生物医学模式促进了医学的进步和发展，奠定了现代医学的基础，但是随着医学的进步和社会的发展，生物医学模式逐渐显露出其片面性和局限性。第一，生物医学模式认为人类疾病的主要原因是微生物、寄生虫、化学因素、物理因素等，因此在诊治中偏重治疗，以病为主，对号入座，医疗趋于机械化和简单化。这主要表现为患者来看什么病就治什么病，医生完全依靠检查，忽视患者的个体差异。第二，生物医学模式难以解释由于社会心理行为因素引起的健康问题。例如，同为70岁的老人，为什么有的得了老年性疾病需要他人照顾而有的仍然活跃在社会的第一线？显然，单纯只用器官的老化难以解释老年性疾病的发生。第三，在生物医学模式下，为了追求科学性，医疗中往往舍去了最为重要的社会、心理、个人的信息。而且医生越是注重科学越会舍去患者"人"的侧面，只关注疾病。因此，当与社会心理环境等诸多因素密切相关的疾病大量增加时，医学模式的转型就成为必然。

3. 生物-心理-社会医学模式的产生及其含义

20世纪50年代以后，人类的疾病模式和死亡原因发生了根本性的转变。第一，受社会心理环境等多因素作用或影响明显的恶性肿瘤、心脑血管疾病、糖尿病等慢性疾病成为危害人类健康的主要原因。恶性肿瘤、心脑血管疾病已居于死因的前位。第二，社会原因导致的伤病增多。例如，交通事故、劳动灾害、突然死亡。第三，精神障碍者增多。第四，随着人口老龄化，老年性疾病增多。此外，随着社会的发展和生活水平的提高，人们对健康的需求不再仅仅满足于疾病防治，而是要求提高生活质量。因此，人们对预防保健服务、心理服务、社会服务的需求不断提高，这也成为推动医学模式转变的巨大动力。

1977年美国罗彻斯特大学医学院精神病学、内科学教授恩格尔提出了生物-心理-社会医学模式（bio-psycho-social-medical model）。恩格尔认为，导致疾病的不只是生物因素，而且还有心理因素和社会因素。因此，也应该从生物、心理、社会这几个方面来寻找对抗和治疗疾病的方法。生物-心理-社会医学模式把人作为一个具有生物属性和社会属性的整体，强调影响健康的因素的多元化，例如生物遗传因素、心理因素、环境因素、行为与生活方式等，强调全人的医疗。例如，对糖尿病的治疗。早在19世纪70年代医学家就已发现糖尿病与胰腺功能密切相关，20世纪20年代加拿大医生班廷（F. Banting）等人发现了胰岛素，使糖尿病从不治之症成为可治之病。对于糖尿病的治疗，如果单纯从生物医学模式出发，因为糖尿病的致病因素是胰腺功能出了问题，所以治疗糖尿病只要是注射胰岛素或服用降糖药就可以了。但是，对于成年型糖尿病患者来说，诱发糖尿病发病的因素不仅有遗传因素、胰岛素分泌能力下降的生物学因素，还有不良饮食习惯、运动不足、肥胖、精神压力、饮酒习惯、不良生活方式等来自心理的、社会的、行为的因素。而且仅仅一个因素不会导致糖尿病。比如单纯遗传不会发病，但是在有遗传性体质的背景下，加上后天的环境因素，比如饮食过量或因缺乏运动造成肥胖、服用药物等原因以及精神压力过大等，就容易诱发糖尿病，发病的起因因人而异。因此，在生物-心理-社会医学模式下，治疗糖尿病除了考虑身体方面的因素，还要重视个体差异、相关性、心理、社会环境方面的因素，在有效实施药物治疗的同时，配合饮食疗法、运动疗法，给予必要的生活指导。与生物医学模式相比，生物-心理-社会医学模式将医疗的焦点从疾病转向了身患疾病的人（表2-1）。

表 2-1 生物-心理-社会医学模式

- 产生背景

  疾病模式的改变。慢性疾病增多、社会原因导致的伤病增多、精神障碍者增多、随着人口老龄化老年性疾病增多

  人类对健康的需求增大

- 影响健康的因素

  影响健康的因素的多元化。生物遗传因素、环境因素、行为与生活方式、心理因素等

- 健康观的转变

  从没有疾病（消极健康观）转向身体、心理和社会方面的完好状态（积极健康观）

- 带来的影响

  使医学理论与实践拓宽到人的心理、社会、行为、环境等方面

  在临床医学上，从关注疾病向关注患者转变。重视对患者的关怀与尊重

  医疗服务由治疗型向预防保健型转变

  促进了医学教育改革。注重人文社会科学知识的教育、注重复合型人才的培养

生物医学模式向生物-心理-社会医学模式的转变，使医学理论与实践拓宽到人的心理、社会、行为、环境等方面，给医学、卫生事业和医学教育带来了巨大影响。在临床医学上，从关注疾病向关注患者转变，重视对患者的关怀与尊重。医疗服务从治疗型向预防保健型转变。同时，生物-心理-社会医学模式对医生的人文素养和社会实践提出了更高的要求，它要求医生既是自然科学家，又是人文社会科学家。从而促进了医学教育从重视医学基础知识和基本技能培养的生物医学模式指导下的人才培养模式向注重人文社会科学知识教育、注重复合型人才培养的模式转变。

二、生物-心理-社会医学模式下的医患关系

1. 医患关系模式

医患关系是指在医学实践活动中产生的人际关系。医患关系包括狭义的和广义的。狭义的医患关系是指医生与患者之间的关系，广义的医患关系是指医务人员（包括医生、护士、医技人员、医疗行政和后勤人员等）与患者一方（包括患者本人、患者的亲属、监护人、单位组织等）的关系。

随着医学模式由生物医学模式向生物-心理-社会医学模式的转变，作为医疗原型的医生-患者关系进入到必须重新审视的阶段。即，需要把医疗中的人际关系作为社会关系进行重新把握。美国学者萨斯（T·S·Szase）和荷伦德（M·H·Hollender）提出的"医生-患者关系的三种模式"便是其尝试之一，也是目前国际上公认的医患关系模式。萨斯和荷伦德根据医生对患者的支配程度的强弱将医患关系分为三类，如表 2-2 所示。

表 2-2　萨斯-荷伦德医患关系模式

类型	医生角色	患者角色	临床	治疗含义	类似关系
主动-被动	一方处置	被动	意识丧失及因重急症不能表达意志	全部由医生做	父母-幼儿
指导-协作	指示	服从指示	急性疾病且有意识	全部由医生做	父母-青少年子女
共同参与	援助	参与者	慢性疾病	只有双方参与才成立	成人-成人

(1) 主动-被动 (activity-passivity) 模式：在主动-被动模式中，医生处于主动或支配地位，患者完全是被动的，在患者意识丧失或因重急症不能表达意志等紧急场合适用于这一模式。一般来说主动-被动模式最适用于急救医疗。例如，重伤、大出血、昏迷等紧急情况下，由于患者此时什么也不能做，也没有理解和配合的能力，所以医生考虑患者的最佳利益进行处置。主动-被动模式在三类模式中家长制的程度最强，类似于父母与幼儿的关系，也称为父母-幼儿模式。

(2) 指导-协作 (guidance-cooperation) 模式：在指导-协作模式中，患者处于不是非常严重的情况之下。例如许多急性疾病和急性传染病的场合，患者虽然患病，但是对正在发生的事情非常清楚，也具有服从医生指示的能力以及一定程度的判断能力，处于为了治疗疾病能积极地配合医生的阶段。例如肺炎诊疗的场合，被怀疑是急性肺炎的患者通常按照医生的指示做胸部透视和血液检查，当被医生确诊为肺炎后，患者根据医生的要求住院治疗或回家疗养，为了尽快康复，遵照医生的处方按时服药。指导-协作模式是目前最常见的医患关系模式，类似于父母与青少年子女的关系，也称为父母-青少年子女模式。

(3) 共同参与 (mutual participation) 模式：共同参与模式是在主动-被动模式、指导-协作模式的基础上发展而来。该模式以对等关系为基础，医师倾听并尊重患者的想法，患者积极配合医生参与治疗，医患双方共同制订医疗方案并积极实施。这种关系模式主要适用于糖尿病、高血压等慢性疾病患者以及有一定医学知识的患者。慢性疾病患者大都继续过着社会生活，因此重要的是患者自身的自我管理以及生活指导。该模式的特征是医生对患者的治疗进行援助，由患者自身实施治疗方案，医生通过咨询、解答、帮助、支援患者的自疗活动。只有在医患双方共同参与的情况下这种关系模式才能成立。共同参与模式类似于成人与成人之间的相互关系，有助于医患双方的理解和沟通，可以发挥各自的积极性，相互协同配合共同与疾病作斗争，从而提高治疗效果，和谐医患关系。随着疾病模式由急性疾病向慢性疾病及老年退行性疾病转变，医生与患者的这种合作模式将被普遍采用。共同参与模式可以看做是成年人-成年人模式。

2. 医学模式与医患关系的基本构图

医学模式与医患关系的基本构图如图2-1所示。

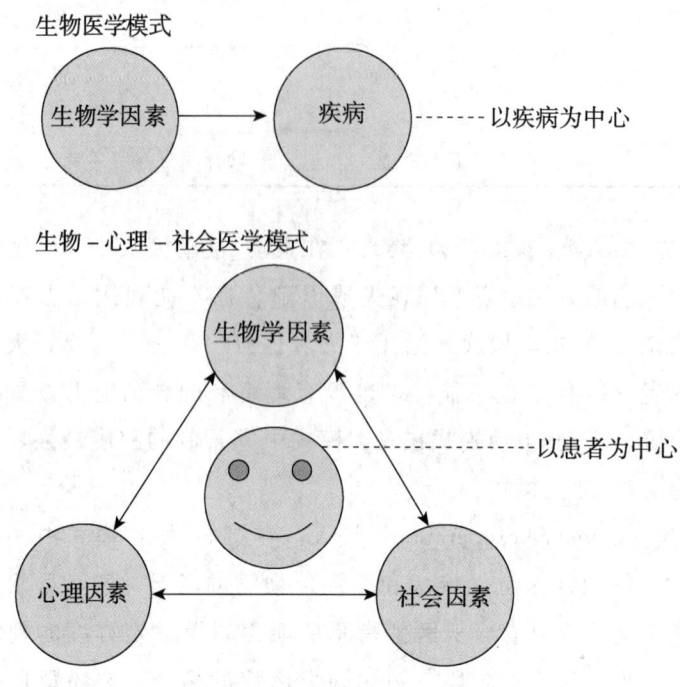

图2-1 医学模式与医患关系

通过医患关系与医学模式的基本构图可以做如下归纳说明。在生物医学模式主导的医疗中，医生在为患者诊疗时完全站在生物医学的角度，仅考虑医学上的可行性和合理性，而忽视了患者的存在，即患者作为人的侧面及其需求。在生物医学模式下，医患关系表现为医生处于绝对优势的权威地位，医生根据自己对疾病做出的判断进行治疗，患者犹如服从家长的孩子一样服从医生，是典型的家长制医患关系。萨斯-荷伦德医患关系模式中的第一、第二种模式，即主动-被动模式、指导-协作模式属于生物医学模式下的医患关系。如图2-1上部所示，生物医学模式下的医患关系是以疾病为中心、或者说是以医生为中心的关系模式。

与生物医学模式不同，在生物-心理-社会医学模式主导的医疗中，医生的任务是诊断疾病以及理解患者的体验，医生对患者的最佳诊断不仅仅是考虑医学上的适当性，还需要考虑患者自身的意向、个人的及其周围的背景状况等心理的、社会的、个人行为的因素，并且需要就治疗方案与患者达成共识。在生物-心理-社会医学模式下，医患关系表现为医生与患者是一种对等的、尊重的、合作的关系，如萨斯-荷伦德医患关系模式中的共同参与模式，是成年人-成年人的模式。如图2-1的下部所示，生物-心理-社会医学模式下的医患关系是一种以患者为中心的关系模式。

3. 以患者为中心的关系模式

以患者为中心的接诊的开发者 Ian Mcwhinney 教授指出"以患者为中心的方法的本质所在是医生尽力进入患者的世界，以患者的角度看待疾病"。患者到医院诉说病情时，现在的医患关系如图 2-2 左侧的流程所示，医生询问病历，诊察，得到检查结果后诊断病名，如果经治疗好转，医生做出痊愈的判断，中止医疗行为。即称作是站在医生、疾病的角度，以医生为中心的医疗。如此即使疾病得到了治疗，但是并不一定能充分获得患者的满意。因为医生只是注意到了疾病，而没注意到患病的人，没有去关注患者的感受、患者的体验、患者的期望。如果以患者为中心考虑，如图 2-2 右侧的流程所示，需要理解患者的精神背景和社会背景，重视与患者的沟通，把患者视为医疗上的合作伙伴，当患者与医生的看法达成共识之后方能实施有效的治疗。

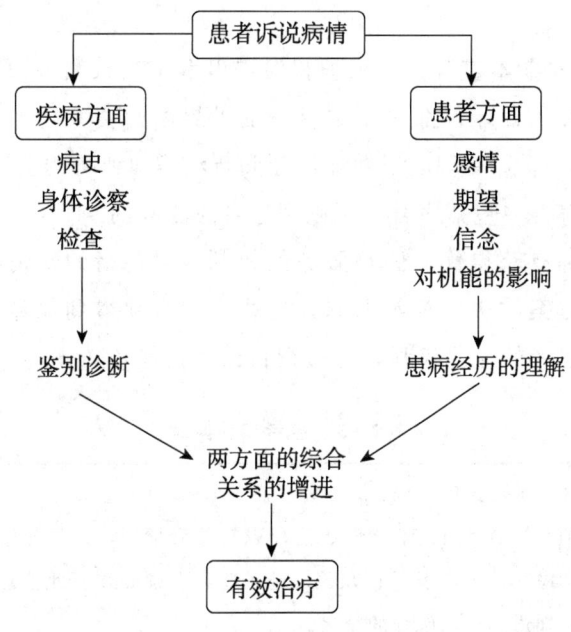

图 2-2　以患者为中心的医疗模式

（参照 A. M. Jacobson 教授的患者中心医疗体系）

一般在诊疗中，与患者诉说的故事情节相比，医生更关注患者的病例，将精力投入到追究病因和诊断治疗。然而，患者通过某种症状经历了某种疾病，无论在医学上是否正确，患者有患者的对疾病的解释模式（有关原因、诊断、治疗、预后的想法）、对疾病的担心和恐惧，经历着疾病对生活的影响。虽然治疗在医学上是正确的，可是医患之间的这种分歧还是招致患者"根本没听我的诉说"的不满。医生也因此错失了来自患者的信息。例如，预习案例第一种问诊方式中的医生就错过了患者发出的"能给我做个血液检查吗""一周前好友突然去世"的信号。但是作为医生，以患者为中心的医疗是从抓住倾听患者的患病体验的机会开始的。医生使用开放式提问引出患者的故事，同时去理解患者对疾病的解释模式，由此可以理解患者的感情（遗憾和恐惧），清楚这种感情给患者的生活带来的影响（对自己身体自信的丧失）以及对医生的期望（想通过检查证明不是恶性疾病）。"您在震惊遗憾的同时，感到了疾病的可怕"，第二种问诊方式中的医生用自己的语言将患者的感情语言化，医生对患者感情层面上的理解成为构建医生与患者之间的信赖关系、就诊疗达成共识的重要因素。

在由以疾病（医生）为中心的模式向以患者为中心的模式转变中，凸显出来的是相对于医生裁量权的患者的自己决定权。关于患者的自己决定权，在联合国《精神薄弱者的权利宣言》、美国医院协会《患者权利典章》、法国《患者权利宪章》、欧共体医院委员会《患者宪章》、世界医师会《关于患者权利的里斯本宣言》等世界主要的患者权利宣言中均有明确规定。其中具有代表性的是美国医院协会1973年通过的《患者权利典章》（表2-3）。《患者权利典章》明确了患者应有的权利，为世界各国患者权利的确定提供了借鉴。

《关于患者权利的里斯本宣言》在维护和促进患者正当权利方面有着重要的意义。这一宣言1981年10月在葡萄牙首都里斯本召开的世界医师会大会上获得通过，并分别在1995年9月和2005年10月在印度尼西亚巴厘和智利圣地亚哥的会议上进行了修订。《关于患者权利的里斯本宣言》包括序言、原则和患者应享有的11项权利等内容（表2-4）。宣言郑重声明，患者拥有获得优质医疗服务的权利、对病情的知情权、对医生和医疗机构的选择权、对治疗方案的决定权等权利，这些权利必须得到保障。宣言明确规定医生和医疗机构必须尊重患者的这些权利，并履行自己的责任和义务。

表2-3　患者权利典章

(1) 患者有权利接受关怀和被尊重的护理。

(2) 患者有权利从其医师获知有关自己的诊断、治疗以及预后情形，并且使用患者可以了解的字句。如果基于医学上的考虑，认为患者不宜知道上述消息，医师必须将此消息告诉患者的重要亲属。此外，患者也有权利知道其主治医师的全名。

(3) 患者有权利在任何处置或治疗前，获知有关的详情，在未经病人同意时，不可以妄予治疗，除非在紧急情况中。需要告诉患者的项目包括特定的手术或治疗，有关的医疗上的重大危险以及可能失去行动能力时期的长短。此外，当治疗上有重要的改变，或当患者要求改变治疗时，病人就有权利得到正确的信息。患者也有权利知道其处置或治疗者的名字。

(4) 患者有权利在法律允许的范围内，拒绝接受治疗，同时有权利被告知拒绝接受治疗的后果。

(5) 患者在其个人的治疗计划上，有权利要求隐私方面的关注。病例讨论会诊、检查和治疗，都是机密的且应该审慎地加以处理。与患者的治疗无直接关系者，必须取得病人同意才可以在场。

(6) 患者有权利要求有关其治疗的所有内容及记录，以机密方式处理。

续表

(7) 患者有权利要求医院在其能力范围内，对患者要求之服务做合理的反应。医院应依病况的紧急程度，对患者提供评估、服务及转院。只要医疗上允许，患者在被转送到另一机构前，必须先得到有关转送的原因及其可能的其他选择的完整资料与说明。患者将转去的机构必须已先同意接受此位病人的转院。

(8) 只要与患者的治疗有关，患者即有权利知道医院与其他医疗及学术机构的关系。患者也有权利知道治疗他（她）的人彼此间存在的职业关系。

(9) 如果医院计划从事对患者之治疗有影响的人体实验，患者有权利事先知道其详情，而且患者有权拒绝参加如此的研究计划。

(10) 患者有权利获得继续性的医疗护理。他（她）有权利知道可能的诊病时间、医师及地点。出院后，患者有权利要求医院提供一套联络办法，借此，病人可获得在医疗上需要继续注意的事项。

(11) 不论患者付账的情形如何，患者有权利核对其账单，也有权利在账单上获得适当的说明。

(12) 患者有权利知道医院的规则和规定。

（引自：http：//www.cmda.gov.cn/yishiweiquan/weiquanzhishi/2008－12－10/2294.html）

表 2－4　关于患者权利的里斯本宣言

- 获得优质医疗护理的权利

    接受医疗不能存在歧视。医师的判断不能受临床或伦理之外的干扰因素影响。应按照被认可的医疗原则与患者的最佳利益给予治疗必须负起医疗照护的责任。分配稀有医疗资源时必须根据医疗准则与没有歧视原则来进行治疗步骤的选择。医师必须互相协调、作万全的相关安排，以确保医疗护理的继续性。

- 自由选择的权利

    自由选择医师或医疗机构的权利。在任何阶段都有征求其他医师意见的权利。

- 自主决定的权利

    患者有自主决定权。有知道有关自主决定相关信息的权利。有权拒绝参与研究或教学。

- 失去意识的患者

    失去意识的患者必须寻求法定代理人同意。除非患者曾有明确的表示，否则在危急状态时如果没有法定代理人，可以视为患者同意。即使是因自杀失去意识的患者，医师应该尽力挽救其生命。

- 法定失能患者

    即使是法定失能患者也要让他（她）尽量参与决策。当患者作出合理的决定时必须予以尊重并有拒绝让法定代理人知悉相关信息的权利。如果患者的代理人做出违反患者最佳利益的决定时，医师有义务在相关的法律机构挑战这项决定，如在危机时则以患者的最佳利益从事医疗行为。

- 医疗行为与患者意愿冲突

    只有法律授权或符合医疗伦理，才可以采取违反患者意愿的诊断或治疗。

- 知情同意权

  患者有权知道病历上有关他（她）的信息与医疗健康状况，但病历上如有有关第三者的保密信息，则应征得第三者的同意才能透露给患者。只有在信息透露可能对患者造成重大生命或健康危害时，才是可隐蔽信息的例外状况。必须以符合地方文化的方式合适地给予信息，确保患者能够理解。患者有明确表达不要被告知的权利，除非是基于保护其他人的生命。患者有决定何人可被告知的权利。

- 保密的权利

  即便患者死后都应落实保密原则，除非后代子孙需要获得有关他们健康风险的信息。除非是法律明确的规范或是患者明确的意愿表达，保密信息才能透露，提供给其他的健康服务人员是在专业必需的基础上，否则仍应征得患者明确的同意。所有可辨认出患者的数据都必须被保护，数据储存的方式必须符合保密原则，可衍生出辨认患者信息的人体物质都必须被保护。

- 健康教育的权利

  每个人都有获得健康教育的权利，内容包括健康的生活方式、疾病预防与早期发现的方法，其中必须强调个人对于自身健康的责任，医师有义务积极参与相关的教育活动。

- 人格尊严的权利

  必须根据患者的文化与价值来保障其尊严与隐私权。有权利根据现有的知识来减轻其痛苦。患者应享有人道与舒适、安宁的医疗护理。

- 宗教信仰权

  患者有权接受或拒绝心灵或道德上的安慰，包括选择宗教牧师（神职人员）所提供的帮助。

（引自：http://www.sea.net.tw/Archive/File/TBS－061104DJ－02.pdf）

世界主要的患者权利宣言的共同要素可以归纳为：①尊重原则；②知情权；③知情同意。当今，作为以患者为中心这种新型模式的原则，知情同意日益受到关注。知情同意是指不仅仅是来自医生一方的说明，也不仅仅是征得患者的同意，它要求实施医疗行为的医生与患者在明确医疗内容后经过充分的讨论，在接受充分的说明和理解的基础之上患者的同意。其着重点是医生与患者进行彻底的自由的沟通，由此形成共同参与型的理想的医患关系。

综上所述，在诊疗中，医生运用以患者为中心的接诊方式，引出患者的信息，例如患者自身对疾病的解释、对医生的期望、对疾病的担心和恐惧、疾病对其生活的影响、个人的及其周围的背景情况，从疾病的角度和患者的角度两个方面对疾病进行综合的诊断，并就诊疗双方达成共识，由此建立以患者为中心的新型医患关系（图2-3）。

最后，借用一位癌症患者的日记去看一看患者是如何看待医患关系的。这段日记从患者的视角向我们展示了医生与患者之间应有的一种关系状态，也可以说是患者通过自身的体验对以患者为中心的关系模式的一个很好的诠释。

"因为医生了解我所不知道的身体上的变故并能预测其未来，所以人们常说医生是有

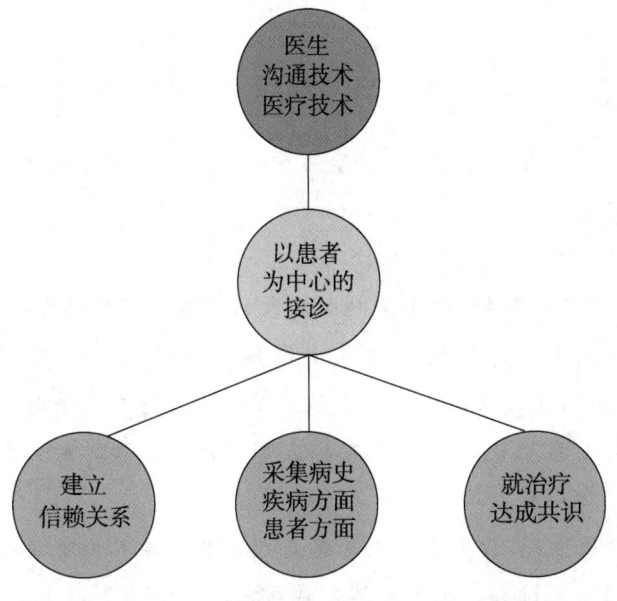

图 2-3 以患者为中心的关系模式

威力的人。我知道自己已经不再惧怕医生。这大概就是我们反复谈论的那个'对等'吧。我们不过是两个普通的人。不过是两个终究要死亡的人。在艰难的航海的途中伸手相助的两个人。应该把医生从科学的角度了解的我与夹杂着一种盲目直觉的我（对自己的了解）结合起来吧。在这可能很短、也许很长的路程中，我们不能彼此对立，应该友爱。"（引自：C.リリエシャーナ R.ジトゥン《医生，请用同等的语言交谈》，该书为一位身患癌症的女记者与其主治医生的交换日记）。

小 结

随着人类对医学认识的不断深入，医学模式经历了从神灵主义医学模式、机械医学模式、生物医学模式到生物-心理-社会医学模式的不断转变。不同的医学模式对其医患关系提出了不同的要求，也决定了其医患关系的特征。

伴随着现代医学向生物-心理-社会医学模式的转变，医生与患者之间构建一种以患者为中心的关系模式成为必然。以患者为中心的关系模式强调的是医生不仅要从医学的角度去关注疾病，还要站在患者的角度去关注患者对疾病的解释、患者的感情、期望、个人的及其周围的背景状况，并就诊疗与患者达成共识。在生物-心理-社会医学模式下，医生与患者是一种相互尊重的、对等的、合作的关系，是一种以患者为中心的关系模式。

 **思考题**

分析以下案例,思考在生物-心理-社会医学模式下如何与患者进行有效沟通,构建以患者为中心的关系模式。

场景:医院门诊。第一次到该院就诊的患者。

患者情况:女,33岁。因担心头部越长越大的小疙瘩可能发生癌变前来就诊。

背景材料:患者上中学时发现头部长出像瘊子一样的小疙瘩。后变大(黄豆般大小),并在头部的不同位置又长出两个小疙瘩。因被头发遮盖,平时也没有什么异样的感觉,不太在意。有时无意碰破。每当去美容店烫发时,意识到发生恶变的可能性,不愿意被他人看到。

诊疗场景:外科医生:"你头上的小疙瘩是疣,也就是人们常说的瘊子,这是一种皮肤病,是良性的。因为在梳头、洗头时总会碰到它,所以还是做手术除掉的好。"为了让患者明白手术方案,医生一边给患者画图一边解释:"这是三个瘊子的位置,手术时我们先除去这个大的,然后再除去两个小一点儿的,手术时只在这三个部位局部麻醉。因为是头部,手术时会出很多血,但一般情况不需要输血。这是一个小手术,也不需要住院,有一个星期就好了。医疗费可以由医疗保险支付"。

1. 分析患者的心理和特征。
2. 对医生的接诊方式进行评价。
3. 如果你是接诊医生,如何沟通和处理?怎样去体现以患者为中心?

 推荐读物

张大庆. 医学史十五讲. 北京:北京大学出版社,2007.

张大萍,甄橙. 中外医学史纲要. 北京:中国协和医科大学出版社,2007.

王锦帆. 医患沟通学. 北京:人民卫生出版社,2006.

孙绍邦等. 医患沟通概论. 北京:人民卫生出版社,2006.

殷大奎. 医患沟通. 北京:人民卫生出版社,2006.

(谢保群)

第3章

传统医患文化

学习目标

中国传统医患文化以传统生命观为思想基础,以传统医患伦理观念为指导,形成了丰富的医患沟通内容,具有重要的现代价值。了解并借鉴传统医患文化资源有利于改善当代医患关系,推动医疗活动的发展。通过这一章的学习,你应该能够:

1. 记住传统医患沟通的三个主要内容。
2. 理解传统医学生命观的思想。
3. 理解传统医患伦理的内涵。
4. 运用传统医患沟通的内容,分析当代临床医患沟通存在的问题,提高自己的医患沟通能力。

 预习案例:叶天士治病

据《志异续编》卷四记载:"有某公子,年方二十,家素富,父为某省制军"。有一天,此公子忽然"两目红肿,痛不可忍,日夜咆哮"。叶天士诊察之后对病人说:这是眼疾,没有什么可怕的,很快就会好,只是"七日内足心必生痈,毒一发则不可治矣"。病人听到这话"不觉悲惧交集,再三恳其拯救"。叶天士说:现在不着急服药,先要散毒,每天"息心静坐,以自己左手,擦右足心三百六十遍,又以右手擦左足心三百六十遍,每日如此七次,侯七日后再来施治"。这样等到七天过后,病人的眼病果然好了,只是脚部的"痈"没有出现,病人很是疑虑,这时叶天士解释道:说发不可治之毒的事是"妄也"。因为"公子富贵双全,事事如意,所惧者死耳",只有把问题说得很严重,才能使病人"他念俱寂,一心注足矣"。这样专注于"手擦足心,则火下行,目疾自愈",不然的话"心益燥,目益痛,虽日服灵丹,庸有效乎"?

分析与讨论：

- 请结合此案例，解释叶天士向患者家属"说谎"的合理性依据是什么？
- 叶天士治病的事例，反映了他怎样的生命观？
- 试分析在这个案例中，医患沟通所反映出的观念是怎样的？

通过上述案例，可以看到，在医患交往过程中，能够准确对患者的各方面情况加以掌握，并能结合病人个体的不同情况进行沟通，进而作出相关的分析和决策，不仅能有效治疗疾病，而且相伴随的会是顺畅的医患沟通、和谐的医患互动。作为中国传统医患文化的重要组成部分，传统医患沟通不仅是一种技能，更是传统医学生命观和传统医患伦理的集中反映。

中国传统医患文化是中医文化的重要组成部分。了解传统医患文化，可以从传统医学生命观、传统医患伦理和传统医患沟通三个方面展开。这三个方面在传统医患文化中是相互联系的，生命观和医患伦理是医患沟通的主要依据，影响着医患沟通的内容和观念。

一、传统医学生命观

著名医学家吴阶平说："人是生物学上的人，也是社会学上的人，纯粹的生物学上的人是不存在的，好的医生不是治人的病，而是治有病的人。这一点中医要优于西医"，（转引自李新彦，《东西携手共建人类健康》人民日报，1999年7月9日。）中医的这一优势就首先源自中医对生命的理解，它集中反映了中医的人文精神，具有深刻的生命伦理意义，成为中医最具价值的重要特点之一。传统医学对生命的认识凸显出整体性和个体性两方面的特点。

1. 生命的整体性

"道"是把握传统医学生命观的一个重要范畴。"道"源自中国哲学，意思是最高的规律性也即最高的智慧。把握了"道"也就具备了宇宙间最高的智慧。这一规律和智慧表现在中医学中，就是"医道"。"医道"即有关生命的最高智慧，把握和顺应了这种道，就能实现养生的目的，抓住治病的根本，也就能够把握生命之道。"医道"最基本的观点是生命是一个整体。无论是从生命的内部还是生命的外部来看，生命都呈现出整体性的根本特点。

就生命的内部来说，构成形体的各组成部分，在物质代谢、形态结构和病理变化上都是相互联系、互相影响的，在生理功能上各部分不可分割、协调一致。总之，生命的形体层面是一个统一的有机整体。不仅如此，立足于中国传统哲学的形神观，传统医学认为生命是"形"与"神"的统一体，"神"是生命的关键因素，形神两相依，形为神之舍，神为形之主。根据《黄帝内经》理论，人的精神意识包括神、魂、魄、意、志、思、虑、智等，情志活动包括喜、怒、忧、思、悲、恐、惊等。无论精神意识或情志活动都可以对形体产生反作用，如情志过于激烈，或持续过久，则导致形体发生疾病。最有代表性的说法见于《三因极一病证方论·七气叙论》："怒伤肝、喜伤心、思伤脾、忧伤肾"。所以古代有"体强曰健，心怡曰康"的健康观念，这说明形与神的高度统一是生命的主要特征。

就生命的外部来说，生命是与自然、社会形成密切关联的有机整体。《黄帝内经·素问》说："夫自古通天者，生之本，本于阴阳"，肯定凡有生命的东西都与天地相通，都和天地一样以阴阳二气为生存的根本，以阴阳的相互作用为运动变化的根据。在这个前提之下，《黄帝内经》提出"人与天地相参"、"天人相应"的主张，强调人是自然界的一部分，因此自然界的四时转换、气候变化、日月运行、地理条件等都会影响人体的生理功能及其病理变化。如在自然界四季气候的变化中，有春温、夏热、长夏湿、秋燥、冬寒的规律，在这种气候变化的影响下，人体会发生相应的变化。《黄帝内经·素问》说："万物之外，六合之内，天地之变，阴阳之应，彼春之暖，为夏之暑，彼秋之忿，为冬之怒，四时之变，脉与之上下，以春应中规，夏应中矩，秋应中衡，冬应中权。"这种脉象的沉浮变化，也是机体受四时气候影响后，在气血方面所引起的适应性调节

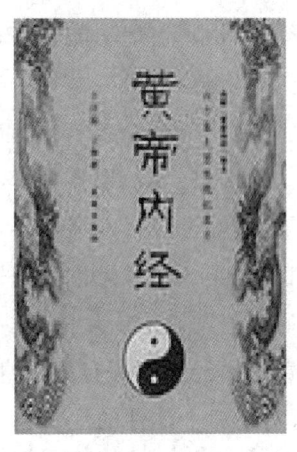

图3-1 《黄帝内经》

形成于秦汉之际，是中国现存最早的中医理论专著。总结了春秋至战国时期的医疗经验，吸收了秦汉以前有关天文学、历算学、地理学、心理学等学术理论，确立了中医学独特的理论体系，成为中国医药学发展的理论基础和源泉

（来自：http://www.ytrip.com/wiki/huang-di-ling4670/knowledge/17850）

的反应。除了这种自然性之外，中医认为人与社会是一个统一的整体，人是社会的一部分。社会因素对生命有着深刻的影响，其中人自身的心理状态、社会行为、生活习性、道德修养等对人的影响尤为显著。如《黄帝内经·素问·上古天真论》说："恬淡虚无，真气从之，精神内守，病安从来。是以志闲而少欲，心安而不惧，形劳而不倦，气从以顺，各从其欲，皆得所愿。故美其食，任其服，乐其俗，高下不相慕，其民故曰朴"。中医非常重视社会因素与疾病的关系，突出了生命的人文性和社会性。总之，中医认为健康就是构成生命的诸多要素都处在和谐时的状态。具体地说就是机体内部各方面是协调的，形神是相符的，与自然是顺应的，与社会是和谐相处的。通过传统医学整体性的生命观，可以看到，中医视野里的"生命"，就是真实的、生活中的"人"，生命的各个方面、各个层面的需要都受到关注，生命这一具有丰富内涵的整体性的特点得到突出和强调。

2. 生命的个体性

传统医学对生命的整体性的强调并不意味着对生命之个体性的忽略，相反，传统医学对生命的个体性也是十分重视的。这一点可以通过"体质"观念得到体现。体质理论是中医基础理论体系和临床辨证施治的一个重要内容，其理论源于《黄帝内经》。如果用现代的语言来表述，"体质"是"指人体生命过程中，在先天禀赋和后天获得的基础上所形成的形态结构、生理功能和心理状态方面综合的、相对稳定的固有特质"（王琦．中医体质概论．福州：福建科学技术出版社，1995），因而"体质"是个体性的概念。中医认为个体生命之间存在着必然的差异。《灵枢·天年》说："人之寿夭各不同"，《灵枢·论痛》的"筋骨之强弱，肌肉之坚脆，皮肤之厚薄，腠理之疏密，各不同"、"肠胃之厚薄坚脆亦不等"等说法也都强调了这一点。在指出差异的基础上，《黄帝内经》对人的体质进行了归纳分类，在《灵枢·阴阳二十五人》中将不同体质按五行划分为二十五种体质；《灵枢·通天》则以阴阳量的多少将人分为太阴、少阴、太阳、少阳和阴阳平和五型人。此外，《黄帝内经》中还有根据身体形态、心理行为等进行的体质分类。

中医对生命个体性的注重也凸显了对生命的尊重。"体质"观念不仅在于揭示、总结个体生命的差异，更重要的是"体质"的差异决定了对疾病诊治的差异。如《素问·三部九候论》中"必先度其形之肥瘦，以调其气之虚实"的说法就是说的这一点。中医理论的"三因治宜"的法则就是强调所有的理论和医疗行为都不能缺少因人（个人体质、个人性情、个人社会生活等）、因时（季节时令、昼夜、公共卫生等）、因地（方位、地势、自然环境因素等）的考虑。正如有的学者分析的那样："在中医看来，任何不以原初的人、整体的人、活体的人、生活中的人为中心的诊断和治疗，研究和探索都是不可能奏效的。"（邱鸿钟．论中医的科学精神与人文方法．医学与哲学，1999，1）进一步分析，当一种诊断治疗密切地结合病人的独特体质、独特社会生活环境、独特的心理特征和精神状态来进行时，这应该就是医学领域人道主义的较高境界了。

二、传统医患伦理

传统医患伦理是传统医患文化的道德内容，传统医患伦理内容丰富，形成了医生伦理和病人伦理两个方面的内容。

1. 医生伦理

在医患关系中，针对医生怎样待患者的问题，中国传统医患伦理提出了以下几方面的要求。

（1）胞以为怀、易地以观的待患之心：中国传统医患伦理提出医生应该以仁心待患、遵循忠恕之道的要求。

以仁心待人具体地说就是对人要有关爱之心。与中国传统医德对生命和疾病的认识相关联，当医生面对患者这样一个特殊的存在时，这种关爱之心表现得尤为直接与鲜明。古代医生重视生命的价值，以寿为福并提倡养生，这一观念就会生发出对疾病的重视。因为生命至重、生死事大，而患病与生死相关联，所以疾病被视为是生死之门、福祸之由。病人处于生死之际、福祸之间，其状况就如同"孺子将入于井"，尤其能激发起医生的怵惕恻隐之情。所以，清代喻昌提出的待患必须"笃于情"，指的就是对病人的同情：同情病人的苦痛，体恤病人的危难之境，认识到病人如同处于水火中，对救治的需要是急迫的。因此，自古就有医生具"割股之心"的说法。传统医生以仁心待患，抱着深刻的同情之心去关爱患者、抱着赴救之心去诊治疾病，有效地起到救助病患的作用。

以仁心待患具体表现在忠恕待患的实践中。忠恕是仁的实践原则和方法，古代医生以仁心待患自然也会表现为忠恕待患。具体地说就是在对患者进行诊治的过程中能够做到"易地而观"。"易地而观"也就是要推己及人、站在病人的角度看问题、理解病人的需要，其目的是保证能为病人着想、能够更好地满足病人的需要。正如清代著名医学家王士雄评选《言医选评》时说："视人之病，犹己之病"。对此，孙思邈在《备急千金要方·论大医精诚》中说："若有疾厄来求救者……皆如至亲之想……见彼苦恼，若己有之，身心凄怆"，要求面对病人的苦痛应有"至亲之想"、能够感同身受。如果可以做到这一点，那么在救治疾病时自能专心、尽力，没有芥蒂之心。"有患疮痍下痢，臭秽不可瞻视，人所恶见者，但发惭愧凄怜之意，不得起一念芥蒂之心，是吾之志也"。我们知道有些疾病会对人的感官产生刺激，比如这里提到的"臭秽不可瞻视，人所恶见者"。但是作为医生则需要"视"，这就要求医生具有真诚的体恤之情、至亲之想和救人之心，才可以杜绝"一念芥蒂之心"，进而专注于救治行为。对于易地而观的待患要求清代徐延祚有

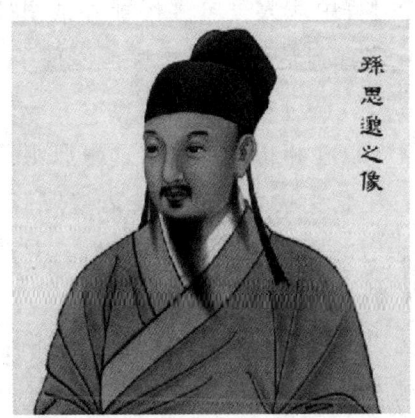

图 3－2 孙思邈：（581—682）唐代医学家

京兆华原（今陕西耀县）人。总结前人的医疗理论和临床经验，编成《备急千金要方》和《千金翼方》两书。被后人尊为"药王"。医德高尚，对病人不分贵贱贫富，一心救治。写著的"论大医精诚"、"论大医习业"两篇文章，是传统医德史上最具代表性的医德文献之一

（来自：Lhttp://zy.china.com.cn/zywh/yydg/7134.html）

较透彻地阐述。他说:"我之有疾,望医之相救者何如?我之父母妻子有疾,望医之相救者何如?"如果医生能作如是想就自然会激发出对生命的敬畏,真诚地为患者诊治,"易地而观则利自淡矣。利心淡则良心现,斯畏心生"(《医粹精言》)。

(2) 一视同仁、以礼相待的待患之道:中国传统医德思想要求,医生面对个体病人时应易地而观,真诚待患;面对众多患者时,则应当遵循"一视同仁"的原则。孙思邈在《备急千金要方·论大医精诚》里面写到:"若有疾厄来求救者,不得问其贵贱贫富,怨亲善友,华夷愚智,普同一等",概括了一视同仁的主要内容。在中国传统医德文献里面,这成为一视同仁原则的典型表达。一视同仁展开来说,具体包括以下几个方面的主要内容。首先是贫富平等。宋代《小儿卫生总微论方》中就有"贫富用心皆一,贵贱使药无别"的规范,这是一视同仁的主要表现。其次表现为身份平等,中国传统社会是十分重视身份的,医生所面对的患者群包括各种身份,但是在诊治疾病的事情上,古代医生能自觉避免身份歧视的弊病,在这方面的典型规范出自于明代陈实功所著的《医家五戒十要》(在中国传统医德思想史上这是可以与《论大医精诚》相媲美的医德经典之作)。其中要求:"凡娼妓及私伙家请看,亦当正己视如良家子女,不可他意见戏,以取不正,视毕便回。"娼妓的身份是十分卑贱的,对待这些患者,古代医生平等以观、以礼相待,自觉遵守一视同仁的原则。身份平等的另一方面是不附贵。明代医生黎澄所著的《南翁梦录》记述说有先人范彬身为太医令,在当时德望很高。据载曾有患急症的百姓请其救治,"公闻之,遽往",同时宫中也派人让其为贵人诊治。范彬说:"此病不急,今人家命在顷刻,我且救彼,不久便来。"身为太医的大臣身份出于救人心,面对贵人和百姓,以病情的轻重缓急为重,展现了他不凡的勇气和以生命为上的观念。一视同仁还包括恩怨平等。在这方面,明代儿科医生万全做得很出色。据《幼科发挥》记载,他曾为仇家胡元溪的四岁儿子治病,在治疗过程中病人虽有过怀疑并试图破坏治疗,万全则始终以高度负责的态度对待,精心治疗,直到治好患儿的病,体现了"以活人为心,不记宿怨"的美德。

传统医生在行医施治时恪守以礼相待的原则,这一原则最为集中体现在与患者交往时的要求中,包括尊重患者、注意交接之礼和为患者隐私保密等。"礼之用,和为贵"(《论语·学而》),以礼相待患者的原则使得医患之间既具有真挚的感情,又能约之以礼,很好地达成了医患间的融洽关系。

(3) 正人正己的自律意识:由于传统医生将自我人生价值的实现与医事活动相结合,这一方面使得传统人生价值观成为医生医事道德观念的理论指导,另一方面也使得传统医生的医德实践表现出自觉自愿的自律性,这种自律性在医患关系中也得到了清楚的体现。古代医生强调在面对患者时要以身作则,重视自身的责任和主动性。魏晋时期的哲学家杨泉曾经说过:"为医之道,必先正己,然后正物"(《物理论》)。"正己"也就是自我道德约束,"正物"是指祛除疾病,纠正身体的弊病。正己、正物的先后关系中,反映出传统医生将自我道德视为有效治病之前提条件的思想。宋代刘昉亦说:"未医彼病,先医我心"(《幼幼新书》),认为自觉地把心放正才能救治他人病患。所以传统医生能够自觉地真诚待患,以忠恕之心和患者交往;能够很好地依循一视同仁的原则对待不同的患者,以礼相待、尊重患者,恪守重义轻利的取酬原则,帮扶疾苦病人。传统医生在为患者诊治时,十分重视和患者的互动,在诊治疾病过程中,强调患者的主动参与。但是,传统医生同时也明确强调,要得到病人的配合,医生自己首先就要有主动意识和良好的态度,如此才会得到病人的信任和配合。由此可见,古代医生在与患者交往、行医诊治时,体现了高度的道德自律意识。

2. 病人伦理

病人伦理是指在就医过程中病人应具有的道德要求。在治病过程中,医生的精神和心态会影响到对疾病的诊治,而有时候病人也会影响到医生的心态进而影响到对疾病的诊治。东汉针灸学家郭玉的"四难"说就很好地说明了这个道理。据《后汉书·方术列传》记载:郭玉"仁爱不矜,虽贫贱厮养,必尽其心力"是当时医德与医术皆被称赞的名医。他说当他为达官贵人诊治时,精神和心态都会不利,这是因为:"贵者处尊高以临臣,臣怀怖慑以承之","重以恐惧之心,加以裁慎之志,臣意且犹不尽,何有于病哉"?可见由于病人对医生的心理造成负担进而会影响到诊治的效果。分析历代有关病人道德的文献,病人道德从内容上讲涉及病人对医生的态度、病人对医学的态度和病人对自己生命的态度。具体内容主要包括如下方面。

(1)信任医生:在就医过程中,患者对医生是否信任直接影响到诊治的效果,所以古代医生格外重视病人对医生的个人态度。如果病人在"信巫不信医"的态度之下就医,自然不会重视医生的诊断和治疗方案,那么疾病就很难被治愈。所以对病人不信医所带来的害处,医生从对生命负责的角度多有论说。宋代药物学家寇宗奭曾说:"病者不可猜鄙,猜鄙则招祸"。在为病人诊治过程中,作为医生应该以身作则,以"仁慈之心"对待患者,同时患者对医生的尊重和信任也同样重要。明代医生龚延贤在《万病回春·病家十要》里也指出"九莫信邪,信之则差,异端进语,惑乱人家";"室人聒噪,耳目尽成荆棘,听信巫师赛祷,广行宰割"。在病人信任医生的行为中,古代医生尤其强调问病时是否如实相告病情。苏轼首先指出:"士大夫多秘其所患而求诊,以验医之能否,使索病于所隐之中,辨虚实冷热于疑似之间,医不幸而失,终不肯自谓失也,则巧饰掩非,以全其名,至于不救,则曰:是固难治也"。针对有些病人为了验证医生水平故意不实说、不全说自身病情的情况,苏轼指出,诊脉本以难为,确诊更是不易,如果因为病人的行为而误导医生造成误诊或者误治,"以故药不效。此世之通患而莫之悟也。"(《苏轼全集》)最终误人误己,这是病人之患,是病人应该醒悟的地方。清代名医程国彭在《医学心悟》中也说"病人误,不直说,讳疾试医工与拙,所伤所作只君知,纵有名家猜不出"。只有在信任的基础上,病人如实告知病情,诊断才准确,治疗才有效。

(2)合理期望、正确评价:这方面的思想在清代著名医学家徐大椿写作的《医学源流论》中得到了集中体现。在该书中，徐大椿开篇即发出了"为医固难，而为名医尤难"的感叹，并对之所以如此的原因进行了较详细的论说："为名医者，岂真有起死回生之术哉！"病人对名医往往具有很高的期望，甚至于产生不合理的过高期望。而事实上，即使再高明的医生都是难免具有自身局限性的，都会遭遇到不能治愈的病患。更何况医学本身就是具有局限性的，永远都存在着"无力回天"的极限。所以，医生和医学的局限性是客观存在的。但有时"病人不明此理，以为如此大名，必有回天之力，若亦如他医之束手，亦何以异于人哉！于是望之甚切，责之甚重，若真能操人生死之权者，则当之者难为情矣。"病人的不能理解容易给医生带来过重的心理压力。岂不知医生不可能"真能操人生死之权"，在这种情况下，"若此病断然必死，则明示以不治之故，定之死期，飘然而去，尤可免责"，如果病人的病情实属不治之症，医生明确地讲清，及时地离去，幸可免责。但"倘此症万死之中，犹有生机一线，若用轻剂以塞责，致病人万无生理，则于心不安；若用重剂以背城一战，万一有变，则谤议蜂起"，则医生的遭遇就很不好了。这里指出了医生治重症患者的风险性，这是一种不仅使医生两难而且结果不可预知的风险。只有怀有"仁心"的医生才会勇于去承担这种风险，然而正因如此也加重了医生遭遇失败的可能。从医学角度来说，这样的失败是不可能完全避免的，其原因也是多方面的。比如病人本身病情的严重就是其中最基本亦最重要的原因，再有之前救治的医生也难免有责任。但是面对直接带来失败的医生，病人往往容易一方面将"前人误治之责，尽归一人"，另一方面则"总以成败为是非"。这就不仅完全忽视了医生承担风险的勇气和救治病人的"仁心"，而且其结果是医疗实践中的"双败"——病人的失望和医生的伤心。改变这种状况需要病人了解医学本身的实际情况，理性客观地评价医生的行为，不能只依凭个人的愿望和情绪去要求医学和医生。所以病人在了解医学有限性的基础上，对医学和医生抱持合理的期望，并对医生的救治行为予以正确评价，对保护医生承担风险的勇气和救治病患的仁心是十分重要的，而这种勇气和仁心则是能够精进医术、治病救人的源泉。

（3）珍惜生命：生命首先是个人的事情，中医当中丰富的养生文化，说明了在健康的时候惜生意识所具有的重要作用。在患病期间，惜生意识的重要作用体现得就更为明显。在一定意义上可以说"生命掌握在自己手里"，古代医生认为病人本人在治病期间不是完全被动的，而是可以发挥很重要的作用，只要具有惜生意识，就会自觉地以为自己负责的态度去对待疾病，这是病人应有的生命态度。

这种惜生意识首先表现在以生命为至重的态度上。扁鹊指出"轻身重财"（《史记·扁鹊仓公列传》）是为难治的原因从反面说明了这个道理，龚延贤则言辞恳切的直接指出了这一点："十勿惜费，惜之何谓，请问君家，命财孰贵？"（《万病回春·病家十要》）。同时，以生命为至重的意识必然促使病人自觉地杜绝"讳疾忌医，使寒热虚实妄役"（《橘旁杂论·十不治》）的后果发生，并且能够谨慎择医，及早治疗，"一择明医，于病有神，不可不慎，生死相随"；"三宜早治，始则容易，履霜不谨，坚冰即至"（《万病回春·病家十要》)。

  这种惜生意识其次表现在调节生活、调养性情，参与治病的行为上。在治病期间，如果"衣食不能适"(《史记·扁鹊仓公列传》)，会严重影响疾病的疗效，所以病人应该严格按照医嘱调整自己的生活。医生对此的指导十分全面："四绝空房，自然无疾，倘若犯之，神医无术"；"七节饮食，调理有则，过则伤神，过饱难克。八慎起居，交际当袪，稍若劳役，元气愈虚"(《万病回春·病家十要》)；"寝兴不适，饮食无度"、"纵欲惱淫，不自珍重"《橘旁杂论·十不治》；"病人误，不戒口，口腹伤人处处有，食饮相宜中气和，鼓腹舍哺天地久"、"病人误，不戒慎，围房衽席不知命，命有颠危可若何，愿将好色人为镜"(《百误歌》)。同时调养性情也是病人参与治病的一种积极的表现。中医理论十分强调个体性情在健康方面的重要性，而在这方面患者本人的作用是不能由医生或者别人又或者药物和技术来代替的。这一点十分突出地体现了在治病这件事情上，患者本人主体因素的重要性。围绕着治病，古代医生十分强调病人性情的调养："五戒悖怒，必须省悟，怒则火起，难以救护。六息妄想，须当静养，念虑一除，精神自爽"(《万病回春·病人十要》)；"窘苦拘囚，无潇洒之态；怨天尤人，广生懊恼；今朝预愁明日，一年营计百年"(《橘旁杂论·十不治》)；"病人误，最善怒，气逆冲胸仍不悟，岂知肝木克脾元，愿君养性须回护。病人误，苦忧思，忧思抑郁欲何之，常将不如己者比，知得雄来且守雌"(《医中百误歌》)。

  此外配合医生也是惜生的一个重要的内容，这主要表现在病人是否按医嘱服药："二肯服药，诸病可却，有等遇人，自家提阁"(《万病回春·病家十要》)；"病人误，在服药，服药之中有窍妙，或冷或热要分明，食后食前皆有道"(《医中百误歌》)。

三、传统医患沟通

  医患沟通是传统医患文化的重要组成部分，是传统医患文化的外在表现。在传统医患文化里，医患沟通不仅仅是"技能"，更是医道和医德的体现，蕴含着对病"人"的尊重和对生命的关爱。我们可以从三个方面对传统医患沟通展开认识。

1. 与谁沟通？

  作为医生，医患沟通自然是与患者沟通。这里的"与谁沟通"指的是在医生眼里，怎样理解患者，怎样看待患者，患者在医生眼里到底是谁？其中的内涵单从患者的身份之名是把握不到的，需要进一步的明确。

  依据中医整体性的生命观，生命中形神是相依关系，在诊断治疗过程中应重视病人"神"的作用，要求医生充分发挥病人的能动性，注意精神因素的作用。这反映在医患关系方面，就是在诊治疾病时不要把病人当做消极被动的"客体"，《素问·五藏别论》说："病不许治者，病必不治，治之无功矣"，《素问·汤液醪醴论》中说明了"病必不治"的原因:"针石,道也。精神不进,志意不治,故病不可愈"。对于那些讳疾忌医,拒绝治疗的病人,自然是难于取得疗效的。这说明了病人精神、心理因素对治疗的重要作用,反映了中医生命观的独特性,这就是在生命的各个元素里面,存在着药物、技术和医生不能干预和代替的方面,这个方面要靠患者本人的作用。所以《黄帝内经》中《素问·汤液醪醴论》强调:"病为本,工为标。标本不得,邪气不服",这即是说在医疗过程中病人是主要的、医生是次要的;病人的生命是主要的,医生的治疗措施是次要的,只有医生与病人两方面共同起作用,疾病才能被治愈。

"病为木、工为标",是有关怎样看待手中的技艺和病患的关系的问题。《黄帝内经》强调:"病为本,工为标",意思是病人的生命是本,医术是标,医术是服务于生命的,医术必须基于病人的生命而使用,为和于生命而使用。激发生命内在的自主性、战胜疾病的内在因素,是医术使用的目标,每一位使用医术的医生都应具备这种观念。与此相同,还有"治病必求其本"的医术规范。"治病必求其本"出于《黄帝内经·阴阳应象大论》篇:"阴阳者,天地之道也,变化之父母,生杀之本始……治病必求其本"。意思是说治病的本质就是根据阴阳之道运用医学方法使生命恢复本有的平衡,达到阴平阳秘、五脏协调、精神血气匀适、心怡体健的目的。从医术规范的角度看,医生给病人治病的最终目的是为了恢复其生命体的本有状态。由此我们可以说,患者、生命在中医是最重要的"本",一切医术、治疗手段都是在维护身体健康这个"大本",只注重生命的局部,忽略生命的整全性,甚至为了某一局部,而不惜损害生命的整体性这一根本,都是得不偿失的。这一医术规范也体现出,在医术使用过程中,医生不是为了追求医术的熟练和精到,而是为了更好地服务于生命、患者而使用医术。所以,病人不是外在于医生的、供医生研究的客体,而是具有主体地位,是医术服务的宗旨。

综上所述,在医生眼里,患者对于治疗不是消极的而是具有积极的作用;医生和患者之间不是对立的主体和客体的关系,而是合作的统一关系。归根结底,患者是"本",是医生进行沟通和开展工作的宗旨。

2. 怎样沟通?

以什么样的方式、方法沟通是了解传统医患沟通的重要方面。传统医患文化中,进行医患沟通首先对医生的精神状态有一个要求;同时医生应该采用"体知"的方法遵循"三因制宜"的原则与患者进行交流。

传统医患沟通认为,以什么样的精神状态问诊治疗,直接关系到诊治的效果。因而,《黄帝内经》对医生在诊治疾病时的心理状态做出了具体的规定,对医生给病人切脉时提出了详细要求。《素问·脉要精微论》说:"诊法常以平旦",平旦也即平和,即要以平和、平静的精神状态去为病人诊治。平旦之心使人心平气和,在这一状态下,医生才能真切地体认病人的脉象,才能清楚病人的情况,这是心浮气躁时做不到的。"是故持脉有道,虚静为保",保持心虚方能不拘泥于一隅,处于心情安静,方能沉潜而思之入深,体会精微。因此，良好的精神和心理状态才能保证诊断的正确，制定适当的治则，以达到有效治疗的目的。要保持良好的精神和心理状态除了平旦之气，还需要集中精神。《灵枢·终始》就提出"专意一神，精气之分，毋闻人声，以收其精，必一其神"的要求。"专意一神"、"一其神"就是指的要保持精神的高度集中。《素问·方盛衰论》也有"诊有大方，坐起有常，出入有行，以转神明，必清必净，上观下观，视八正邪，别五中部"的要求，更为全面地提出医生应举止有度，态度庄重，清净其心，精神才会专一和集中，这样才能外可知邪气的侵袭，内可知五脏的变化，洞晓病情玄机，进行正确的诊断和有效的治疗。同时，在平和、平静和专注的精神状态下进行医患沟通也才会准确地"体知"患者的心理及各方面情况。

在当代医疗诊治活动中，繁重的工作、紧张的医患关系，使得很多医生在为病人诊治时往往处于不良心理状态之下，比如烦躁、着急、警惕、紧张等，这些心理状态之下，医患沟通容易出现问题。像小摩擦变成大的争执，对病人没有耐心，对病人心理进行不良的揣度等。依据传统医患沟通的理论，医生在与患者交流时的心理状态，会直接影响着诊治的效果和医患沟通的质量，良好的心理状态是医生诊治和沟通的前提条件，对此应十分重视。

受中国传统哲学影响，传统医学认为在包括诊治在内的医患交流过程中，医生应该采取"体知"的方法。中国传统哲学认为世间万物皆为天地所生所养，人与万物是同源共生、相依相存、和谐统一的整体，宇宙间有一种整体的普遍的生命联系，人与人之间也是这样，彼此息息相关。这种普遍联系的生命认识方式，使得传统医生把生命理解为有机整体，是自然与社会的一部分。既然是同源共生，彼此就可以产生同情共感，因而传统医生在与患者交流过程中采用了"体知"的方法。而这是以承认病人生命本身的鲜活与完整为前提的，其中内在地包含了对病人的尊重。在中国传统医学中，无论是望、闻、还是问、切，都是在感受和体悟病人的生命状态，都是用进入病人的方式实现对疾病的了解。正如有的学者所指出的那样："中医认识疾病的特点还反映在'以我知彼'的方法上，即以医者自己的体验和自我观察推及对象"（邱鸿钟，《论中医的科学精神与人文方法》，《医学与哲学》，1999 年 1 期）。传统医学用以指示生命状况的脉象，都是从医生体验的角度来界定的，"如按琴弦"、"如以毛羽中人肤"、"如弹石辟辟然"等认识方式是与医生把病人当成客体来加以对待的现象格格不入的。

传统医学十分重视生命的个体性、差异性，因此，医生在与患者交流时应遵循"三因制宜"的原则。"三因制宜"法则就是强调所有的理论和医疗行为都不能缺少因人（个人体质、个人性情、个人社会生活等）、因时（季节时令、昼夜、公共卫生等）、因地（方位、地势、自然环境因素等）的考虑。其中，因人制宜是首要的方面。中医经典《黄帝内经》十分重视个体性的特点，指出医生与病人交流过程中不注意个体情况，是一种"过失"。明代医生李中梓在《医宗必读》中把病人的差异称为"病人之情"，并对此做过总结。他说："动静各有所厌，饮食各有爱憎，性好吉者危言见非，意多忧者慰安云伪，未信者忠告难行，善疑者深言则忌，此好恶之不同也"；"富者多任性而禁戒勿尊，贵者多自尊而骄恣悖理，此交际之不同也"；"贫者衣食不周，况乎药饵；贱者焦劳不适，怀抱可知，此调治之不同也"。通过李中梓的概括，可以看出，病人之间在喜好、性情、贫富、贵贱等方面都会存在差异，对于这些差异必须重视，只有遵循"三因制宜"的沟通原则，才能实现因人而异的沟通效果。

在当代医患沟通过程中，作为医生，用同样一种观念和方法与不同患者沟通，效果十分不同，有的患者能够理解和接受医生提供的医疗建议，并对医生表示感谢。有的患者并不能够接受医生的建议，沟通不能顺畅进行，对医生产生不满。有的患者甚至会和医生产生摩擦和纠纷。作为医生，接触的患者是一个复杂的群体，他们之间在各个方面均存在着差异，甚至很大差异，性别、年龄、身份、知识水平、职业、性格、素养等均不同。因此，医患沟通原本是一件不容易的事情，面对不同的患者，必须要采用不同的沟通方式，不能千篇一律。比如同样是解释病情，不同的患者就要使用不同的名词、形容词，提出不同的建议，采用不同的语气，这些都是必要的。如果你认为作为医生应当尽量用较严重的语词来告知病患病情，那么面对一个心情沮丧的患者再用严重的语词描述其病情，可能由此会使病人遭受打击，丧失治疗的信心。相反，如果病患对自己的病情不以为然，不很重视，那么运用较重的语言就是一个较好的方法了。所以，传统医患沟通中提出的"因人制宜"是很有价值的观念和方法。

3. 沟通什么？

传统医患沟通在交流的内容上是以传统医学的生命观为依据的，在传统医学的视野里，生命是整体性的，病人是一个鲜活的现实中的"人"，是自然、社会的一部分，其生理性与自然性、人文性交融统一。基于对病"人"的这一认识，要求在进行医患沟通时，应着眼于病人的整体做全面的了解和交流。

依据中医的生命观，医生在与患者沟通时，要重视患者精神和心理的状态。首先在问诊阶段，要求医生"凡治病必察其下，适其脉，观其志意与其病也"（《黄帝内经·五脏别论》），对病人的"志意"这样的精神、心理因素和"病"一样都要掌握。其次在治疗阶段，《灵枢·本神》提出"凡刺之法，先必本于神"的要求，"神"是生命的表现和主宰，是人的思想意识和精神活动。凡是使用针刺的治疗方法，首先都必须以病人的精神活动情况作为诊治的依据。《黄帝内经》强调医者治病时应做到对病人心身同治，特别是对于某些情志所致之病。《素问·宝命全形论》在治病"五法"中把"治神"列为首务。所以《灵枢·师传》说："顺者，非独阴阳脉论气之逆顺也，百姓人民皆欲顺其志也"。

在为病人诊治时，不仅要注意病人的精神和心理，还应对病人的各个方面包括性格、社会生活等都要有所了解。比如在诊断疾病时，强调"凡未诊病者"，首先"必问尝贵后贱"、"尝富后贫"等人生变故，因为，如果是先贵后贱，"虽不中邪，病从内生，名曰脱营";如果是先富后贫,"名曰失精"。脱营失精是因情志所伤而成的虚劳证。在《杂病源流犀烛·内伤外感源流》中解释道:"若后贫后贱之人,忧愁思虑,愤恨悲哀,无一不有,故内伤脏腑。伤则各经火动,并伤元气,日渐日深。病发则饮食无味,神倦肌瘦也"。说明人生变故会使精神受刺激,进而引起身体层面的各种不适之症。可见,由贵变贱、由富变贫的人生变故是"病根",如果不了解患者的人生经历也就找不到"病根"。因而《黄帝内经》把这视为诊病时的一种过错。诊断与治疗是相关联的环节,如果诊断时犯错那么治疗时必然会"不适贫富贵贱之居",造成治疗时的过错。所以,《黄帝内经》指出,圣人治病时之所以总能收到"诊必副矣"的效果,是因为圣人对病人在各个方面都进行了了解和掌握,包括"贵贱贫富,各异品理,问年少长,勇怯之理",能够做到"从容人事"。通过对圣人治病的描述意在说明医生必须能"上知天文,下至地理,中知人事"(《黄帝内经·著至教论》)才可以达到"诊必副矣"的效果。由此,能够看出中医面对的不是"身体"而是生命本身。

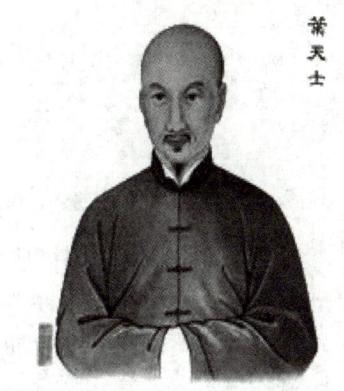

图3-3 叶天士(1666—1745),名桂,号香岩,别号南阳先生

江苏吴县(今苏州市)人。清代名医,四大温病学家之一,与薛雪等齐名

(来自: http://yetianshi.daifu.she120.com/)

中国传统医学史上,记载医生综合体质、心理性格、社会生活等多方面因素而有效治愈病患的事例很多,本章开篇的预习案例"叶天士治病"就是典型的例子。在这个事例中,叶天士很好地掌握了病人的社会生活情况,并通过精神因素的控制和引导,有效地治愈了疾病。不难推理,一个能这样了解病人的医生必然会具备"上知天文,下知地理,中知人事"的知识结构和关注生命的伦理素养。由此可见,传统医患沟通不仅是一个技能,更是传统医学生命观和医德的集中体现。

在当代医疗活动之中,随着生物-心理-社会的新医学模式的提出,医学逐渐开始全面的理解和对待病人,但这些尚未完全落实到临床应用层面,医患沟通方面也是这样的状况。很多临床医生都具有很高的学历和很好的业务能力,但总是感觉不能很好地和病人进行沟通,这个很多医生困惑、究其原因,对病人的心理和精神缺少重视是一个主要方面。在与病患进行交流的过程中,忽略对病人心理和精神层面的理解和把握,忽略对其心理和精神的引导,忽略病人心理、精神上的需要,总之,没能进入"病人的世界",故而不能说出令病患"心服"的信息,不能令病患"真心"的满意。传统医患沟通中有关对病患心理把握的重要性和必要性的理论,说明在医患沟通中,知人事、懂人心是顺畅沟通、有效诊治的重要前提。

小 结

　　本章介绍了传统医学的生命观和传统医患伦理。在传统医学视野里面，生命体现出整体性和个体性的特征。在传统医患交往中，医生能体会患者感受和需要，一视同仁、以礼待患，体现出重义轻利、自觉自律的道德特点。同时，为了更有效地诊治疾病也对患者提出了要求。要求患者信任医生，对治疗效果正确期望、对医术给予正确评价，具备珍惜生命的态度。本章介绍了传统医患沟通的主要内容。首先，在医生眼里，患者不是消极被动的而是具有积极的作用；医生和患者之间不是对立的主体和客体的关系，而是合作的统一关系，归根结底，患者是"本"，是医生进行沟通和开展工作的宗旨。其次，传统医患文化中，进行医患沟通要求医生的精神状态平和、专注；医生应该采用"体知"的方法遵循"三因制宜"进行与患者的交流。最后，病人是一个鲜活的现实中的"人"，基于对病"人"的这一认识，要求在进行医患沟通时，应着眼于病人的整体做全面的了解和交流。总之，传统医患沟通不只是一种技能，更是传统医学生命观和医德的体现。

 讨论题

1. 比较传统与现代生命观的异同？
2. 进一步分析传统医患沟通在当代医患沟通中的意义和价值。
3. 结合自己的专业，分析在医患沟通中遵循"三因治宜"的重要性。
4. 谈谈你对尊重病"人"在医患沟通中的作用的理解。

 推荐读物

刘长林．内经的哲学与中医学的方法．北京：科学出版社，1982．

周一谋．历代明医论医德．长沙：湖南科学技术出版社，1983．

王米渠．中医心理学．天津：天津科学技术出版社，1985．

何兆雄．中国医德史．上海：上海医科大学出版社，1988．

李经纬，林昭庚，赵璞珊．中国医学通史·古代卷．北京：人民出版社，2000．

王治民．历代医德论述选译．天津：天津大学出版社，1990．

林殷．儒家文化与中医学．福州：福建科学技术出版社，1993．

马伯英. 中国古代医学文化史. 上海：上海人民出版社，1994.

徐仪明. 性理与岐黄. 北京：中国社会科学出版社，1997.

邱鸿钟. 论中医的科学精神和人文方法. 医学与哲学，1999，第 1 期.

（潘新丽）

模块 ii 医患沟通的原理与技能

有时治愈，

常常帮助，

总是安慰。

——特鲁多医生的墓志铭

第4章

有效沟通的原理与技能

学习目标

患者来医院就医,自然而然地与医生形成了一种人际关系,像一般人际关系一样,医患之间需要彼此互动,才能实现有效的沟通。但医患关系又不同于一般的人际关系,因为患者是一个身处不利境况中的个体,需要医生给予更多的关注与呵护,同时又不能剥夺患者的自主。所以医生需要掌握更多的沟通技巧与原理。学完本章后,你应该能够:

1. 理解人际沟通的内涵及其在医学教育中的地位。
2. 描述人际沟通的要素和动态模式。
3. 分析不良沟通案例中的错误和不恰当行为。
4. 运用有效沟通的原理与技能开展临床工作。

 预习案例:来自患者的感谢信

亲爱的院党委、院长:您们好!

我代表我和我的全家怀着非常激动的心情向您表示十二万分的感谢!感谢宋丽萍、张伟鹏大夫。

我因病于七月五日入院,住在心血管病房,直至七月二十三日出院,短短的十八天,我在贵医院经历了生与死转折,我尝到了人间对我的真爱。

我长年患高血压,但很少去医院,只是因为怕。一怕医院手续烦琐,有时能把你弄晕了。二怕候诊时间长,有时能把你等烦了。三怕医生脸子难看。长年的高血压,我总是在医务室拿药对付着。这次血压升高,体温高烧39℃,整日大汗淋漓,憋得我喘不上气来。家人带我来贵医院就诊,住进了心血管病房。没几分钟,我的主治医生宋大夫以及张大夫就来到我的病床前。宋大夫面带微笑,和声细语向我自我介绍,并详细了解了我这次发病前的所有状况……随后马上采取了各种检查和医疗手段,然后确定了主要病情,原来我患的是肾衰竭。我一听脑子轰的一下,我想:完了,我刚刚58岁,今后怎么办?宋大夫看出我的心思,找家属谈心,介绍病情,并要求家属全面配合,抓紧治疗……3天后,我感到有了饥饿感,宋大夫告诉我这是病情好转的迹象……

在我生病期间,来的最多的就是宋医生,有时她一天来2~3次,在病床前向我介绍检查的结果,安慰并解答我提出来的每一个问题。听宋大夫说话,那也是一种享受。只见她面带微笑,音量不大不小正好,不管解说什么,她都面带微笑地对着你细心解释,每个字、每句话都能让你听得真真的。不管你问多少问题,她从没有不耐烦,听她说话,还能知道许多医疗保健知识。我感谢宋大夫,感谢张大夫,感谢心血管科全体医护人员。是他们把人间的真爱给了我们,她们像天使一样照亮了我们心中期待的那盏明亮的灯。

心血管患者孙明霞 2006 年 7 月 26 日

(案例改编自:http://www.jgyy.com.cn/yywh2.asp?id=252)

分析与讨论:
- ➢ 仔细分析表扬信中患者是从哪些方面表扬医生的?
- ➢ 医生的表现和患者的就医满意度有什么样的关系?
- ➢ 结合你的就医经历列举当前临床上医患沟通存在的主要问题。

世界教育联合会于1989年3月在《福冈宣言》中指出:"所有医生必须学会交流和处理人际关系的技能,缺乏共鸣(同情)应视作与技术不过关一样,是无能力的表现。"因此,掌握有效沟通的原理与技能为医学生所必需。

一、人际沟通概述

1. 人际沟通概念

人际沟通是通过一种或多种信息媒介,对事实、想法、信念、态度、需求和情感进行传递和接收,并产生反应的过程。有效的沟通在人际关系中具有建设性作用。在理解人际沟通时需要把握沟通的两个关键特征:

第一,沟通是一种过程。这意味着沟通总是在不断变化的进程中运行。例如,两个老朋友相遇,所谈的话题、涉及的人和事、谈话的深度、谈话的气氛、双方的表现以及两个人彼此产生的新感受都没有办法事先设定或预测,只能在动态的交流中生成。在一个自然沟通中,一个点头、一个眼神、一段沉默和一种腔调都是沟通过程的组成部分,而这些部分也只有在整体的过程中才拥有特定的意义。

第二,沟通是一种"相互作用",这种相互作用不仅包括身体方面,也包括思想、意识、思维和情感等心理成分。沟通中的相互作用遵循三个重要的原理,它们是:

- **参与是连续的和同步的**

在你和他人进行交流时，不管你是否说话，你都已经卷入到信息的发送和接收过程中。例如，当你保持沉默时，似乎沟通终止了，其实不然，因为你的沉默已经传递出某种信息。如果对方把"你的沉默"解释为"你在逃避问题"，那么他可能会继续追问；如果他解释为"你对我的谈话不感兴趣"，他的自尊心就会受到伤害；相反，如果对方认为"你的沉默"是把说话的机会让给他，他就会更加积极地谈下去。所以沟通不断，参与就会持续下去，只是参与的方式、参与的性质（积极还是消极，主动还是被动）发生了改变。

- **所有沟通都有过去、现在和将来**

即人们总是根据自己过去的经验、当前的情绪感受以及对未来的期望对沟通中的各种情形作出反应。即使第一次见面，沟通中也会包含有过去、现在和将来。例如，一个人去看病，遇到的医生态度很好（当前），他立刻联想到上次带孩子去看病，有个儿科大夫态度也很好（过去），于是他会在心里想"这个医院服务不错，下次还来这里看病（将来）"，也许他会脱口而出，对大夫说："你们医院服务真不错，下次还找你看病（将来）"。通常人们在沟通中会有种种抱怨，其依据是过去的经验，而当人们期望某种关系能够延续到将来时，他们就会说一些有利于维护关系的话，或做出一些有利于关系发展的行为。

- **所有的沟通者都在扮演一定的角色**

角色代表一种社会身份。在沟通中由社会确定和受个人关系影响的角色控制着从词语选择到肢体语言的各个环节。例如，我们前边第二章提到，在"生物医学模式"下，医生扮演着"家长式"的沟通角色，其表现是过度控制；而患者却扮演着"孩子"的角色，其特征是被动服从。人们在沟通中的角色意识影响着沟通的方向与质量，当医生认为自己是权威，是治疗的掌控者时，他们往往会"以自我为中心"，在采集病史、制订治疗方案等沟通过程中忽略患者的感受，忽视患者的个人意见。相反，如果医生认为患者和患者家属是治疗的同盟军，他就会平等地与患者相处，愿意倾听其家属的声音，并支持患者自主。当然，沟通中的角色不是一成不变的，他们会因他人或自己的情绪、环境和干扰等因素的不同而变化。

2. 人际沟通的作用

在当今社会生活中，人们除了睡眠之外，大多数时间都处于与人联系、沟通信息、交流思想和情感的过程中。无论在正式还是非正式的场合，人们几乎无时无地不在沟通。有效的人际沟通无论对个人的工作、生活，还是对组织的决策、管理，甚至对国际间的合作、国际争端的解决都具有十分重要的作用。对个人而言，它还是释放和缓解压力、正确决策、营造良好人际氛围的重要途径。具体来谈，人际沟通的作用可以归纳为以下四个方面。

- 人际沟通是一个交换信息的过程。
- 人际沟通是一个感知和传递情感的过程。
- 人际沟通是一个建立关系的过程。
- 人际沟通是一个解决问题的过程。

3. 医学中的沟通

沟通是临床医疗的重要组成部分，在医学领域，建立和维持人际关系、收集和共享信息、解释病情、讨论治疗方案、解决疑难问题、给予安慰、缓解痛苦和悲伤、做出基于事实的最佳决策等都需要进行沟通。因此，沟通能力是临床医师应该具备的核心能力之一。

美国学者 Epstein 和 Hundert（2002）在对 1966 年至 2002 年的文献进行考察的基础上，总结出医师的胜任能力建立在四种功能基础上，涉及基本临床技能、科学知识和道德发展。它们是：

- 认知功能：获得并运用知识解决现实生活中的问题。
- 整合功能：将生物医学和心理社会资料应用于临床推理过程中。
- 关系功能：与患者和同事进行有效的沟通。
- 情感/道德功能：在明智而人道地运用临床技能时，真诚自愿、有耐心并饱含情感。

鉴于沟通能力在医学中的重要作用，国际医学教育组织和机构大力倡导将沟通教育纳入医学教育体系中。1988 年在世界医学教育大会上通过的爱丁堡宣言指出："病人理当指望把医生培养成为一个专心的倾听者、仔细的观察者，敏锐的交谈者和有效的临床医生，而不再满足于仅仅治疗某些疾病。"这是国际医学教育界对医生沟通教育目标首次比较清晰的表述。

1996 年 7 月在英国牛津，1998 年 6 月在荷兰的阿姆斯特丹分别举行了 2 次有关医患沟通的国际学术会议，形成了一份重要的国际共识宣言称为牛津-阿姆斯特丹宣言。宣言从八个方面对医学教育机构在医学本科阶段开展沟通教学与评估工作提出建议，见表 4-1。

表 4-1　牛津-阿姆斯特丹共识宣言

- 医患沟通教学与评估活动应该对"医学中的沟通"保持一个开阔的视野。医患沟通不仅仅是一系列技能，更是对医患关系的本质、背景和伦理问题的宏观思考。医患沟通不只局限于临床医生与患者，更包括患者家属与医疗同道，并且以文字、语言、电话等多种形式为载体。教学与评估应该可循证，其资源应该来自临床医学与行为科学的研究成果
- 沟通技能的教学与评估应该与医学教育保持一致并互为补充。沟通教育与既有的医学教育有所区别，需要与医学教育体系相融合

- 沟通教学的核心是帮助学生学习以患者为中心的诊疗模式
- 沟通教学与评估需要整合进学生的医学专业学习与个人成长过程
- 沟通技能教学课程需要结构化的设计与管理
- 沟通技能评估的基本方法应该建立在直接的观察之上，并且与一般临床技能评估相协调
- 沟通教育项目同样需要整体评估，以建立起长期的，不断完善的课程体系
- 从事沟通教育的人员需要得到充分的继续教育与知识更新

1999年6月9日，经纽约中华医学基金会（China Medical Board of New York，CMB）理事会批准资助成立了国际医学教育专门委员会（Institute for International Medical Education，IIME）。该委员会的任务是为制定本科医学教育"全球最低基本要求"（以下简称"基本要求"）提供指导。"基本要求"是指世界各地医学院校培养的医生都必须具备的基本素质，包括医学知识、临床技能、职业态度、行为和职业道德等。沟通技能是其中的一个核心要素（图4-1）。该委员会还对医生沟通技能提出了明确要求（表4-2）。

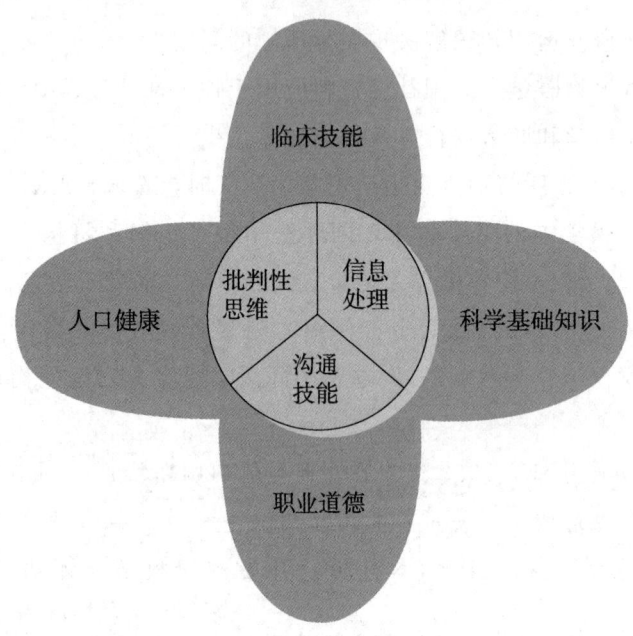

图4-1 本科医学教育"全球最低基本要求"

表4-2 国际医学教育专门委员会对医生沟通技能的要求

医生应当通过有效的沟通创造一个便于与病人、病人亲属、同事、卫生保健队伍其他成员和公众之间进行相互学习的环境。为了提高医疗方案的准确性和病人的满意度，毕业生必须能够做到：
- 注意倾听，收集和综合与各种问题有关的信息，并能理解其实质内容
- 会运用沟通技巧，对病人及他们的家属有深入的了解，并使他们能以平等的合作者的身份接受医疗方案

续表

- 有效地与同事、教师、社区、其他部门以及公共媒体进行沟通和交流
- 通过有效的团队协作与涉及医疗保健的其他专业人员合作共事
- 具有教别人学习的能力和积极的态度
- 能够敏锐觉察到有助于改善与病人及社区关系的文化因素和个人因素
- 有效地进行口头和书面的沟通
- 建立和妥善保管医疗档案
- 能向听众介绍适合他们需要的信息，与他们讨论关于解决个人和社会重要问题的、可达到的和可接受的行动计划

二、人际沟通的要素与过程

人际沟通也可以理解为一个社会信息的传输系统，在这个系统中包含很多要素，有信息的发出者、信息的接收者、信息本身和信息通道。在传统的观念里，信息沟通是一个以单向传递为主的模式，而且没有明确信息传递过程中信息加工和意义生成过程，如图4-2。该模式类似于信息的物理传递过程。

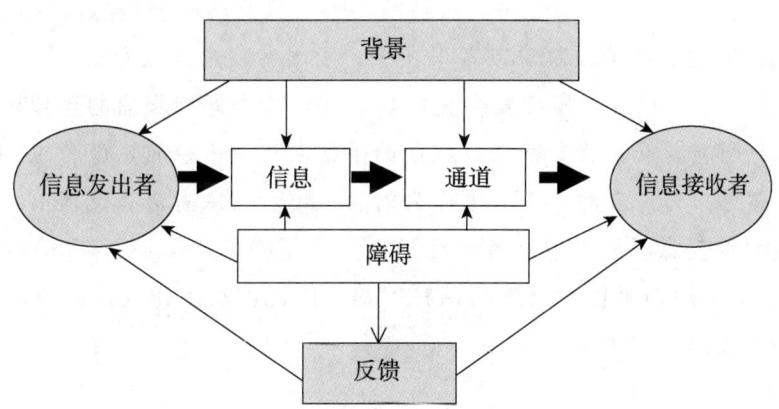

图4-2 传统的沟通模式

真正的人际沟通绝不止于单向信息传递这一段，它应该是一个信息发出者与接收者之间连续不断的反馈环路，而且信息发出者和接收者之间会不断地变换角色，沟通的关键是信息"交换"并产生新的理解、新的领悟或"意义"（图4-3）。

1. 发出者和接收者：

在人际沟通中，发出者和接收者是相互转变的。开始的发出者传递信息之后，接收者会作出回应和反馈，这时接收者即转变为发出者，原先的发出者转变成了接收者。有效的沟通过程，要求发出者和接收者要随时有沟通角色的转换，这样才能实现人际间的互动。

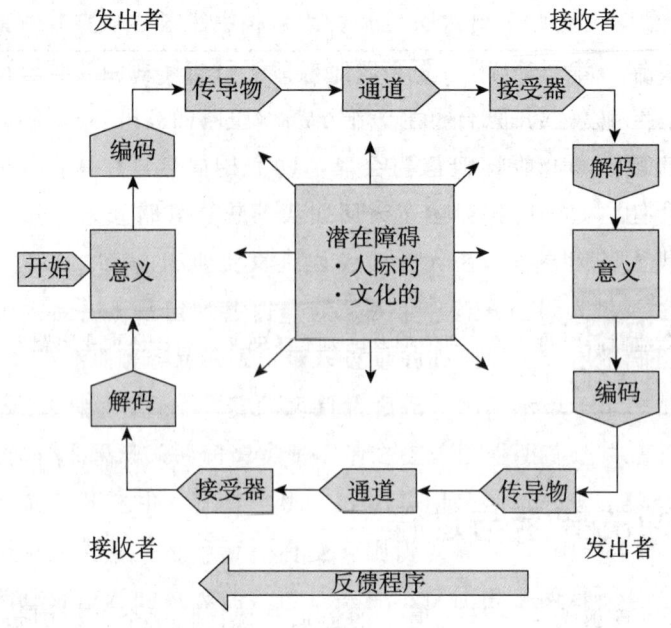

图 4-3 人际沟通动态模式图

（资料来源：D. 赫尔雷格尔等著. 组织行为学. 华东师范大学出版社）

在医患沟通中也存在同样的"转换"和互动过程。作为医生应随时注意沟通角色的转变，当医生承担"发出者"角色时，面临的一个很重要的问题是患者对医生发出信息的准确性和可靠程度的质疑。通常患者很在乎"发出者"是不是专家、是不是权威，如果医生还称不上专家和权威，患者就会凭借自己的经验去评判眼前的这位医生是不是很专业、很在行。当患者眼中的专家和权威让助手帮助传递信息时，患者也会质疑这是不是真正的专家意见。另一方面，当医生作为信息发出者与患者进行交流时，患者有时也会质疑医生的动机或意图，比如患者会怀疑医生为了"自我保护而夸大病情。"或者是"医生为了少承担风险而不愿对其进行治疗"等。因此，医生作为信息发出者应该遵循《医师宣言》确立的基本原则：

表 4-3 医师宣言的基本原则

- 患者利益第一的原则。信任是医患关系的核心，而利他主义是建立信任的基础。市场力量、社会压力以及管理的迫切需要都绝不能动摇这一原则
- 患者自主原则。医师必须尊重患者的自主权。这要求医师必须诚实地对待患者并使患者在了解病情的基础上有权对将要接受的治疗做出决定
- 社会公平原则。该原则要求医师努力消除医疗卫生中的歧视，无论这种歧视是以民族、性别、社会经济条件、种族、宗教还是其他的社会分类为基础

当医生承担接收者角色时，要注意以下四点：

（1）除事实性信息外，还要注意接收患者传递的观念、态度和感受。

（2）通过非言语信息和对患者感受的关注表达对患者的尊重和关爱。

（3）通过关键信息的捕捉寻找患者面临的问题及可能的解决方案。

（4）通过提问深入并确切理解患者传达的意义。

2. 传导物和通道：

传导物即信息传递的载体，可以是言语的，也可以是非言语的。通道即传递媒介。在当前的信息社会里，沟通媒介丰富多样，人们可以根据媒介携带多种线索和提供反馈的能力选择使用沟通的媒介。每一种媒介的丰富度体现在四个方面：

（1）反馈的使用和迅速程度，用来更正/或确认信息的意义；

（2）对接收者环境信息的个性化保证（比如电子邮件与电话相比，前者能够保证接收者根据自己的时间安排来处理信息）；

（3）传递线索的能力（面对面交流传递的线索大于书信）；

（4）语言变化（电话交流的语言丰富程度远远高于手机短信的变化）。

3. 信息、意义、编码、解码和反馈：

信息包括人际沟通中传递的符号和符号代表的意义。可以是言语的也可以是非言语的。

意义代表一个人的想法、感受、信念和态度。在人际沟通中正确地识别和把握信息所传达的意义是建立良好关系的核心。

意义是什么？是一种解释，是一个经人编码和解码之后生成的含义、感觉、思想、感悟、价值或信念。下面在这段关于死亡的讨论中告诉了我们医疗过程中的很多事情对一位年轻医生的"意义"。

 面对死亡（来自一位年轻医生的博客）

今天下夜班，睡了一下午，因为昨夜并没有睡好，又送走了一个……早晨陪我值夜班的学生说，老师，我心情不好，我没有说任何话语。可能，对于我所属的科室来说，死亡并不少见，以至于在患者死亡10小时的时间内，我的死亡讨论已经写好。可是即使讨论的再清楚，笔迹再流畅，终究敌不过面对一个生命就此不再存在这种事实的复杂心态。在病程记录中，我很熟练地记录下这一段（患者呼吸、心跳停止，大动脉搏动消失，血压测不清，瞳孔散大至边缘，抢救无效，临床死亡。死亡诊断：呼吸循环衰竭。（以上内容是一种事实）可是你真的熟悉这一过程么？也许是我感觉过敏，但我真的可以感觉到，似乎是灵魂的离开，是一种飘忽的离开，是一种异样的味道，是一种似乎叹息又迅速闪走的瞬息（后面这一部分则是医生个人对事实的解释和他赋予这件事情的意义）。

编码是赋予信息以个性化的含义和意义的过程。很多专业人员在沟通时常常因为编码问题造成沟通障碍，比如，医生习惯于使用专业术语来描述疾病，而患者对这种专业术语可能全然不能理解,所以医生在给患者交代病情时,应该适度使用非专业化术语来向患者及其家属解释病情或就治疗方案交换意见。

解码是赋予接收到的信息以个性化解释的过程,解码是沟通中的一个挑战。解码受文化差异的影响,也受接收者个人特征的影响。

4. 潜在障碍:沟通中的潜在障碍主要来自于两个方面,一是来自于个体的人格差异,二是来自于文化背景和社会知觉差异或错误。

在生活中,每一个人都拥有不同的个性,拥有不同的文化背景或处在不同的社会地位上,这导致了人们在价值观、道德标准和看问题角度等方面的差异,这些差异容易成为沟通中的障碍。例如,处在不同经济地位上的人对同一件事物会有截然不同的理解,在沟通中这些差异会导致编码和解码的偏差,导致沟通中信息的不对称或是误解;另外,不同个性的人具有不同的语言风格和行为模式,权威-控制型的语言风格容易引起交流对象的紧张、焦虑或过度顺从权威者的谈话方向,从而导致沟通不畅或信息的单向传递。

三、有效沟通的技能

1. 言语沟通

言语沟通:语言是交流的工具,是思想观点、情感和体验的载体,因而是人际沟通的首要媒介。亲切和善的语言能够营造和谐的人际氛围,冰冷讥讽的语言能招致一场人际大战。医学之父希波克拉底曾经说,医师的法宝有三样:语言、药物和手术刀。这意味着医生的语言如同他的手术刀一样,运用恰当可以成为治病救人的工具。医师一席亲切温和的询问能让患者如沐春风,来自医生的鼓励话语能给患者增加信心、希望和力量。

在日常生活中,人们选择、安排词语和句子时会有不同的方式,从而构成人们彼此不同的独具特色的语言风格。威严的、幽默诙谐的、舒缓温和的或者轻松自在的,不同的语言风格不仅会因人而异,也会因为环境场合和谈话目的的不同而有所变化。与环境场合相适应的语言风格有助于顺利沟通,而与环境不相宜的语言风格不仅影响到沟通,还会影响他人对自己的评价。那么如何选择与环境场合相宜的语言风格呢?

桑德拉·黑贝尔斯在讨论方言时谈到:"如果你想得到使用某种方言或其语言与你的标准语不同的人的接受和认同,你必须要适应他们的说话方式。"也就是说,在沟通中你若想得到对方的接受和认同,你使用的语言风格就要向他们的语言风格靠拢。

对医生这一职业而言,有效的言语沟通应该遵循以下原则:

(1)从积极角度说话;

(2)多用征询的口吻,少用命令和强制性的口气;

(3)用心说话;

(4)保持对话的开放性,减少自我防御;

（5）提供建设性的反馈；

（6）注重鼓励性言语，少用恐吓和指责性言语；

（7）多利用支持性的非言语线索。

在日常工作中，如果医生违背了这些言语沟通的基本原则，就会招致患者的不满。图4-4列出患者最不喜欢医生说的一些话。请分析这些话违背了哪些言语沟通的原则？应该如何改正？

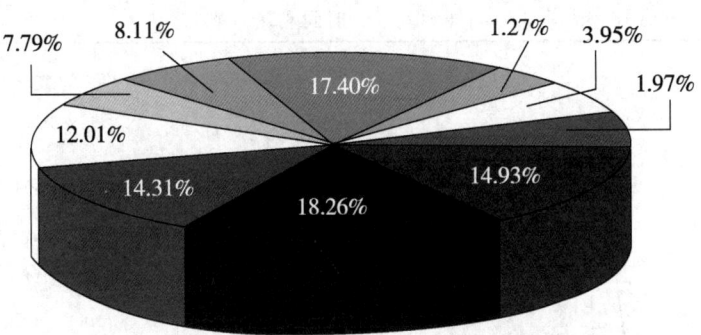

18.26%：跟你说了你也不懂。
17.40%：想不想治？想治就回去准备钱吧。
14.93%：我推荐的药你不吃，后果自负。
14.31%：到外面等着去！
12.01%：害什么羞，人体器官我们一天看几十个，没啥隐私可言。
8.11%：怎么拖到这么晚才来看病？
7.79%：你知道这病的后果有多严重吗？
3.95%：谁让你抽这么多烟？
1.97%：偏方别乱用，毛病都是吃出来的。
1.27%：没事儿别瞎担心，毛病是自己吓出来的。

图4-4 患者不喜欢医生说的话

（图片来源：http://news.enorth.com.cn/system/2006/06/29/001344072.shtm）

2. 非言语沟通

"今天我们只需要简简单单地碰碰别人的前臂，肢体接触的接受者就能够区别出感恩、怜悯和爱"

——肢体情感研究专家Dacher Koltner

言语沟通是利用非言语的身体线索，如语调、眼神、手势、面部表情、身体姿势和空间位置等传递信息的过程。即使一个人的沉默也是在传递着一定的信息（比如不赞成、感觉乏味或是值得思考）。表4-4列出了多种非言语线索，图4-5列出了多种体态语言。

表 4-4　非言语线索的种类

非言语线索	解释和例子
身体动作	手势、面部表情、眼神、接触、四肢和身体其他部位的任何动作
个人身体特征	身段、体形、姿势、体味或呼吸味道、身高、体重、头发颜色与发型、皮肤颜色
与语言有关的	沉默、间断、说话速度、笑声、打哈欠
空间使用	座位的安排、谈话的距离
物质环境	家具和其他物品、内部装饰、整洁、照明和噪声
时间	早到和迟到、等待、时间知觉差异、时间利用差别

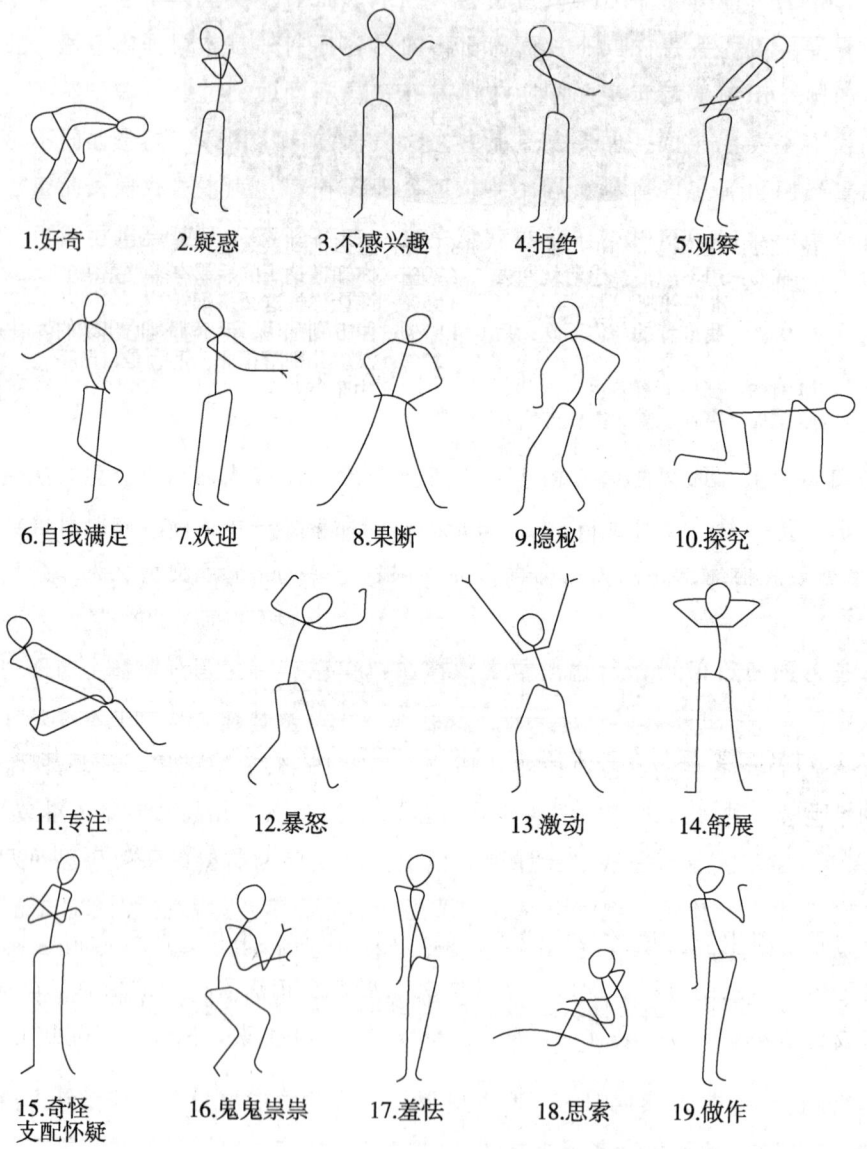

图 4-5　各种身体姿势及其意义

在人际沟通中，肢体接触具有非常重要的积极意义。

首先，肢体接触可以促进人类的肌体活力。蒂凡尼·菲尔德发现，对早产儿按摩可以引起婴儿高达47％的增长，这意味着肢体接触可以促进婴儿茁壮成长。

其次，肢体接触可以减轻疼痛和精神压力。有一项研究观察了30名婴儿，在他们被割破足跟采集新生儿血样的过程中，有些婴儿由妈妈抱着，处于全方位、皮肤对皮肤的接触状态。其他婴儿则被裹在摇篮里实施手术。比较发现，那些抱在妈妈怀里的婴儿哭叫的次数比对照组少82％，他们脸上的苦相少65％，他们在手术过程中心率的速度也较慢。最近的一些研究报告，肢体接触能够影响人类的下丘脑—垂体—肾上腺（HPA）中枢——身体的精神压力系统。吉姆·柯安和里奇·戴维森在一项实验中让实验参与者等待一次痛苦的白噪声（用以掩盖令人烦躁的杂声）的突然爆发——当他们躺在磁共振成像扫描仪中给脑部照相时突然发出一个产生精神压力的刺激，参与者分为两组，实验组由恋爱伙伴用肢体接触他们的手臂，控制组只是独自躺在仪器中。结果发现，控制组在等待刺激出现的紧张阶段引发了大量的杏仁体活动，这意味着，面对威胁，他们身体的精神压力系统高度活跃。但实验组的参与者没有表现出杏仁体反应，肢体接触关闭了大脑中的威胁开关。

再次，肢体接触可以促进信任与合作。最近罗伯特·克兹班进行了一项非常有趣的实验，他把一个参与者放到了"囚徒困境"这一博弈游戏中，这个游戏给予参与者机会与另一个与他一起玩游戏的人进行竞争与合作。当他们即将开始游戏时，实验人员轻轻地用肢体接触了一下参与者的背部，结果这一碰触神奇地创造出一种信任与慷慨的气氛。这个似乎没有什么意义的动作却改变了整个游戏的框架，将竞争变成了合作互助。

最后，肢体接触可以传达怜悯、爱和感恩之情。Dacher Keltner等人的一系列研究中发现人们可以通过在前臂上一秒钟的接触来传播情感，爱、感恩和怜悯同愤怒、厌恶和恐惧一样都可以通过肢体接触被准确地传达和识别。

3. 倾听技能

国际倾听协会给倾听的定义是：倾听是接收口头及非言语信息、确定其含义和对此做出反应的过程。"良好的倾听是亲密联系的核心，当我们能留心倾听时，对方会感到被证实而增强信心。当我们增强了他人的信心时，也强化了自我。所有的研究都证明，无敌的倾听行为是相互关系成功的最大砝码"。

在人际沟通中倾听是准确获取信息的行为方式，是促进对话的重要因素，也是向说话者表达尊敬的行为方式，因而是听者赢得对方欢迎的途径。然而，倾听并不是轻而易举能够做好的。有效的倾听应该按照下列要求进行。

（1）保持倾听的主动性，包括主动寻找对话的价值和意义，主动思考谈话中蕴含的问题，并从谈话中或自己的知识经验中寻找答案。

（2）倾听过程中要注意捕捉对方的非言语信息。沟通中的很多信息是通过面部表情、身体动作表达出来的。比如,一个人对你讲话的内容如果不感兴趣,他往往会通过皱眉、身体后仰、目光转移、或摆弄手边的东西来表达。

(3) 延迟评价与判断,保持一种开放的态度,关注谈话者发出的信息整体,而不要根据最初的几个语言点过早做出消极的判断。

(4) 抵制分心,可通过记录、标注重点等方式克服噪声、疲倦、他人影响等分心因素的干扰。

(5) 重述和确认谈话者表达的内容和意义。适宜的语句是"你的意思是说……"或者在听完对方的一个表述后,询问:"我是不是可以这样理解你的意思?"。

(6) 向讲话者提供积极反馈。积极反馈是促进对话,提高沟通效率的重要方式。积极反馈包括通过注视、会意地点头、会意的微笑、询问或追问进一步的问题等,也包括直接通过语言、掌声表达认同、鼓励和赞扬。

表 4-5　巴尔的摩的 COMSORT 机构提出的 10 条倾听技能(Appleby,1996)

技能点	解释
1. 不要轻易把病人的话打断,让他把话说完	当病人能够自由表达自己时,他会感到更放松,更可能向医生提供重要信息。实际上这往往会节省时间而不是浪费时间
2. 注意跟踪并探索病人在谈话中露出的有意义的线索	病人在说话时会流露出一些对了解其内心世界或真正病情很有价值的线索。比如说到某个敏感话题时欲言又止、不好意思等。这时需要医生有技巧地进行追踪并帮助病人表露更多、更真实的信息
3. 在病人说话时给予支持性反馈信号	可以用"嗯……嗯……"或"请讲下去"或点头等向病人表示你正在注意听他说话
4. 以开放式的方法对病人发问	让病人自由发挥的问题有助于从病人那里获得更多的信息和观念。病人只能回答"是"或"否"的封闭性问题只能得到有限的信息
5. 运用反应性的回答	简单重述病人传递的信息是一种很有效地与病人建立良好关系的方法,它可以向病人传递来自医生的接受与肯定
6. 检查自己理解得准确与否	不时地以自己理解的方式来表述病人的意思,向病人确认自己的理解是不是准确
7. 确定病人的治疗期望	了解病人对治疗效果的期望,确定这种期望是不是现实。如果不现实,就需要医生对其进行教育与解释,帮助他把期望调整得更现实一些。医患之间对于治疗的效果及风险的看法不一致是导致医患纠纷的一个重要原因。倾听病人的期望很重要

续表

技能点	解释
8. 对于病人的感受给予肯定	比如一个病人说:"我现在感到非常焦虑。"医生可以对他说:"这不奇怪,我要是你,我也会这样的"
9. 善用目光与病人沟通	眼睛是心灵的窗口,倾听病人说话时看着对方,这能让病人感到你在注意听他说话
10. 谈话快结束时,询问病人还有没有别的情况	有时候病人由于某种原因可能一直犹豫不决是不是要说出某个问题。所以有必要在快结束时给病人提供表述的机会

尽管人们已经认识到倾听是沟通的核心,但在听、说、读、写四种沟通技能中,听是练习最少的技能。因为缺乏练习和某些习惯问题,人们在沟通中存在很多倾听障碍。Golen 对有效倾听中的障碍进行了分析,见表 4-6。

表 4-6 有效倾听的障碍

要素	障碍
懒惰	如果内容复杂或困难就不听,如果要花太多时间也不听
思想封闭	拒绝保持一种宽松和协调的环境,拒绝涉及讲话者的观点并从中受益
固执己见	公开或不公开地表示与讲话者意见不一致或与讲话者争辩
不真诚	倾听时避免目光接触,只注意谈话内容不注意讲话者的感情
厌倦	对讲话者的主题缺乏兴趣,对讲话者不耐烦,倾听时走神或用某事搪塞
疏忽	注意讲话者的怪癖或表达,而不是信息。被办公设备、电话、其他谈话等噪声弄得心烦意乱

(资料来源:S. Golen, *A Factor Analysis of Barriers to Effective Listening*, The Journal of Business Communication. 27, Winter 1990, P 32.)

4. 提问技能

提问是沟通过程中的必要环节,当倾听者对谈话者所讲内容不理解、不明白或者想确认某些事实或意义、想知道更加具体的内容,或者需要谈话者给出必要的解释时,需要通过提问达到目的。为了达到上述目标,提问应该遵循以下原则。

● 如果提问是为了澄清不理解或没有听明白的信息,使用的句式最好是"你(您)能再说一遍吗?"或者"请您再具体说明一下"、"请您举个例子"。

● 如果提问是为了确认某些事实或意义,可以使用下列句式:"您这句话的意思是……吗?"、"你刚才是说你以前去过好几家医院,是哪几家呢?"这些句式通过重述来访者刚刚说过的话，使双方表达的信息相互呼应，沟通即成为一个连贯而流畅的过程。

● 如果提问者对来访者的情况了解很少，则尽可能使用开放式提问。比如："你现在感觉怎么样？"，这是一种开放性的提问，提问者不限定回答者的回答方向，回答者可以根据自己的情况自由回答。如果问"你现在感觉哪里不舒服？"则是一个开放性较低的问题，患者必须告知特定的部位才是正确答案。如果问"你下腹部是不是感觉不舒服？"则是一个完全封闭的问题，回答者只能做"是"或"否"的选择，这样的问题就限定了回答空间。

● 提问中要尊重对方，不要使用"诘问"或"责备"的语气。"你怎么不早点来看，非要等病到这种程度才来？"这类明显带有责备意味的语句实际上等于告诉病人你或你的家属要对病情负有直接的、全部的责任，进而会提高患者的内疚感和恐惧感。并使病人害怕面对医生。

5. 提供反馈的技能

反馈是信息沟通环路的枢纽，只有通过反馈，沟通才称得上一个双向互动的过程。人们所提供的反馈既包括对对方信息的应答反应，也包括由对方谈话引发的个人思考和感受，还包括对、错等评价性的信息。在有效的沟通过程中，反馈具有以下特征：

● 反馈是积极而有建设性的，如认同与赞赏、修改意见、补充条款、重点提示等。

● 反馈中如果包含否定性的信息，就一定要做到对事不对人。"比如：你漏掉了一个检查项目……"，这是针对事情的反馈；"你太马虎了……"、或"你怎么这么不负责任，老是丢三落四的……"这是针对人的反馈。前者指出了错误内容，明确了修改方向，听者会带着抱歉、自责和感激的态度马上填补漏掉的项目；后者则会导致沟通对象产生自我防御、抵触或者对抗，以证明自己不是一个马虎的人或者不是一个不负责任的人。

● 反馈要针对谈话者说出内容中的相关信息，而不要扯得太远。

6. 共情技能

共情原是心理咨询要求的技能，后来被看做是所有良好沟通的必备技能。人本主义心理学家罗杰斯将其解释为能体验他人精神世界，就好像那是自己的精神世界一样。它与我们平常所说的"同情"有所区别，同情更多是一种情感反应。而"共情"中包含了更多的理智成分，是一种能够理解并分担对方精神世界的负荷的能力。

技能练习：共情技巧练习

共情可分为初级共情和高级共情。

● 初级共情反应："……我可以理解你这种感受。"

● 高级而准确的共情反应："……要是我也会这样想。……你是不是特别担心手术结果不好?"

在这里初级共情和高级共情的区别在于,前者只是意识到了患者的感受,并表达了自己的认同,医生处在一种局外人的状态去表达对患者感受的理解。后者作为高级共情则表现出医生的一种设身处地的状态,"要是我也会这样想"这样的表述会大大拉近医生与患者的关系,会促成一种平等合作医患关系的生成。

同学两人结组,一个人讲一段痛苦的或令人伤心的故事,另一位同学练习表达共情,请在课堂上轮流练习。

准确的共情应包含以下两个步骤:
(1) 准确地感受患者的体验,能够从患者的角度来看问题。
(2) 能够向患者表达你对他的理解。需要特别强调的是医生对患者的理解应该发自医生内心与患者内心的联结,而不是其他的外在参照物或来自患者的客观信息。比如:"看你现在的样子(来自患者的客观信息)好像你特别难受。"这样的表述就没有共情的意义。

小 结

人际沟通是通过一种或多种信息媒介,对事实、想法、信念、态度、需求和情感进行传递和接受,并产生反应的过程。沟通过程需要多重要素参与,其中有意义的编码和解码是沟通中的关键要素。沟通技能的训练需要重点训练言语技能、识别非言语信息含义的技能,掌握提问、反馈的技巧,学会表达同情,能够运用肢体接触表达情感。沟通技能是医师的必备能力,在医学领域,建立和维持人际关系、收集和共享信息、解释病情、讨论治疗方案、解决疑难问题、给予安慰、缓解痛苦和悲伤、做出基于事实的最佳决策等都需要进行沟通。所以沟通教育是当前医学教育的重要组成部分。

思考题

1. 如何理解人际沟通的含义及作用?
2. 为什么沟通技能是医生专业胜任力的核心成分?
3. 有效沟通的关键技能有哪些?
4. 肢体接触在人际沟通中有什么作用?请在生活中练习使用肢体接触来传递情感。

 **推荐阅读资料**

（英）Silverman J.（加）Kurtz S.（英）Draper J. 医患沟通技巧. 杨雪松，等译. 北京：化学工业出版社，2009.

桑德拉·黑贝尔斯，理查德·威沃尔二. 有效沟通. 李亚坤，译. 7版，北京：华夏出版社，2005.

（刘惠军）

第5章

以患者为中心的病史采集技能

学习目标

病史采集是医师诊治疾病的第一步，完整和准确的病史资料对疾病的诊断和处理有极其重要的意义。传统的"以医生为中心"的病史采集方法很可能得不到详细而准确的病史资料，成为临床误诊和漏诊的重要原因。因此，为了保证病史采集的顺利进行及采集的病史资料的可靠性和完整性，下面介绍"以患者为中心"的病史采集中需要掌握的最基本的技能与方法。学完本章后，你应该能够：

1. 理解"以患者为中心"的病史采集的优势。
2. 分析病史采集中常遇到的问题与障碍。
3. 掌握提问、倾听、复述等病史采集技巧。
4. 运用"以患者为中心"的病史采集技能，进行病史采集。

 预习案例：一位高血压患者就诊

医师："老师傅，多大年纪了？您哪儿不舒服？"

患者："我今年61岁了，1950年当兵，到过朝鲜战场，1958年我转业到上海，一直在上海一厂矿当医生，1959年才结婚，1965年发现高血压。"

医师："在哪里发现高血压的？血压有多高？"

患者："厂医务室医师给我量血压时发现的，具体数字记不清了，大概高压170，低压100。"

医师："从那以后是不是血压一直都高？吃什么药没有啊？"

患者："发现高血压以后，经常去医务室量血压，医生让我吃降压片，一天三顿，一顿一片。我吃药很不准时，血压高时就吃，不高时就不吃，总是吃吃停停，停停吃吃。"

医师："您血压最高时可达多少？"

患者："最高的一次是1985年，高压是210，低压是130。"

医师："除了高血压，还有哪里不舒服？"

患者："有时累了以后感到头昏，眼前发黑。"

医师："昏倒过没有？"

患者："没有，但常感到有心慌。"

医师："心慌有规律没有？是白天多还是晚上多，是活动后多还是休息时多？"

患者："我觉得没有什么规律，有时白天，有时晚上，但常在活动以后多。"

医师："上楼梯感到心慌吗？"

患者："上楼就感到心慌。"

医师："小便有什么变化没有？夜里尿多不多？"

患者："前几年小便没什么变化，1985年以后夜里尿多了，有时起来两三趟。"

医师："头昏、心慌是什么时候开始的？"

患者："差不多也是1985年以后才有的。"

医师："您父母、兄弟、姐妹中还有没有人患高血压的？"

患者："没有。"

医师："我给您量量血压。"

患者："好。"

分析与讨论：

➢ 这位医生在采集病史时，运用了哪些技巧？

➢ 你认为这位医生在问诊过程中有哪些不够完善的地方？

➢ 以上病史采集，做到了"以患者为中心"吗？

一、病史采集概述

1. 病史采集的目的

无论是常见病，还是疑难病，病史都是构建诊断大厦的基石，是临床思维展开的第一步。询问病史不仅是医生搜集诊断信息的手段，也是建立良好医患关系的基础，同时还是医生对患者进行宣教的关键一环。在采集病史的过程中，医生逐渐了解病情（需要医学专业知识），取得患者的信任（需要以患者为中心的交流技巧），然后才能有效开展下一步的工作（体格检查，安排化验，开始治疗等）。

通过病史采集（history taking）可以实现3个目的：

● 搜集信息资料：病史资料采集的准确及时与全面性，是建立完善医疗病历的基础，也是医生对患者疾病进行正确诊治的必要条件。

- 建立医患关系：耐心、关心、细致、体贴、系统的问诊不但可以获得重要的资料，也有利于建立良好的医患关系。正确的方法和良好的问诊技巧，让病人建立信任感，为进一步的治疗打下一个良好医患关系基础。
- 对患者宣教：通过采集病史，掌握病人心理，向病人宣教卫生知识，使病人能够正确认识疾病，消除恐惧、焦虑心理。问诊还可教育患者，提高治疗效果，提高治疗依从性。

2. 病史采集的重要性

美国著名的心内科专家（Harvey）早在 20 多年前就提出了"五指诊断法"（five-finger approach to cardiac disease），即以五个手指代表五种诊断方法：拇指代表病史，示指代表体格检查，其余三指分别代表心电图、X 线检查、实验室检查。尽管当时美国已有许多检查心脏病的新的器械，但 Harvey 仍然强调病史和体格检查居首要地位。

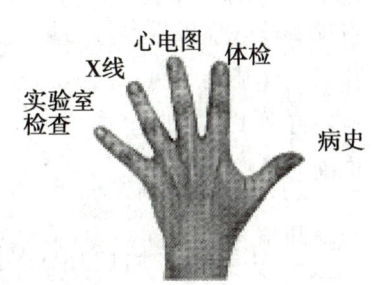

（仿自(Physical diagnosis)，1977）

（1）病史采集有助于鉴别器质性疾病和功能性疾病：对于临床医生而言，工作中经常需要判断患者是功能性疾病，还是严重的器质性疾病，后者常常需要转院做进一步检查。以腹部症状为例，大多数门诊患者可能系功能性疾病，为了排查少数消化道肿瘤，对所有患者均行内镜检查显然是不现实的。为了不漏诊器质性疾病，询问病史尤为重要，需特别注意以下几点：年龄，有无黑便、鲜血便，体重是否下降，有无消化道肿瘤家族史，症状近期有无变化等。有上述报警症状（alarming symptom）者，需警惕消化道器质性疾病，及时进行相关检查。此外，一般的规律是，如果某一症状（胸痛、腹痛、呼吸困难）经常夜间发作，尤其是能让患者从睡眠中醒来时，应首先考虑器质性疾病。

（2）病史采集有助于临床诊断：病史采集对诊断（尤其是疑难病例的诊断）至关重要。对于所有的疑难病，对诊断帮助最大的是病史、病史、还是病史。

上述这句话来自美国加州大学旧金山分校（UCSF）的著名内科专家 Lawrence M, Tierney 教授。在四十年的内科生涯里，他积累了丰富的临床经验，解决了无数的疑难病例。Tierney 教授曾反复强调，当遇上病情复杂，诊断不明的棘手病例时，在病情允许的情况下，先不要急于安排各项检查，而应静下心来，回到患者床旁，再仔细地询问一遍病史，常常能够获得重要的诊断线索。

我国著名临床医学家和医学教育家张孝骞教授诊查病人时病史问得相当细致。他接待一个病人要花去不少时间查询病史，点滴不漏，有时甚至要追溯到很多年以前的情况。有一位女病人一感冒就发生休克，在这之前，她曾到别的医院求诊，因麝香草酚浊度试验增高而被诊断为肝炎。来到协和医院，孝骞老师怀疑不是肝炎。在询问病史的交谈过程中得知这位病人 30 年前临产大出血曾在协和医院抢救，他把这段病史与病人目前的症状联系起来分析，考虑为席汉综合征：30 年前的临产大出血，引起脑垂体坏死导致功能减退，造成甲状腺、肾上腺等激素分泌不足和应激反应的缺陷，故病人受到应激感染时就会发生休克。麝香草酚浊度试验异常，正是甲状腺功能减退、血脂质增加的结果。激素测定结果出来后，果然证实了张教授的推断。

（3）病史采集有助于治疗方案的制定：病史不仅有诊断意义，还有助于确定治疗方案，判断疾病的预后。以社区获得性肺炎为例，病史对于判断预后和估计病原体都有重要意义。例如：老年人肺炎病死率显著高于年轻人，常常需要入院治疗；起病前 1 个月内接触过医疗机构者易患耐药细菌，治疗难度较大；流感流行季节的患者易患葡萄球菌肺炎；有基础肺病（例如支气管扩张）的患者易感染铜绿假单胞菌等。掌握这些病史资料，有利于临床医生在检查结果未回报之前，合理地推测感染病原体，在此基础上选择正确的治疗方案。

二、以患者为中心的病史采集

1. 以患者为中心的病史采集的优势

传统的病史采集方法在医学实践中已经根深蒂固，它强调"以疾病为中心"，只关注患者的生物学方面，关注病理性疾病。它最大的长处在于用科学的方法对待患者，但它的长处也是其弱点所在。由于以潜在病理来诊断具有客观性，因此传统方法越来越专注于人体机能失常的个体部位。但是这种超然的客观性很容易忽视患者是一个整体，它不去理解疾病对于患者的意义，也没有把疾病放入患者的生活和家庭的背景中。传统的方法阻止了我们提取患者的问题和担忧，正如 Cassell（1985）所言："患者的担忧被抛置一旁，而只关心器官的功能。"以"疾病为中心"很快变成了"以医生为中心"，使我们都受到了伤害。

西安大略大学的 McWhinney（1989）和他的同事提出了一种新的方法，这一方法要求医生在理解患者疾病的同时也要理解患者，被称为"以患者为中心的临床访谈"，以区别"以医生为中心"的方法，因为后者仅仅从疾病和病理的传统角度来解释患者的疾病。

相比之下，"以患者为中心"的病史采集其优势在于：
- 探讨患者的问题，发现患者的看法和背景信息。
- 确保采集到的信息准确、完整，并且能为双方共同理解。
- 确保患者感觉被倾听，并且他们的信息和观点受到欢迎和重视。
- 持续发展支持性的氛围和一种合作关系。

2. 以患者为中心的病史采集的关键

为建立良好的医患关系，在询问病史时，应注意以下几个方面（表 5-1）：

表 5-1　PEARLS 法

- Partnership：医生是患者的朋友，任务是帮助患者战胜疾病
- Empathy：医生在了解病情时，不仅要关注疾病，更要对患者充满同情
- Apology：对于患者的痛苦给予充分的理解，如果与医疗本身有关，不妨适当表达歉意。例如：对不起，让您久等了
- Respect：尽管医生在专业上需要树立权威，但应时刻牢记，医患双方是平等的，医生为患者服务，患者和医生一样需要尊重
- Legitimization：在所有医疗问题上，患者都有权表达自己的意见
- Support：只要患者还在自己的职责范围内，绝对不能对患者不闻不问

PEARLS = *Partnership* + *Empathy* + *Apology* + *Respect* + *Legitimization* + *Support*

三、病史采集中的问题与障碍

1. 存在的问题

有大量证据表明在接诊咨询的病史采集阶段存在问题：

（1）封闭式采集方法：Byrne 和 Long（1976）在英国对 2000 例初级保健接诊咨询进行的经典研究发现，尽管医生们面对的问题和行为方式各不相同，但他们采集病史的方式却如出一辙。他们经常遵循"以医生为中心"的封闭式方法采集病史，不鼓励患者自己叙述病史并倾诉他们自己的担忧。

（2）高度控制的采集风格：Platt 和 McMath（1979 年）观察了美国医院内科的 300 个接诊病例后发现，"高度控制的风格"和过早聚焦医学问题导致了诊断假设中一种过于狭隘的方式，并限制了患者表达其担忧的能力，这些反过来导致了接诊咨询的不准确。

（3）忽略患者的担忧和害怕：Maguire 等（1996）的研究说明，在进行沟通培训之前，只有不到一半的医疗卫生专业人员能够发现患者主要担忧的 60%。Kuhl（2002）指出，医生如果轻视或者不理会患者的想法，或者不考虑患者的担忧，就可能无意中导致"医源性痛苦"，即因医务人员言谈及行为上的不慎而造成病人心理上的损害。

2. 需克服的障碍

（1）患者障碍：不愿意讲述，涉及隐私有所顾虑，故意隐瞒病情；表达能力的限制，不知如何准确表达；缺乏知识，不知道哪些是需要表达的重要信息；情绪的影响，故意夸大或者削弱某些信息。

（2）医生障碍：医生的思维结构，使医生挑选出具有医学价值的重要信息，进行假

设检验,这种思维方式会阻碍医生进入患者的世界;医生的态度也是一种沟通障碍,如对病人叙述的问题反应淡漠,不能停下来倾听病人的声音,不在意病人对提供的信息是否理解,过于繁忙,不给病人沟通的时间和机会等(表5-2)。

表5-2 医生与病人不同的角度

医生想要……	病人想要……
● 尽快听到病人的病史和主诉	● 确信医护人员愿意帮助自己
● 得到相关"事实",以准确地作出诊断	● 了解自己的主要健康问题
● 确定病人明白家庭护理和服药的医嘱	● 听到自己疾病的预后
● 病人依从自己的医嘱	● 知道自己的疾病如何治疗,自己是否可以选择

(3) 时间障碍:在当下的医疗管理体制下,尤其是大医院的医生每天要看大量的病人。这使得医生用在每一个病人身上的时间非常有限。如按上午工作4个小时计算,如果该医生能看20个病人的话,那么每个病人平均只能得到10分钟。医生要完成询问、检查、告知、处方等一系列活动明显受到时间上的限制。然而,我们巧妙地运用聆听与沟通的技巧通常能让医生节省时间,更好的控制时间。

四、以患者为中心的病史采集过程与技巧

1. 采集过程

CDMA三阶段检查表
➢ 早期:问候(语言的、非语言的),询问就诊原因,问明全部意向
➢ 中期:问清病史,辅助病人讲述,核对
➢ 结束期:伙伴关系

高贵和尊严、自卑和好强、精明和机敏、傲慢和粗俗,都能从静止或者运动的面部表情和身体姿势上反映出来

——苏格拉底

(1) 问候无声的(非言语的):在日常的人际交往中,将近60%的信息是通过非语言沟通获得的。美国传播学家艾伯特梅拉比安曾提出一个公式:信息总效果(100%)=7%的语词+38%的语调+55%的面部表情和身体姿势。事实证明,无论是医生还是患者,肢体语言和面部表情比任何口头语言留下的印象都要更为持久而深刻。

热情的语调,自信的握手,关切的目光和微笑,这些非言语的问候对建立最初的信

任至关重要,为接诊营造一个良好的开端。

语调:有一次,意大利著名悲剧影星罗西应邀参加一个欢迎外宾的宴会。席间,许多客人要求他表演一段悲剧,于是他用意大利语念了一段"台词",尽管客人听不懂他的"台词"内容,然而他那动情的声调和表情,凄凉悲怆,不由使大家流下同情的泪水。可一位意大利人却忍俊不禁,跑出会场大笑不止。原来,这位悲剧明星念的根本不是什么台词,而是宴席上的菜单。可见,语调的表现力和感染性,给人留下的印象深刻和鲜明。

恰当自然地运用声调,是顺利交往的条件。一般情况下,接诊时医生用热情又柔和的声调表示坦率和友善,让患者感到关爱和尊重。

面部表情:人的面部表情最能传情达意,可以表现出极其复杂的思想感情。面部表情的主要因素一是目光,二是笑容。目光接触,是人际间最能传神的非言语交往。和患者接触时目光要坦然、亲切、和蔼、有神。微笑要真诚、自然大方、得体有度。英国诗人雪莱曾经说:"微笑是仁爱的象征、快乐的源泉、亲近别人的媒介。有了微笑,人类的感情就沟通了。"

握手:在中国的文化背景中,握手是见面时最常见的礼节,是公认的问候方式,那么和患者坚定地握手不无裨益。握手是患者和医生最初的身体接触,预示着患者可接受更亲密的接触。握手须注意的问题见表5-3。

表5-3 握手须注意的问题

- 与人握手时面含笑意,注视对方双眼。神态要专注
  热情、友好、自然、面含笑容,目视对方双眼,同时向对方问候
- 握手时双方彼此之间的最佳距离为1米左右。距离过大,显得像是一方冷落另一方;距离过小,手臂难以伸直,也不太雅观
- 与人握手不可以不用力,否则会使对方感到缺乏热忱和朝气;同样不可以拼命用力,否则会有示威、挑衅的意味
- 握手的时间不宜过短,也不宜过长,握手的全部时间应在3秒钟内。时间过短,会显得敷衍;时间过久,尤其是和异性握手,则可能会被怀疑为占便宜
- 不要坐着与别人握手。握手时,另外一只手不要拿着报纸、公文包等东西不放,也不要插在衣袋里
- 与阿拉伯人、印度人打交道,切忌用左手握手,因为他们认为左手是不洁的。握手后,不要立即当着对方的面擦手,以免造成误会

病史采集是一个医患互动的过程,有效的非语言沟通始终贯穿着接诊过程。表面上看,似乎是医生在询问患者,而事实上,当医生评估病情时,患者也在观察医生的言谈举止,在心理评估医生。如果医生对自己的仪表和言行很不注意,不能给患者留下良好的印象,则很难获得患者的信任,为以后的工作增加难度。

医患沟通中体态语的运用（表 5-10）

● 要善于观察并"读懂"患者及其家人的体态语。例如，当医生履行"告知"的职责时，听者却把双臂环抱于胸前，这其实就是一种不理解和不相信、不信任的表示；坐着应诊的患者，听医生说话时身体后仰、双手搓动或双脚在地上来回摩擦，表明他（她）不爱听，已失去耐心；病人在听医生叙述的过程中突然闭上双眼，并有身体的扭动，也同样是表示不相信、无耐心等。作为医生，应当知道病人及其家属的这些体态语，并有针对性进行劝解或引导。一个善于体察并且"读懂"和解析病人体态语，且能及时回应的医生，在病人的心中才是可敬、可亲、细腻体贴的好医生。

● 医生当主动地有意运用体态语于医患沟通之中。医生的微笑和竖起拇指的手势是对病人的鼓励，伴随微笑伸出的"V"形手势，可以鼓励病人勇敢地与病魔作战。这种体态语因为在抗击 SARS 的战斗中被电视报道而成为经典式的医患沟通。同样医生用微笑加轻摇头、或轻摆手示意病人不能做某些事和活动，这种体态语远比对病人斥责更易被接受。此外，门诊接诊时医生的坐姿态、立姿态、走路姿势，因为都是在病人"众目睽睽"之下，需要特别留心。一位步履坚实、沉稳而有节奏的医生，在病人心目中会是有自信、有能力、有责任心的可信赖的人；相反，步伐凌乱、一步三晃的医生可能就此失去病人对他的信任。

● 同一手势、动作和姿势，可能在不同国家，不同地域、不同民族之间有不同的含义。有的甚至是截然相反的含义。例如印度、尼泊尔等国家的"点头"表示否定，摇头表示肯定的表达方式就是鲜明的例证。因此，医生面对众多不同国籍、不同地域和不同族群的患者时，在沟通中使用体态语要慎重，一方面要选择通常大家都能"读懂"的具有共通性的体态语；另一方面，又要注意医生在病人面前，尽量不要有无意义的习惯性动作、手势和体态与体姿。因为这可能被患者按其传统习俗去解读出某个含义来，由于"误读"产生误会甚至引起医患纠纷。

表 5-4 非言语信息及其典型含义

非言语动作	典型含义
目光接触	友好、真诚、自信、果断
不做目光接触	冷淡、紧张、害怕、说谎
摇头	迷惑不解、不相信
咬嘴唇	紧张、害怕、焦虑
双臂交叉胸前	生气、防卫、进攻
抬一下眉毛	怀疑、吃惊
眯眼睛	不同意、反感、生气
身体前倾	感兴趣、注意
摇椅子	厌倦、自以为是、紧张
驼背坐着	缺乏、安全感、消极

(2) 问候'语言性'的：古代有个谜语：它不是蜜，但比蜜还甜；它不是毒药，但比毒药还毒；它不是花，但比花还美；它不是剑，但比剑还锋利。谜底就是语言。古代医学之父希波克拉底曾经说，医生的法宝有三样：语言、药物和手术刀。

对患者语言性的问候很重要，临床接诊时一般常用语："您好""请进""请坐""请讲"；称谓用语："李先生""老先生""大爷""大娘""大妈""女士""小姐""小朋友"；接诊用语："很高兴见到您""欢迎您来就诊！""您哪儿不舒服吗？""您伤着哪儿了？"亲切的问候和自然吐露的文明用语能够缓解患者心中的恐惧和不安，让患者感到温暖，拉近医患之间的距离，让患者对医院更有亲切感。

语言的重要性不仅表现在问候患者之时，在整个诊疗过程中我们都需要表达出我们对患者的同情心和关切。需要特别指出的是，医患之间语言冲撞是医患关系的大忌，然而这类冲突在实际工作中并不少见。试举数例：

1) 一医师为患者抽取胸腔积液，正遇患者的亲属来院探视，因未见过此种情况，患者亲属不禁发出"丝丝"的叫声。医师闻之，喝道："叫什么叫，又不是在你身上抽！"患者的亲属对之："我叫我的，关你什么事！"

2) 医师漫不经心地："看什么病呀？"患者："我知道什么病，还来找你吗？"

3) 患者因无钱住院，医师："没钱治什么病呀？还不如省点钱回去买点吃的，赚个饱死呢！"患者："你放心，我肯定死在你后头！"

临床医学禁忌语

- "嗨，某床（不称呼姓名）！"
- "把裤子脱了！"
- "躺（坐）那儿，别磨磨蹭蹭的！"
- "有什么不好意思的，都这份上了！"
- "这么大人，怎么什么都不懂！"
- "上面都写着呢，自己看去！"
- "你的病也就这样了，回家想吃点什么就吃点什么吧！"
- "好坏谁也不敢说，没准儿。"
- "你这人怎么事这么多！"
- "现在才说，早干吗来着！"
- "没钱别来看啊！"
- "这儿交班呢，外面等着去！"
- "还没到看病时间，都出去！"
- "在这签字，快点！"
- "干吗起这名字，就为让人不认识！"

- "谁和你说的，找谁去！"
- "这事儿别找我，我不管！"
- "没看我正忙着吗？着什么急！"
- "喊什么，等会儿！"
- "刚才和你说过了，怎么还问！"
- "没什么，死不了！"

（3）询问就诊原因：一般而言，刚开始交谈时医生可以问一些不加任何限制的开放式问题，尽可能让患者自由叙述，以获得较多的资料。例如：您今天怎么不舒服？患者开始叙述后，医生应注意倾听。在谈到关键细节时，医生可以用具体的封闭式问题予以确认。例如一位腹痛的患者在谈到发病时间时，说自己以前没有症状。为了确认这一重要情况，医生可以问："那就是说，您第一次感到腹痛是昨天，以前从来没有这样难受过？"这样询问病史可以极大地舒缓患者紧张焦虑的情绪，也可以减少重要细节的遗漏和偏差。

以开放式问题开始，然后用封闭式问题澄清（Start with open questions, specify with closed questions），这种从开放式问题开始，然后再过渡到封闭式问题，被称为从开放到封闭的圆锥（open-to-closed cone）。

- 开放式提问有哪些优势？

为什么在转向封闭式提问之前，保持开放会使信息采集效果最大化？我们不妨来看一下，如果我们针对同样场景采用两种不同的方式，会发生什么情况。

基于封闭式方法的询问病史过程可能是这样的：

医生："现在来谈一下您的胸痛——您哪里痛？用手指一下。"
患者："在前面这里（用手指胸骨部位）。"
医生："是什么样的疼痛——是钝痛还是锐痛？"
患者："相当锐利的疼痛。"
医生："您自己用什么药了吗？"
患者："用了点抗酸剂，但好像不太管用。"
医生："疼痛还连带别的地方吗？"
患者："没有，就是这里痛。"

在最初采用比较开放性的提问方式可能会有完全不同的信息：

医生："和我谈谈您最近以来的胸痛吧。"
患者："胸痛是最近两周才加重的。我总是有点消化不良，但都没有像这次这么重。我感到这里很尖锐的痛（用手指胸骨部位），我老是打嗝，嘴里有股酸味。我要是喝上一两杯酒的话就更糟糕了。"

医生:"我知道了。能再多谈谈这个问题吗?"

患者:"我怀疑这是我吃了治疗关节病的药物引起的——关节病重了,我就吃了布洛芬。"

- 为什么用开放式提问获得的信息有如此大的差异?开放式提问法的优势在于:

鼓励患者更完整地讲述他们的故事;

避免封闭式提问"黑暗中摸索"的方法;

让医生有足够的时间和空间来倾听和思考;

建立一种患者参与而不是以医生主导的模式。

(4)问明患者的全部意向:当患者叙述完毕之后,医生也不必急于接过话题,可以再问一句:"还有吗(what else)?"。问这句话的目的是保证患者已经说完了所有他(她)认为应该告诉医生的内容,这样可能挖掘出患者深层次的信息,如不愿意讲述的事情,或者自己对疾病的感受,内心的顾虑或担忧等。例如:

医生:您还有什么问题吗?还有哪里不舒服没有谈到的吗?

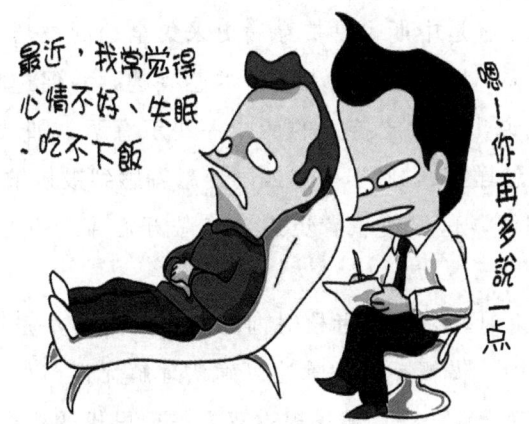

- 一定要避免"对了医生"综合征(Must avoid "by the way doctor" syndrome):有时会出现这种情况,病史和体检都结束了,医生开具了检查和处方,患者走到门口,将要开门出去,突然回过头来说:"对了,医生(by the way, doctor) ……"。国外医学界将之称为"by the way doctor" syndrome。比如:医生花了半个小时问问一位老先生的腰痛问题,老先生也很满意,但最后又来一句:"对了,大夫,其实我并不是很在意腰痛,倒是最近经常胸闷,要不您再帮我看看?"如果出现这种情况,医生通常都会非常沮丧,说明此前的病史询问彻底失败了,病史有重大遗漏,患者的问题依然没有解决。

(5)问清病史:不少医生在询问病史时喜欢打断患者的叙述,年轻医生尤其如此,原因是担心患者跑题而耽误时间,这种采集病史的方式不值得提倡。频繁打断对于患者完整陈述病史极为不利,有可能会遗漏重要的诊断线索。一项研究显示,在医生不打断的情况下,普通内科门诊患者叙述病情平均只需要92秒钟,78%的患者在2分钟内即可叙述完毕。医生在患者叙述时应凝神倾听,尽量不打断,这样不仅有利于保证病史的完整性,对于建立良好的医患关系也大有裨益。有时患者会漫无边际,或因情绪激动喋喋不休,可通过一些技巧控制谈话方向。如释义,即把患者的话重复一遍并做出解释,解释完后顺便提出另一个问题。也可以用引导的方法,或给患者倒杯水后随即转入正题。

通过上述介绍,我们不难发现,采集病史时要注意做到3个步骤:①Invite,医生通过开放式问题"邀请"患者讲述自己的病情;②Listen,医生倾听患者的叙述,轻易不予打断;③Specify,用封闭式问题确认重要细节。在具体问病史的过程中,上述3个步骤往往需要不断循环,从而保证病史的完整性,提高患者的满意度。

(6)澄清患者的主诉:当患者陈述不确切,语义模糊,使用方言,医生有疑问或者不能肯定自己的理解是否准确时,可以请患者澄清。如对患者说"请解释一下你的意思是……"核实材料时也可采用反问、解释或归纳小结等技巧。如医生可以用弹性的语气,将其所说或想说的零碎资料连贯起来,或将其模糊而表达不清的想法与感觉说出来,"刚才你说……听起来好像……"。

(7)辅助病人讲述:这是中期也是贯穿病史采集全程的技巧。它可以传达兴趣和支持,从而鼓励患者讲下去,即医生对患者所谈的感兴趣,并促进其讲述继续和深入。这主要通过点头微笑,或说出一些支持性的话或一些示意语,如"我理解"、"请继续"、"是的"、"后来呢?"、"怎样?"、"嗯"等。鼓励使患者感到被接纳、自己所讲的有人愿意听、自己的感受能被理解,这促使患者更进一步敞开心扉,并增强关系进一步深入和亲密。

(8)核对:问诊结束时,要向患者核对询问的病史内容,完整而扼要的叙述患者已谈过的事实、感受和原因,做概括性的陈述以确认理解无误,如"请告诉我,对于你所说的,我的理解是否正确无误……"概述提供双方整理思想的机会,既回顾所谈的内容,并可进一步探查是否还存在其他的问题,同时核实医生对患者理解程度。概述技巧既可在谈话即将结束时进行,也可在会谈中为了条理化讲述内容,核查理解程度而采用。例如:

医生:"可以看一下我理解的是否正确吗?——您以前有点消化不良,但最近几周新增了一些问题,觉得前胸有一种尖锐的疼痛,有嗳气和酸味。它让您无法睡觉,饮酒后更加严重,您怀疑是否要归咎于止痛药。对吗?"

患者:"对,是这样的。"

(9)伙伴关系:这个技巧通常用在会谈的结束期。医生通过用"我们"以加强双方的关系，向体格检查过渡，例如：

"接下来我们要做体格检查，之后我们坐下来讨论你的症状的可能原因，再共同制订计划。"
"我们必须一起努力来战胜疾病，让我们一起来看看有哪些可选择的方法。"

2. 沟通技巧

现在我们把注意力转向病史采集技巧。可以采用哪些沟通技巧使访谈更为有效？沟通过程技巧对采集的内容有何影响？下面介绍一些常用的技巧。

（1）提问技术：

1）开放式问题：是指医生用"什么"、"怎么"、"为什么"等词在内的语句发问，患者可以自由作答的问题。开放式问题有助于患者开放自己、放松自己，可以引导患者讲出更多有关的情况、想法、情绪，有助于医生了解患者，以及患者了解自己。

2）封闭式询问：是那些特定的，并且经常用一个词来回答的问题，比如预期回答"是"或"不是"。这种问题的答案被提问者限定在很窄的范围。封闭式提问有助于缩小讨论的范围，澄清事实和帮助患者集中注意某种主要问题。

下面几个例子可以说明提问的风格。

开放式的——"跟我谈谈你的头痛吧。"
比较特异但仍属开放式的——"哪些情况会使你的头痛加重或减轻？"
封闭式的——"早晨醒来时会有头痛吗？"

开放式提问和封闭式提问都有意义。需要说明的是，医生过多地倾向于使用封闭式提问，舍弃开放式提问，会限制患者的思路和自我表达，妨碍医生对资料的收集和对问题的深入了解，也可能破坏关系的建立。两种提问都很重要，但是得到的结果却大不相同。因此需要仔细选择在不同时间用不同的提问。

因为提问并非收集资料的惟一方式，所以在此"提问"一词有点用词不当。更准确的说法应当是更广义的开放式和封闭式"提问技术"一词。很多开放式提问技术实际上不是提问，而是一些引导性的陈述。

"从最初开始，告诉我发生了什么事。"
"请再多谈谈那个。"
相对应的提问：
"从您第一次感到疼痛开始直到现在，有什么变化吗？"
"手术之后您感觉怎么样？"

(2) 鼓励：即医生对患者所谈的感兴趣，并促进其讲述继续和深入。

● 这主要通过点头微笑，或说出一些支持性的话或一些示意语，如"我理解"、"请继续"、"是的"、"后来呢？"、"怎样？"、"嗯"等。

● 鼓励使患者感到被接纳、自己所讲的有人愿意听、自己的感受能被理解，这促使患者更进一步敞开心扉，并增强关系进一步深入和亲密。

(3) 复述：是对患者所谈内容中的一些关键词，或显示的重要信息的语句作简短重复。

复述的地方必须是患者叙述中的关键主题、而且复述是重复患者的话不是用自己的话重复。复述能表明对患者所讲问题的重视，可以将谈话引导到某个关键的问题上，有助于引导谈话进一步深入；也有助于患者审视自己的所思、所感，并且能核实医生的理解是否正确。

医生："你的头痛主要位于左侧，一跳跳的，有时还眼前闪亮点。"（复述内容）

患者："是的，过几天就考试了，我还没有复习好，我怕不及格。"

医生："就是说，您很担心考试。"（复述感觉）

(4) 释义：将患者所讲内容的主要意思说明给他听。

● 主要作用：促进探讨和领悟，向患者表明他的话被医生所理解；同时检验医生理解的程度。也给患者以重新解释自己的思想的机会，重新探索自己的问题。

● 医生通过解释来检查对于患者的理解程度，确认、澄清一些关键的信息与线索，为进一步的会谈打下基础。

(5) 情感反映：是指有选择地对患者在会谈中的情绪内容予以注意和反应，协助患者觉察、接纳自己的感觉。

● 主要作用：澄清事件后隐藏的情绪，探察患者的感情卷入程度，推动对感受及相关内容的讨论。

● 运用这一技巧时，医生自身必须对人类丰富的情感有较好的认识，能够比较准确的定义常见的情绪情感，并用适当的话表达出来。

(6) 具体化：是医生将患者述说中那些意义不明确、含混、笼统、抽象的表述请其明确、具体说明。

医生："你说别人都不喜欢你，能不能举个实际的例子？"

● 具体化促使问题更加清晰明确，使表述的事实、情感更加丰富、翔实。从而便于医生把握问题的实质，能更好理解患者，达到共情境地。

(7) 澄清：当患者陈述不确切，语义模糊，使用方言，医生有疑问或者不能肯定自己的理解是否准确时，可以请患者澄清。核实材料时也可采用反问、解释或归纳小结等技巧。

医生:"用药后,您感觉怎么样?"
患者:"头痛差一点了"
医生:"您说的差一点了,是什么意思?"
患者:"就是轻点了。"

(8) 概述:完整而扼要地叙述患者已谈过的事实、感受和原因。
● 概述提供双方整理思想的机会,即回顾所谈的内容,并可进一步探查是否还存在其他的问题,同时核实医生对患者理解程度。
● 概述技巧既可在谈话即将结束时进行,也可在会谈中为了条理化讲述内容,核查理解程度而采用。

小 结

病史采集对疾病的诊断和处理有极其重要的意义,是各种先进检查无法替代的,其重要性超出了问诊本身。传统的"以医生为中心"是从疾病和病理的传统角度来解释患者的疾病,相比之下,"以患者为中心"的病史采集具有更多的优势。病史采集的核心技能包括:

封闭式提问:能用是或否回答;其作用是证实理解,停止言谈

开放性提问:能引出经过、原因、情绪说明的发问;其作用是搜集资料,促进探索

鼓励:复述或适当反应;用于鼓励深入探讨

释义:转述内容意思;用于核查理解,促进探讨

复述:关键词句做简短重复;用于抓住重点,表达理解

情感反映:对特定情绪关注;用于澄清情绪内容

具体化:对不明确的表述请患者具体说明;以便明确问题,把握实质

澄清:对患者表达不清的地方进行求证,以便对患者的准确了解

概述:概括事实内容;以便梳理思路

思考题

1. "以患者为中心"的病史采集与"以医生为中心"的病史采集区别在哪里?
2. 如何问出患者的全部就诊意向,从而避免"对了,医生"综合征?
3. 病史采集的核心技巧有哪些?

 推荐读物

Beate Lakotta,Walter Schels. 生命的肖像. 辽宁教育出版社,2005.
王溢嘉. 实习医师手记. 北京:九州出版社,2004.
郎景和. 一个医生的哲学. 北京:中国文联出版社,2002.
讴歌. 九月里的三十年. 北京:北京十月文艺出版社,2010.
比罗[美]. 一个医生的患病手记. 北京:中信出版社,2003.

(王 英)

第6章

解释问题与制订诊疗方案的沟通

学习目标

解释问题与患者和家属共同制订双方同意的诊疗方案是医生对患者诊谈过程中的第三个任务。实现了前面的两项任务,包括关系的建立和病史采集,我们同样需要沟通学知识和以患者为中心的会诊技能,实现对患者和家属解释问题并与其达成共同制订诊疗计划的任务。学完本章后,你应该能够:

1. 进一步理解有效沟通的态度与情感,并运用到沟通中。
2. 体验和熟悉基本的沟通技能。
3. 了解解释和制订诊疗计划环节中存在的问题和障碍。
4. 掌握向患者解释问题的技能。
5. 掌握制订双方同意的治疗计划的技能。

 预习案例:一位眼病患者的真实经历

(患者进入门诊室后,医生在打手机)

患:大夫,我这眼睛前两天得了角膜炎,现在还是不太好。
医:唉!前一个患者没把拖鞋留下,真是的。(开始看左眼)
患:大夫,我是右眼有毛病。
医:啊,俩眼都得看。(看右眼)……哎呀!大姐,我劝您赶紧拉了吧。
患:(惊呆)拉哪呀?我是角膜炎,拉下去不就看不见了吗?
医:拉眼睑呀,拉角膜干嘛?
患:眼睑是哪?
医:就是眼皮,你这是眼睑内翻,这得拉,现在就拉吧。

患：（犹豫、害怕）可我还没做好准备呢？

医：你做什么准备？手术室做准备。我给你联系一下，你直接去手术室吧，找陈主任，赶紧做了吧，我就不给你开药了。

（患者来到手术室）

患：陈主任，我是门诊的张主任推荐我来的。

医：（停顿一下，表情木然的给患者做了检查）

你这是痉挛性的眼睑内翻，有时休息好了就不内翻，有时就内翻，没准，要是做了手术也不保证以后就不内翻。

患：那我到底做还是不做呢？

医：我不给你讲了吗，听你的，随便。

患：那既然手术也不保证，我就先不做了，那我还用上点药吗？大夫上次给我开了一些药。

医：嗯，随便，你要是不做就走吧。

（患者回到家，自己继续上药，数日后眼睛症状更加严重，疼痛厉害，后来遇到一位略懂医学的朋友，发现患者的确眼睑内翻，翻开下眼睑，下眼睑的所有眼睫毛都翻在里面，像毛刷一样，每天刷着眼角膜。于是此人帮患者扒开下眼睑，用橡皮膏粘住，使眼毛翻出来。继续滴药，数日后，患者眼疾明显好转，患者向朋友说：这大夫也不告诉我，要不是你来，我可能就失明了。以后就是再拉，我也不去这家医院了。）

分析与思考：

➢ 在上述案例中，你有何感悟？你是否也遇到过类似的情形，与大家分享。

➢ 你对医生的言行有何评价？

➢ 结合本案例，讨论医患沟通对患者诊疗的影响？

  解释问题与患者和家属共同制订双方同意的诊疗方案对于一次成功的接诊来说是至关重要的。如果不能作出一个让患者能够理解、感觉满意并准备遵从的诊疗计划，那么就算我们具有渊博的知识、掌握精良的医学技术，并且能够采集好病史，都没有用。因为诊疗方案如果得不到执行，也就浪费了医生的一切努力。在"预习案例"中所呈现的医患沟通是不令人满意的。尽管医生具有良好的诊断技能和手术技能，但是他们不仅没有解决患者的问题，反而给患者造成了更大的伤害。所以，让患者明白医生所说的和医生所要做的事情是医疗过程中的一项基本技能。

一、概述

  解释问题与患者和家属共同制订双方同意的诊疗方案是指医生向患者解释专业意见并与患者及家属商量一个可行的诊疗方法进而安排下一步的工作。这一内容是医生对患者诊谈过程中的第三个任务。成功地完成解释和商定诊疗协议，不仅需要我们对医患关系有更深入的理解，而且需要掌握除了一般性的沟通技巧（包括在建立关系和询问病史模块中介绍的相关技巧）之外的特殊技巧。

医学的服务对象是人，医生要解决的问题不仅是患者的疾病还包括患者的痛苦。患者的疾病主要指患者生理上的症状和体征，医生要解决这些问题可以利用医学知识、手段和设备。而患者的痛苦则是患者的主观感受，除了患者生理的感受之外，还包括患者对患病的想法、对疾病严重性的恐惧、对疾病良好预后的期望、疾病对自己工作和生活的影响等。而医生要了解和解决这些问题需要依靠有效的沟通。这不仅决定了医患沟通的必要性，更体现了医学的人文内涵。由此可见，医生要在医学和沟通两个领域中达到专业的程度，从而以平衡、和谐的方式把两个领域的技能应用到医患关系中。

在医患交往中存在两个世界，即医学世界和患者世界。

● 医学世界：医生的医学科学知识给医生们创造了一个医学科学的世界，使其利用专业知识对患者所患疾病作出诊断和治疗。

● 患者世界：患者患病后的生理感受和主观感受使患者陷入一种特殊的世界，在这个世界里，充满了恐惧、期待、焦虑、无奈、怀疑、绝望……

医生在畅游医学世界的同时，还必须进入患者的世界。然而，由于疾病给患者带来的痛苦影响和患者对医学知识的不了解，使得患者面对医生特别是陌生的医生时，常常不能完全表达他们的观点和看法。因此，以患者为中心的沟通技能就是教会医生们学会体察患者内心不易被觉察的体验、想法和他们固有的观念，同时将患者也带入医学世界。因此，医生更像是探索者，穿梭于医学世界和患者世界。从医学世界中获取信息是一种挑战，从患者世界中获取信息同样也是挑战。

二、向患者及家属解释问题

在询问病史和体格检查之后，临床医生对患者的身体状况有了一个诊断。接下来医生就要与患者谈论此问题。有些医生习惯地称这个谈话过程为"宣教"。这意味着医生是老师，患者是完全被动的学习者。事实上，现代的教育理念也由传统的单向传授转化为开放式、互动式教学，因此，在这一环节的医患沟通也不能是一条单向的信息传递。医生同样要对患者持一种开放的态度，实现医患的双向信息交流，真正实现良好的医患沟通，了解患者的所想所知，从而避免疏漏，抓住更多有价值的东西，实现更理想的效果。

1. 解释内容

在解释问题过程中，首先要明确的问题就是解释的内容是什么。在一般情况下，医生所需解释的内容包括疾病的病因、医生的初步诊断和鉴别诊断以及医生要进行的进一步检查或治疗的原因和效果分析等。

然而,理论上虽然看似简单,在实际工作中却存在很多问题。

医生是否思考过这样的问题:
患者希望被告知更多吗?
医生应提供哪些信息与患者分享?
医生应提供的信息量应有多大?
医生如何在信息不足与信息过量之间协商出精准的尺度?
医生如何探究每个患者个体化的信息需求,并相应地调整和剪裁相应信息?
医生如何发现每个患者需要什么样的信息?
医生是否应基于自己对患者需求的假定,向患者提供一个预先设计的演讲?
……
在这里,我们首先对以下几个方面的问题进行分析和讨论。

(1) 患者需要医生提供更多的信息吗?
在实际工作中,医生常常错误理解患者想要得到的信息量,特别是倾向于低估患者的信息需求。

有研究显示(Waitzkin,1984),65%的医患面谈中,医生低估了患者的信息需求和愿望,只有6%的病例中,医生高估了患者的需求和愿望。还有研究也显示(Pinder,1990),医生基于好意选择不提供某些信息,以避免引起患者焦虑或影响患者遵从医嘱。但很多研究也表明(Cssileth等,1980;Faden等,1981;Beisecker,1990),患者总体上想要了解更多的医疗信息。

为什么在医生认为患者想要的信息与患者本人的信息需求之间存在如此巨大的差距?
实际上,医生提供的信息量和患者想要的信息量之间存在巨大差异的原因在于医患关系的传统观念。传统观念认为:

- **医患之间有无法逾越的知识和能力鸿沟**。

20世纪上半叶,人们对医患关系的传统看法是,医患之间有无法逾越的能力鸿沟,不可能使患者真正理解医疗信息。医生接受了大量专业知识的培训,与患者之间形成了巨大的差别,因此不可能向患者解释复杂的医学问题。患者也无须了解过多的医学知识,只需要信任医生、听从医生的建议即可。

- **患者都具有依赖心理**。

患者因为患病,承受着身心痛苦,并且引发焦虑和恐惧的心理。很多患者表现得很被动,便显出一种依赖性的"病态"角色,愿意接受善意的、家长式的医疗建议。而医生也会出于保护患者的目的,而对相关信息有所保留。

- **为了保持医生的职业权威,应该在解释病情中有所保留**。

有学者认为,造成医学访谈中的信息保留,更多的是医生想保持更高的社会地位的必然结果。如果医生与患者之间社会地位的差别是医生这一职业刻意希望保留的，那么某种程度上就可以通过限制向外行提供医疗信息来达到目的。当然，这种分析略显刻薄，但职业权威的存在，使医生也不可避免地要掌控一定程度的信息所有权。

总之，很多原因都可能会促使医生在医疗诊谈的解释与达成计划这一环节保留医疗信息，使患者继续成为被动的旁观者。

现代社会的进步瓦解了大量的社会屏障，自由和平等成为了社会的主题。特别是随着人们教育水平的提高和个人财富的增加，人们对包括医疗卫生在内的各种服务的诉求和期望逐步增强。患者自主意识和自主能力也随之提升，越来越多的患者希望获得更多的信息。

（2）医生提供更多的信息对患者会有帮助吗？

很多证据都证明了医生向患者提供全面和充分的信息对患者是有很大帮助的。

Hall 等（1988）进行了一项荟萃分析研究，分析了医生提供不同的信息量对医患关系的影响。他们查阅了从 1966—1985 年的文献资料，发现有 41 项独立研究将医生所用的沟通变量与患者的满意度、信息记忆或遵从医嘱的提高相关联。他们把所有可能变量分成 6 组，结论是：医生给予患者的信息量，与患者满意度、依从性、记忆和理解呈正性关系。而且，这一结论在其他研究沟通的文献中（Bartakis，1977；tules 等，1970；Deyo 和 Diehl，1986），也是高度一致的。

许多研究把信息提供与治疗结果的实际益处相联系，比如症状减轻、生理状态好转等（Kaplan 等，1989；Steward 等，1995）。Egbert 等（1964）的研究显示，麻醉师术前对患者进行的关于术后疼痛控制的告知，不仅可以导致少用止痛药，而且会使住院时间缩短。Mumford 等（1982）回顾了许多类似发现，说明信息提供或心理干预可以加快疾病康复，改善患者的手术之后或心梗之后的治疗转归。

（3）是不是所有患者都需要更多的信息？

对患者的全面而充分的信息告知不仅是对患者自主权的尊重，也是提高患者的治疗效果的有利途径。然而，是不是所有患者都需要更多的信息？如果不是，医生怎样才能使信息提供个体化，从而适应患者的需要呢？绝大多数患者希望听到更多有关他们的疾病和药物治疗的信息，但并不是所有患者都如此。

Jenkins 等（2001）对 2331 名癌症患者进行的一项大型研究表明，87% 的患者想要尽可能多的信息。众多其他的研究也表明，患者可以分成对信息的"探求者"（约 80%）和"回避者"（约占 20%）。其中"探求者"能够更好地应付更多信息，而"回避者"能应付的信息则较少（Millcr 和 Mangan，1983；Deber，1994）。Steptoe 等（1991）研究表明，信息"回避者"对信息的理解比较差，但自相矛盾的是，他们比信息"探求者"对医患沟通有更好的理解和满意。信息"探求者"们尽管已经对信息有了比较好的理解，但他们对医患沟通较不满意，并希望获得更多信息。Tuckett 等（1985）发现，19% 的患者不向医生提问，因为他们对了解更多医疗问题不感兴趣。

虽然大多数患者确实想要医生提供更多信息，但还有少部分患者却希望信息量少点。但是预测患者属于哪一类却不太容易。正如 Waitzkin（1985）所说："研究已经清楚表明，有这样一种普遍性的假说，有些患者并不想要医生对其疾病进行全面解释，这更像是因为他们对提问犹豫不决，而不是真正对信息不感兴趣。"

（4）医生如何正确估计每个患者所需的信息量和信息内容？

在信息提供中的一个关键挑战，是医生对患者的了解，对患者的需求保持敏感，弄清楚患者的需求，根据每个患者的需求裁剪信息量。在这里，剪裁不仅要考虑提供"多少"信息，还要考虑告诉患者"什么"信息。医生应该考虑患者的既有知识，同时发现他们想要医生回答的问题。

为此，医生可以改变以往演讲式的解释方式。可以在谈话一开始就评价患者的出发点，询问患者对某疾病有什么了解，有什么顾虑和担忧，以及希望医生提供什么信息或回答什么问题。此外，医生也可以把信息化整为零，分成若干阶段，然后请患者就医生所讲的内容发问，从而形成一种边回答问题边讲的方式。同时，在整个诊谈过程中，医生也可以不断询问患者还需要哪些对自己有帮助的信息，并在恰当的时间进行解释。医生正确估计每个患者所需的信息量和信息内容的技巧很多，我们可将其归纳为4个方面：见表6-1。

表6-1 医生正确估计每个患者所需的信息量和信息内容的技巧

沟通技能	具体内容
1. 评价患者的出发点	（1）评估患者先前所掌握的知识 例："我不知道您对糖尿病了解多少？" （2）探知每个患者对信息的需求愿望 （患者是信息"探索者"还是"回避者"） 例："关于这个病您希望了解什么？"
2. 分段和检查	（1）医生把信息分成小块，传达给患者。 （2）在推进过程中，检查患者是否理解。 （3）以患者反馈为指南，确定下一步信息。
3. 询问患者是否需要其他信息	直接询问患者是否需要其他信息，从而防止遗漏。 例："您还需要哪些信息需要我解答？"
4. 在恰当的时间进行解释	对患者问题给予的反馈，可以表示为听到了他的问题，可以在掌握了更多信息后再进行处理。

这种开放性、互动式的访谈，不仅有助于医生把握向患者提供的信息量，确定要解释的内容，而且有助于评估患者的理解水平，给患者充分的机会敞开自己的世界，发挥

自己的作用，提供清晰的信息反馈，让医生进一步了解自己的信息需求，从而使医患在同一基础上达成更好的协作。

2. 解释问题过程中影响医患沟通的因素

在解释问题过程中，存在一些影响医患沟通的因素，这些因素往往成为医患沟通的障碍。分析这些影响因素，采取适当的方法消除这些阻碍，是在这一环节实现良好医患沟通的关键。

- **临床医生和患者往往以不同的方式看待疾病**

大多数患者经常会自然而然地探寻和思考造成自己身体不适的原因，从而形成自己的解释。人类学家Kleinman（1978）认为患者对疾病都有他们自己的解释模型。如果医生对"腹痛"的解释是溃疡，认为是幽门螺杆菌的感染，并为其开出抗生素等药物。而患者自认为是饮食不当，受凉或脾胃不和等原因造成腹痛，结果可能会导致患者对医生的怀疑，甚至不会服用医生开出的药物。

特别是网络的普及和应用，很多与医学相关的知识和信息，都可以在网络中搜索，因此，很多人当感到身体不适时，首先要上网，把自己的感觉与网上的内容对号入座，进行自我诊断。但是，由于网络的信息不一定准确和规范，而患者也并不具备医学科学的基础和判断能力，所以大多数患者的自我诊断并不正确。然而，尽管如此，有些患者却宁愿相信自我诊断而怀疑医生的诊断，从而陷入更加迷茫和痛苦的状态。由此可见，弄清患者的解释模型，使之与医生的科学解释协调一致，是解释问题过程中的重要任务，也是制订医患双方达成一致的治疗方案、实现良好治疗效果的必要前提。

- **患者情绪化反应影响了倾听**

当患者及其家属突然听到医生关于自己疾病的判断，特别是不良预后的恶性疾病的消息时，会产生情绪化的反应，而这种反应有时会使患者及其家属"闭上耳朵"，再听不进医生的解释。此时，患者完全把自己封闭在自己的世界中。很多家属也同样如此。他们会表现出惊愕、木讷、怀疑、恐惧、抱怨、懊恼、愤怒、绝望、祈求等一系列的情绪反应。此时，如果医生仅停留在自己的医学世界中，不顾患者和家属的反应，不停地解释医学信息，是不能达到解释效果的。患者要能获得和理解医生提供的全部信息并在此基础上做出选择和判断需要稳定的情绪和清醒的头脑。因此，在解释问题的过程中，医生应注意觉察和把握患者的状况，进入患者的世界，并以适当的方法对患者及家属的情绪进行疏导和安抚。一些医生依据自己的经验曾提出给患者一些时间和空间，让其情感发泄出来，然后才有可能继续进行下一步工作。总之，在解释问题的过程中，关注患者的情绪是至关重要的。

- **有时患者不能理解或错误理解医生的解释**

由于大多数患者和家属没有医学基础，因而不具备医学思维方式、不理解医学专业术语。有时医生自认为一些事情很简单，应该是众所周知的，无须作出过多解释，而患者恰恰对此并不理解。比如，医生告知患者是窦性心律，而有些患者就会把窦性心律理解为一种心脏疾病，因而产生焦虑情绪。有时临床医生也不善于解释，有些医生认为对患者解释问题是一件非常困难和麻烦的事情。一项研究表明，医生用了不到一分钟向患者解释问题，而他们自己感觉他们花的时间是实际花的时间的九倍。此外，医生往往偏爱谈论疾病的治疗，而患者往往更加关注疾病的病因和预后等方面的更多信息。当然，患者是千差万别的，不同患者的认知能力和关注问题是有差异的，这仍然要求医患两个世界的互通，要求医务人员结合相关的沟通技能，更好地进行解释。

- 有些医生忽略了对患者的理解进行核实

前文已述，由于患者可能会不理解或错误理解医生关于其疾病相关问题的解释，因此，在解释问题的最后阶段对患者的理解进行核实是至关重要的。这也是医生对患者世界的进一步开放。因为，医生在解释过程中难免会有疏漏，在一般情况下，患者会有一些询问。然而，有些患者可能会把自己本来是错误的理解看做是医生的解释，而自认为理解清楚。这样对于患者而言，无疑是不利的，甚至是危险的。因此，对患者的理解进行核实可以尽可能避免遗漏和误解，有利于患者全面的掌握疾病信息，并在此基础上做出相应的医疗选择。

总之，对患者解释问题，是双向的沟通与互动，是医患两个世界的融通，而不是医生口若悬河、滔滔不绝的个人演讲。医生必须要关注患者的感受、要倾听患者的声音，医生的解释要围绕对话进行，要找到医患双方的共同基础、共同的出发点，这样才能更好、更快地达到医患双方共同的目的。

3. 解释问题的要求和相关的沟通技能

结合前文的分析，我们可以在解释问题的阶段提出相应的要求。

中国医师协会（CMDA）提出了在解释问题过程中的三阶段模型：
- 解释前：医生向患者提供信息前的准备阶段，重点探知病人的出发点；
- 解释中：医生向患者提供大部分信息，并向患者解释问题；
- 解释后：医生为核实患者的理解程度，双方进行交谈，并确保患者理解。

解释问题所需沟通技能除人际沟通的基本技能（倾听、提问、共情等）外，还需要一些更具体的解释问题的技能。在实际工作中，下列技能并非严格按照表6-2中的顺序进行，常常是结合在一起，并结合医生的实际经验和病人的具体情况灵活应用。

表 6-2　解释问题所需沟通技能表

1. 评价患者的出发点

   "关于这个疾病你都知道哪些信息?"

   "关于这个疾病你还想知道哪些信息?"

2. 评价患者的解释模型

   "你认为是什么原因导致疾病的发生?"

3. 组块(用多个小的信息单位来解释)和核对

   在解释过程中问患者"我解释清楚了吗?"

4. 避免使用医学专业术语

5. 提供诊断、病因和预后的相关信息

6. 标志性词语

   "你应该知道三件重要的事情……"

7. 回应患者的非语言性暗示

   例如,情绪的表达

   面部表情:患者有问题或是想了解更多

8. 总结

9. 给患者机会提问其他问题

10. 就医患双方对病因的不同理解进行商谈

11. 核实患者的理解:

    "请你用自己的话告诉我,通过这次讨论你知道了哪些重要信息?"

三、与患者和家属共同制订双方同意的诊疗方案

解释清疾病问题后,临床医生需要与患者及家属讨论可行的诊疗方案。这可能包括进一步的检查、治疗和生活方式的调整(例如:戒烟、戒酒、多运动等)。为了达成一致的诊疗方案,医生单方向的"患者教育"也是行不通的。医生在同患者的交流中也应该持科学、开放的态度,这不仅是对患者自主性的尊重,也是保证患者的依从性,实现良好的诊疗效果的必然要求。

大量研究表明,依从性首是影响病人健康的一个主要问题。例如,在一项研究中,Buckalow 和 Sallis (1986) 对美国和英国的 7.5 亿张新处方进行了跟踪调查。他们发现 2.4 亿张处方患者未曾服用,2.4 亿张处方患者部分服用,2.7 亿张处方患者是依照医嘱服用的。可见,将近三分之二的处方,没有遵照医嘱服用。当然,影响依从性的因素有很多,包括医患关系的强度,病人对自身疾病的严重程度的感知,病人对疗效的感知,治疗与病程持续的时间长短,治疗方案的复杂性等。而这些问题有相当程度上是可以在这一环节上得到预防和解决的。特别是医患关系的强度是医患在整体交往中逐渐形成的

患者对医生的信任。如果患者对医生的印象良好，对于医生关于疾病的解释清楚了，对医生提出的诊疗方案理解和认同了，就会有可靠的依从性。

可见，制订医患双方同意的诊疗方案这一环节与医患沟通的其他环节是不能孤立分开的。一方面，在这一环节，医生同样要利用医患沟通的基本技能，实现医患世界的融通，另一方面，医生同样要注意倾听患者的声音，要对患者主动询问和提供相关解释，并进一步核实患者的理解。

因此，在与患者和家属共同制订双方同意的诊疗方案的过程中也要实现相应的要求。

中国医师协会（CMDA）提出了在制订双方同意的诊疗方案过程中的三阶段模型：

- 制订前：医生要弄清患者所知、所想；
- 制订中：医生要对相关的诊疗方案解释清楚；
- 制订后：医生要确保患者理解并准备遵从该诊疗方案。

具体的制订双方同意的诊疗方案所需沟通技能见表6-3：

表6-3 制订双方同意的诊疗方案沟通技能表

1. 评价患者的出发点

   "你认为有哪些可行的检查和治疗？"

2. 提供治疗的备选方案

   包括不采取措施（继续观察）

   如果只有一套合理的备选方案，向患者解释清楚

3. 指出医生个人推荐的治疗方案（建议性的，非指令性的）

4. 弄清患者倾向的治疗方案

5. 协商一个双方都认可的治疗方案

6. 明确障碍

   "回到家，在实施这个治疗方案的过程中，你估计你会遇什么问题？"

7. 核实并制定协议

   "为确保一切都清楚了，你能总结一下你该做些什么吗？我也总结一下我所应该做的。"

8. 建立一个安全网

   "如果出现胸痛，请立刻给我打电话（必须向患者提供出现紧急情况时能获得医疗护理的途径）"

9. 安排随访

小　结

　　解释问题与患者和家属共同制订双方同意的诊疗方案是医生对患者诊谈过程中的重要任务，是患者获得良好诊疗效果的决定性环节。在这一环节，医生要进入患者的世界，考察患者的状况和患者的需求，把握信息量，选择告知的信息内容，同时还要对相关信息进行解释，从而保证患者能够理解并接受此信息，让患者也能够进入医生的世界。在此基础上，医生和患者共同协商，确定医患双方同意的诊疗方案，并核实患者的理解，尽可能保证患者很好的遵从诊疗方案。医生要尽可能实现这一完美的诊疗过程，需要伦理原则的指导、一般性的医患沟通技能的运用以及针对这一环节的具体的沟通技能和技巧，实现医患两个世界的沟通，从而更好地帮助患者，维护患者的健康利益。

思考题

1. 医生应向患者提供哪些信息？
2. 医生如何发现每个患者需要什么样的信息？
3. 如何确保患者已经理解医生所作的解释？
4. 如果患者不同意医生提出的诊疗建议，医生该怎么办？
5. 案例分析：患者宋某，男，56岁，农民。因左小腿丹毒复发到某医院就诊，医生给他开了价格较贵的新抗生素，患者要求改用过去曾经用过有效又便宜的青霉素，因此，医生不耐烦地说："是你说了算，还是我说了算？难道我还会害你！"患者无奈，只好百思不解地离去。请对此案例中医生的言行进行评价，结合所学知识，提出相应建议。

推荐读物

乔森纳·西尔弗曼主编．杨雪松等译．医患沟通技巧．北京：化学工业出版社，2009．
图姆斯，病患的意义，青岛：青岛出版社，2000．
肖飞，王硕．我最难忘的病人，上海：百家出版社，2008．
赖其万，医人——关于医患关系的那些事，北京：人民大学出版社，2002．

（陆于宏）

第7章

增加病人依从性的原理与技能

学习目标

单独从医疗的角度讲,病人的依从性几乎可以和疗效画等号。医生总是尽职尽责地为病人着想,想尽快把病人从病痛中解脱出来,或者远离死亡。但是在现实社会的具体工作中,患者的多种因素都可以影响其依从性。在以患者为中心的医疗诊治过程中,医生应分析患者低依从性的原因,从不同的方面提出解决办法。学完本章后,你应该能够:
1. 描述病人低依从性的表现。
2. 分析病人低依从性的原因。
3. 将改善依从性的措施运用到以患者为中心的诊疗实践中。

  预习案例:不肯服药的病人

张大妈今年65岁,高血压已经与她相伴了二十年,但她坚持不吃西药,因为她坚信"是药三分毒",药吃下去不仅治不了自己的病,反而会对自己的身体造成更大的危害。但近几年来她的血压变得忽高忽低。特别是去年入冬以来,张大妈整日感觉头晕、头痛、头发胀,夜不能眠、胸闷难受。去医院检查发现血压升到190/100mmHg。医生嘱咐她每天早起服用一片降压药,但张大妈却不认同医生的建议。她只是在头昏的厉害时才用药,稍好一点,又马上停药。在张大妈看来高血压要是用药物来控制,最初期是一片降压药,那么时间长了,一片控制不住就增加两片、三片甚至更多,有的高血压患者用一种降压药不行又更换另一种降压药,不断的更换降压药的种类,对身体伤害会更大。张大妈非常害怕长期吃药,认为化学药物对自己身体的伤害比高血压产生的危害还要大,吃药固然是为了治病,但长期服用会后患无穷,甚至酿成悲剧。

在和医生的交谈中,张大妈慢慢地道出了自己的心里话,"是药三分毒,一个高血压患者一生能吃多少药？如从40岁开始吃药到70岁的时候共吃10210粒，重量是78.8斤，相当于体重的三分之二。长期口服药物，可直接伤害肝、脾、胃、肾。这可是相当于慢性自杀呀。"

医生开始认真地倾听张大妈的诉说，在这个过程中，医生看得出来张大妈有一些医学知识，而且张大妈对自己的健康也很关注。然后医生开始询问张大妈自己平时是如何控制血压的。

张大妈把自己这么多年来和高血压作斗争的过程说出来。"我这么多年来一直是食疗，药补不如食补，自己一直节制饮食，避免进餐过饱，减少甜食，控制体重在正常范围。俗话说，饮食常留三分饥。怕自己血脂也变高，平时常吃豆腐及豆制品、瘦肉、鱼、鸡。"在张大妈的叙述中，医生一直在静静地倾听，并且时不时地点头表示赞同。最后张大妈慢慢说出自己的痛苦，"自己平时最多吃的就是玉米面，很少吃精制的米和面，每天吃一个苹果，三枚红枣，可是血压还是没有降下来"。张大妈在和医生的交谈过程中，把自己内心中的焦虑和担心都向医生诉说出来，情绪慢慢地也变得平稳了一些。

针对这种情况，医生看出了张大妈平时和疾病抗争的艰辛，医生给予张大妈充分的肯定，"这么长时间，一直这样坚持控制，也真是不易呀"。慢慢的医生把焦点转向药物治疗，"你不乱吃药也是非常好的，很多疾病确实都是自己盲目乱吃药造成的。"通过这两点的反馈，张大妈开始觉得医生理解她，关心她。在建立了良好关系之后，医生提出自己的观点，"以前采用的方法那么多，可是效果不明显，我们得换种方式去做，吃药虽然有些副作用，但是我们得衡量一下利弊，你说呢？"张大妈虽然相信医生说的话，但是还是存在一些犹豫。针对这种情况，医生解释说，"你对用药的谨慎非常好，能避免许多药物的副作用，我们先用一个月的药，看一下效果，然后再做决定，好吗？"

张大妈服药一个月以后，能够安然入睡，头不晕、不胀、不痛了、胸闷消失、胃口比以前好了，浑身感觉舒服，身上也有劲，血压保持稳定，与以前判若两人。这样的用药效果让她相信遵从医嘱，按时用药的效果会更好。

高血压是一种慢性病，需要长期服药。高血压患者服药的依从性是治疗成功的先决条件。但是由于有些患者缺乏对高血压的认识，造成医生和患者之间治疗方案的差异，从而影响治疗效果。所以从上面的案例可以看出，医生除了对疾病了解之外，还应该对患者进行健康教育，制订个体化的治疗方案，使患者更好的遵从医嘱，达到治疗的目的。

分析与讨论：
- ➢ 通过上面的案例，请分析临床实践中患者依从性低的原因？
- ➢ 医生的哪些做法有助于提高患者治疗的依从性？
- ➢ 在与患者的交往中，医生应当扮演什么样的角色？

一、依从性的含义和作用

1. 什么是依从性

Haynes 等在 1979 年将依从性（compliance）定义为"患者遵从医嘱或治疗建议的程度"。在过去的数十年间，依从性引起了许多医生和学术研究者的兴趣。调查表明，大约一半的慢性病患者，如糖尿病和高血压患者，并未按照医生的建议安排起居饮食，甚至连一些非常简单的建议，例如哮喘患者使用人工呼吸器都很少有人遵守。依从性按执行医嘱类型分为治疗依从性、用药依从性、运动依从性、饮食依从性、生活方式改变的依从性等。

2. 依从性的作用

但是在临床实践中，医生往往只重视药物作用，并且仅仅用处方告诉患者怎么去做，造成患者常常会不同意医生的提出的建议，这种情况往往超出了医生的想象。调查显示坚持吃处方药的病人占到 30%～70%。当医生提出改变他们的生活习惯时，如戒烟、戒酒，将更难取得成功。Morisky 等报道美国高血压患者用药依从率为 43.0%。我国高血压人群中仅有 31.2% 的患者药物治疗依从性较好，老年冠心病患者未能按医嘱用药者占 57.5%。有关依从性问题很早就引起医学专家的注意，并且一直是医务工作者研究的热点问题。据行为医学专家 Fisher 报告，澳大利亚 25% 的住院病人是由于入院前不依从医嘱所致。因病人不遵循医嘱而带来的浪费每年约增加 2 亿澳元。然而，绝大多数医生并未认识到病人的不依从行为，以至于难以正确估价药物或治疗方案的效果，从而导致临床治疗的失败。

在临床实践中，医患交流会产生除诊断以外的许多复杂结果。当患者走出你的诊室时，医生可能从某些方面影响到了病人。虽然有时医生只是希望通过正确的诊断和恰当的治疗来影响病人，但是医生的影响至少在两方面发挥了作用：

- 通过如询问、诊断检查、药物服用、复诊等改变病人的行为。
- 影响病人的思想和感觉。

当患者在药物服用、复诊等方面受医生影响改变了他们之前的行为，称之为依从性高。很明显，不是从这些方面影响患者的行为，任何最好的诊断和治疗方案都是无法起作用的。

医生可能改变了病人对于疾病的看法，使其认识到这种病是什么，代表什么意思，从而减少或增加病人的焦虑，使其如释重负或感到非常压抑。这也许恰恰印证了"医生就是药物"。换句话说，对于一个病人的治疗方案可能不仅仅是你开出的药物，药物的影响可能在病人的康复过程中只起一小部分的作用。在医生与患者的初始交流和体格检查中,其他的影响方式已经起了作用。

治疗依从性差可导致疾病不能根治,患者生活质量下降,病情复发、恶化,甚至危及生命;疾病复发或恶化意味着患者要使用价格更贵、不良反应可能更大的药物进行治疗,患者还可能失去工作机会、福利待遇和时间等。另外,还可导致医疗费用增加。

二、患者依从性的评估

依从性的测量方法较多,可归纳为自我报告法、档案记录法、药物用量计数法、药物浓度监测法和药物疗效评价。

1. 自我报告法

通常采用问卷对患者或患者家属进行面对面询问、电话访问或信访等方式了解与依从性相关的问题,了解患者对治疗的依从程度。一般认为自我报告法可信程度最高。该法需要创造一个非批判性的环境和缜密设计的问卷,避免提出敏感或恐吓性的问题。问卷通常包括患者的一般社会特征、依从性评判标准、影响因素等内容。表7-1说明Morisky等用4个小问题作为标准来评价高血压患者的依从性,以上4个问题答案均为否定时,依从性为佳,否则为差。表7-2为目前较符合我国习惯的依从性判定方法。采用4分制评分:1分,根本做不到;2分,偶尔做得到;3分,基本做得到;4分,完全做得到。总分越高,说明依从性越好。

表7-1 Morisky评价高血压患者的依从性的因素

检查因素	结果	
你是否有忘记服药的经历	是	否
你是否有时不注意服药	是	否
当你自觉症状改善时,是否曾停药	是	否
当你服药后自觉症状更坏时,是否曾停药	是	否

表7-2 我国依从性判定方法

检查因素	结果			
您能否按照医生要求的次数服药	1	2	3	4
您能否按照医生要求的量服药	1	2	3	4
您能否按照医生要求的时间服药	1	2	3	4
自从诊断为该疾病以来,您能否按照医生的要求长期服药从不间断	1	2	3	4
自从诊断为该疾病以来,您能否按照医生的要求服药从不擅自增加或减少药品品种	1	2	3	4

但在实际情况中，医生估计病人的依从性和病人自己报告的依从性都偏高。询问病人只能找出承认自己不依从的病人。Haynes 和 Sackett 发现以非威胁、非审判的方式询问高血压未得到控制的患者，有 40% 的承认自己服用的药物不到应服用剂量的 20%。

2. 档案记录法

主要用于检测患者诊疗规律的指标，通过观察患者的随诊程度如就诊时间和次数，判别患者对治疗的依从性。

3. 药物检测法

- 药物用量计数法

将患者服用的药片或药液置于专用药瓶中，根据处方、日用量及用药周期来推算、比较瓶中实际剩余的药片数或体积。依从性按下列公式予以定量评定：依从性＝实服量/医嘱应服总量。该法所得结论准确，统计资料可定量化是其优点。但也有不易推广之处，例如操作程序烦琐，医疗档案必须齐全，许多环节及因素较难控制等。理论上"按时按量"服用药物，实际上不一定能进入患者体内，有时患者多服药物也会出现依从性＞100.0% 的情况。

- 药物浓度监测法

利用现代分析技术定性或定量监测患者血液、尿液、唾液甚至毛发中的药物或代谢物浓度，有助于客观评价患者用药依从性。但该法费用高、分析步骤烦琐，另外由于患者个体差异等原因，结果有时并不能真实反映用药情况。也有学者通过对患者的排泄物（主要是尿液）中药物或代谢物进行化学标记（chemical markers，CM）或与特定试剂的显色反应来定性和（或）定量测定患者的用药情况。现代分析技术为一些药物的定性与定量分析提供了保证。但分析仅能反映病人最近一次的用药情况，且分析代价较高，限制了它在临床上的应用。

- 药物疗效评价

如果治疗目标可以客观衡量，治疗后达不到目标即显示不依从。但要注意未达预期目标的患者是真正不依从还是疾病并发症所致。另外也要注意有些药物有明显的药理效应和不良反应，如果不存在这些反应，则提示不依从。

三、影响依从性的因素

1. 就诊和治疗的因素

国外有研究表明医疗设施的地理分布并不影响病人的依从性，而增加病人的候诊时间与就诊次数减少有关。Rockart 和 Hofmam 发现在诊所内平均候诊 85 分钟，不就诊率为 27%，当候诊时间减少到 33 分钟时，不就诊率则下降到 13%。此外，治疗安排也影响病人的依从性，预约检查的时间越长，病人失约的可能性就越大。有人研究表明所患疾病的严重性及诊断等与病人的依从性无关，症状增加可能降低病人的依从性，尤其精神失常的病人，其依从性较低。

治疗时间的长短无疑会影响病人的依从性，依从性随治疗时间的延长而下降，如高血压的治疗需要长期用药，故病人很容易产生不依从行为。治疗方案的复杂性亦与依从性有关，治疗方案越复杂，用药种类越多，用药量越大，依从性就越低。但没有发现药物副作用与依从性的关系。治疗成本高、花费大使一些病人易于产生不依从行为。此外，药物与其他疗法联合也会降低依从性。

2. 医务人员的影响

- **医务人员沟通能力**

医患沟通要求语言表达清楚、准确、简洁、有条理性，避免措辞不当、重点不突出等情况。要充分考虑对方的接受和理解能力，用通俗的语言表达，尽量避免专业术语。例如，一位肿瘤科医生对家属说："你父亲得的是未分化黏液腺癌，和一般的肿瘤预后不一样。"病人的家属会感到一头雾水，根本不理解你在说什么。一项综合资料表明，病人不遵医嘱率多在 38.6%～54.6%，其中 30%～60% 的病人是对医嘱的内容理解不清楚和对医生的解释不满意。医患交流时，尽可能用简单明了的词语谈话，必须使用专业术语时应反复解释，直至病人听懂。

- **医务人员的心理压力**

医患双方的沟通与交流，医务人员本身的心理状况将对医生沟通的态度产生很大的影响。在医疗实践中，诊断、治疗的效果是难以准确估计与确定的，因此便不可避免地出现一定的漏诊、误治及由此引发的医疗纠纷。当今，各家医院都建立了各种各样的考核指标，如病床的使用率、周转率和经济指标等，核定各科室成员的奖金数额。每一个医生都在"救死扶伤"和救死扶伤的"经济成本"的两难选择中煎熬着自己的良心、道德操守和职业素养。医务人员与患者医疗知识的不对称，病人对医学科学的特殊性认识不足，对医疗效果的期望值过高，最终未达到患者家属的期望值，患者家属因不满治疗结果引发的对医务人员的人身伤害，医务人员自身安全得不到保障，缺乏安全感，使得医务人员对医疗纠纷产生恐惧感。这些慢慢地就导致了医生体验到严重的心理压力。在这种情况下，医生首先考虑避免损害的出现，如果治疗存在着较大的风险，医生宁可采取明哲保身的态度，避免高风险性治疗，患者的生命和健康利益得不到最大地保障，医学科学技术丧失了在不断探索中前进的动力。2001 年 5 月，英国《不列颠医学杂志》刊登了理查德·史密斯先生的一篇题为《医生为什么不快乐》的评论文章，引起世界各地区医生的强烈反响。史密斯在文章中提到了这样一种现象：英国医生的工作积极性普遍不高，相互之间的谈话内容十分消极，许多人想提前退休，甚至有些人已经离开了医生的岗位。文章说，《不列颠医学杂志》编辑部在杂志上举办了一次"医生为什么不快乐？"的调查，在所有参加调查的人员中，"非常不快乐"和"不快乐"的达到了57.8%，而"非常快乐"和"快乐"的只有20.2%，"无所谓"的占22%。这一讨论和调查引起了人们的担忧：一个57.8%的医生"不快乐"的医疗体系怎么能够为患者提供令人满意的服务呢？医务人员是医院的主体，医院的医疗质量、医务人员的技术水平、患者的满意度都与医务人员的工作状态休戚相关。医务人员如果长期背负着压力带来的负性情绪，又如何能以良好的精神面貌面对患者呢？

- 医嘱的表达方式

许多研究显示，病人记不得医生对他们所说的许多事情。当然，如果患者没有记住要服什么药物或怎么服药，就不会去做。调查显示，病人能马上记得医生所说的50%~60%，而几周后只记得45%~55%。病人的智力和年龄在记忆保持的多少上并不是重要的因素。即便是写下来，表面上看似是一种较好的方法，实际上在依从性上不会有更多必然的促进作用。应该注意的是，对疾病有中等焦虑的人要比高度焦虑和低度焦虑的人要记住的多。

在国内对患者用药不依从的调查分析，用药品种过多、方案复杂是患者最难以遵从药物治疗的原因。这除了患者多科就诊外，还与临床医生的大处方或不明确诊断而进行大范围用药有关。更换药品厂家也成为患者不依从用药主要因素之一，患者往往对自己服用过药物的厂家记得很牢，也不愿轻易更换。

3. 错误信息的影响

如今社会，人们通过电视、广播、报纸等每天都不断地接受许多不完整、不全面的医学信息，从这些信息中，人们知道了有关的一些"事实"和"观点"。当今一些混乱的饮食文化，例如"长期吃长条茄子可以吸油，降血脂，从而有效地控制血糖，血糖高的人不适宜喝牛奶。"而事实上是茄子不能大量生吃，否则可能中毒。这些不完整的信息，混淆了人们的视听，并且通过宣传媒介得以扩大。由于患者处于病痛的折磨之中，内心总是渴望有一种特效的方法治愈疾病。患者内心的这种心理状态是接受外在错误信息的良好土壤。一旦外在错误信息被植入患者的信念当中，在与医生的合作过程中，可能更多地受到错误信息的影响，接受正确地诊疗方法就受到很大的影响。

4. 医生和病人价值观的冲突

病人对疾病如何发生，如何发展，医生能做什么，如果不治疗会有什么情况发生等一系列问题都有自己的看法。病人的看法和价值观会决定着疾病的转归。医生和患者沟通中，价值观的问题一直是交流的核心。尤其在某些慢性疾病和某些退行性疾病中，对疾病的不同看法表现就更明显了一些。有的人可能表示无论代价多大，生命是第一重要的，这是对生命的重视；而有的人则看重生命的质量。因此，不同的观念对医疗取舍的决定就完全不同了。在一些长期慢性疾病的治疗中，有时会发现，有的人非常看重独立和自我决定，有的人则非常需要家庭的参与和互相依靠、支持。在临床实践中，医护人员常常认为，医学对疾病现象和治疗的解释要比病人自己的看法或者是自我证明要来的更"真实"，这恰恰是医生从自己的角度来看待患者的方式，常常认为医学科学知识来解释生命现象是最终的真理。

人们在经历疾病之后，肯定会有一些关于疾病的看法。但在实际的过程中，医生往往把患者视为一个空的容器。事实上，患者大脑中已经被自己的看法、价值、信息等内容完全充满了。这些元素已经决定了他和医生之间是否能够建立良好合作关系。

5. 家庭和环境的支持

家庭医学理论认为，家庭功能是作为一个整体满足家庭成员各种需求的能力，体现在家庭成员间相互爱护，相互支持，彼此间情感沟通以及共同承担对生活事件和压力的能力。家庭是人类社会最基本最重要的单位，家庭是一个具有密切情感接触的团体，每个人的健康都需要和谐的环境，良好的睡眠，合理营养及正常的情感交流，而家庭是最好的休养所，家庭成员给予患者的心理、经济上关心与支持，可激励患者消除疾病带来的苦闷。Alpert研究表明病人缺乏情感和心理上的支持易于退出治疗。Isiadinso发现病人与家庭成员不和是不依从行为产生的重要原因，病人缺乏社会支持也可增加病人不依从行为。家庭成员对患者在情感、经济、饮食等方面的支持，能提高病人的社会适应能力，减少障碍，确保病人有较高的生活质量。家庭支持越多，病人对疾病的认知越高，对疾病治疗的依从行为越好。家庭作为环境中基本的社会网络，通过提供支持和信息反馈来缓冲患者的精神压力，在疾病的控制中，家庭是最值得重视的因素之一。

总之，医患关系是影响病人依从性的重要因素。良好的医患关系可以增加病人的依从性。调查发现病人对医生的满意与依从性密切相关。病人的希望得不到满足，缺乏温暖、尊重和不恰当的信息交流是影响病人-医生关系的重要因素，由此可降低病人的依从性。

四、提高患者治疗依从性的策略

绝大多数行为（包括治疗行为）的维持都随时间延长而减弱。因此，对病人的每次随访都要监测依从性，尤其对长期依从性至关重要。没有获得医生处方或没有按处方服药，这样的问题是普遍存在的。解决这个问题需要从多方面、多层次加以努力，这个包括了病人、医生、护士、药师等，也包括了不同卫生服务机构如诊所、医院等。长期用药依从性的研究较其他健康行为的研究要少得多。对于不依从性问题的传统解决办法是适当教育、行为策略、改善医患关系。新的研究已强调病人参与决策，这是医生、病人或其他医疗服务提供者之间交流的重要部分，该方法强调病人的积极性和责任。

1. 采用3V＋B的倾听模式

医生对病人常常这样抱怨，是我们没有足够的时间把我们工作做得更好。这是事实，并且医生期望的有足够时间可能永远也得不到满足。但是在有限的时间内，医生仍然可以把医生的工作做好。这就需要在工作中表现得更加灵敏和机智，需要有更多的技巧来驾驭倾听的过程。

需要澄清的是，与患者的有效交流并不一定花费我们很长的时间，学会倾听的技巧或方法，就会节约很多的时间来达到目的。但是在与患者的交往中，开始的阶段需要花费一定的时间，避免以后浪费更多的时间。

任何会谈和咨询的前提都是与另一个人建立联系的能力。我们通过倾听、谈话以及非言语手段来建立这种联系。倾听是最关键的，因为它是进一步谈话和探索的基础。如果你想与患者建立一种信任关系，有效的关注行为是这个程序的基础。

关注行为技巧，由四个方面组成，也是其他助人技巧的关键所在。为了表示你真的在全神贯注于病人，你需要注意自己的目光、声音、用词（3V），加上注意患者的肢体语言（B）。见表7-3。

表7-3　3V＋B的倾听模式

3V＋B	倾听方式
视觉的/目光接触	如果你准备与人谈话，就看着他们。你不仅要看着病人，同时要注意到目光接触的停顿
声音性质	你的语调和讲话速度同样会清楚地显示出你对他人的感觉。想象一下，仅通过变化语调和讲话速度，你能有多少种方式表示"我真的对你所要说的很感兴趣"
言语跟踪	病人来找你时总是带着他们所关注的话题。要鼓励病人充实而详尽地叙述他们的故事；跟随着他们的故事
肢体语言	正面面对病人并稍向前倾，脸上富于表情，并运用放松、鼓励性的手势，这样病人就知道你对他们很有兴趣。简言之，允许他成为他自己——真实感在沟通中是很关键的

（摘自 Allen E. Ivey 著．时志宏，高秀萍译．上海社会科学院出版社）

3V＋B有一个共同目标——减少会谈人员的谈话时间，并为病人提供一个机会，使其按照需要尽可能具体和详细地讲述其经历。另外，这些技巧也能帮助你的病人思考他们的经历所包含的意义。

不管你是否运用贯注技巧、鼓励、释义或总结，你必须全神贯注地投入到会谈过程中去，这就是倾听过程。倾听是一个主动的过程，它并不是仅仅是被动的听病人讲故事，积极的倾听要求你全身心地投入，和病人一起，从他的故事中找出有益于诊断和治疗的关键成分。所以说，积极的倾听需要全身心的投入。通过运用这些倾听技巧，你不会把自己的想法与病人情况相混淆，并能够运用病人的关键词，反馈给病人你所听到的。通过提炼、简化和明确他们所说的话来帮助他们。

2. 以患者为中心的会谈模式

1976年Byrne和Long首次提出患者中心的概念。以患者为中心的操作方式虽然不同，但是普遍看来，以患者为中心的操作程序包含以下三个主要成分：
- 医生了解病人的观念和期望，并努力从病人的角度看待疾病。
- 病人参与治疗过程的决策和计划。
- 从医患双方的情绪状况，注意有效的问诊内容。

以患者为中心强调了医生和患者的协商，以医生和患者间的相互作用为核心，强调的不是医生和患者的任何一方，而是两者之间的相互作用。以患者为中心要求交流应该建立于对患者行为范畴充分理解的基础上，绝对不单是患者躯体上的问题。在第一次诊疗开始头脑中的第一个问题应该是：他是一个怎么样的人？

在医生与患者的对话中，大约95%以上的医生会以简单的问话开始，如"您哪里不舒服？"只有极少数的医生愿意在开始谈话之前询问患者的个人情况。相比较而言，后一种交谈形式及内容能使交流更为顺畅进行。绝大多数患者也很愿意用简洁的几句话来让你了解他们所认为较为重要的事情。在会谈的开始阶段，询问患者的个人情况，能够使你和患者的关系更为密切。了解对方是一个怎样的人，将更可能帮助你预见病人问题之所在。以坦诚的态度探索患者的个人情况，可以引起相互的兴趣，这样就会增强患者在今后的诊断与治疗工作中保持合作的效果，并且在以后的交往中能够节省许多时间。这样人性化的交流，应该在医疗接触中始终保持。

在以患者为中心的会谈模式中，必须理解患者对疾病的解释，包括对疾病的诊断、发病原因和治疗等方面的观点。医生可以问："您觉得您患病的原因是什么？""您是如何考虑诊断的？""您认为我们最好还需要些什么？"例如：

医生：您好，在我们进行更深入的探讨之前，能告诉我您认为您得的是什么病吗？您考虑过吗？

患者：你说什么？你想知道我怎么诊断的？我又不是医生。

医生：当然，但我想您可能对您的病有一些猜测吧？

患者：嗯，我想可能是细菌感染吧，可能是鼻子里。

医生：我想可能是鼻窦感染，您认为我们下一步最好做些什么呢？

患者：用些抗生素消炎吧。我不知道，医生，我也不太清楚，这是我来找你的原因。

经过这样的沟通，患者对自己疾病的不确定性表现出来了，然后会说出自己真实的想法。当患者和医生的诊断有不同的观点时，必须把问题拿出来加以讨论。

医生：鼻窦炎，也有可能。您观察得很仔细。但是我还考虑到您的肺，我想这种感染可能在您的鼻窦，也可能在您的呼吸道、您的气管。

（摘编自：Frederic W. Platt Geoffrey H. Gordon. 张勉译，医患交流指南. 天津：天津科技出版公司出版，2004.）

传统诊疗中医患交流少，患者由于对自己疾病和治疗方案不了解，造成治疗效果不满意。加强医患交流、改善医患关系将对提高患者的依从性起到重要作用。在治疗过程中，医生理应处于医患双方的主导地位，除了对病情明确判断、正确诊治外，良好的医德、富有同情心、热情的态度、足够的诊治时间、对诊断明确解释、满足患者期望等都会引起患者好感、信任，甚至激发感激之情，从而树立患者坚持治疗的信心和勇气。

3. 医生信息有效地传达

一些研究探讨了患者对就诊内容的理解程度。Boyle调查了患者对不同疾病的定义，发现当给患者提供一份症状清单时，仅有85%的患者正确定义了关节炎，77%的患者正确定义了黄疸，80%的患者正确定义了支气管炎。然后Boyle又进一步调查了患者对身体器官的位置的认识，发现仅仅40%的患者正确指出心脏的位置，20%的人指出胃的位置，49%的人指出肝脏的位置。该结果暗示患者对就诊内容的理解程度可能比医生想象的更低。Roth进一步研究调查了患者对疾病发病原因及严重程度的理解，在问及肺癌的起因时，尽管患者知道吸烟和肺癌之间有很高的因果关系，仍有50%的人认为吸烟引起的肺癌预后较好。Roth也报告了30%的患者认为高血压可以通过治疗痊愈的。在医生给患者提出治疗建议或者进行某种特殊的治疗时，如果患者不理解患病的原因、患病器官的位置及治疗程序，就可能会影响治疗的依从性。因此，医生提供良好的信息是一种提高依从性的手段。有研究者也对患者在诊疗中所给信息回忆的过程进行了研究。Bain对一组由全科医生接诊病人的回忆情况进行了研究，发现37%的患者不能回忆药物的名称，23%的患者记不得服药的次数，25%的人记不得治疗持续时间。Crichton进一步研究发现，22%的患者忘记了医生所推荐的治疗方法。很显然，就诊后的信息不能准确地回忆也影响了病人的依从性。

医生传递的信息在疾病治疗中也有广泛的作用。医生提供的信息是减少患者压力的一种重要方式。不同类型的信息可用来影响医学干预的康复效果。这些信息可以分为四类：

- 感觉信息,可以帮助个体调整或表达情感
- 程序信息,可帮助个体了解具体的治疗过程或者干预过程
- 应对技巧信息,可以教会个体可能的应对策略
- 行动指南,可以教会个体在一些情况下,如咳嗽或休息时应该怎么做

有研究者检验了不同类型的信息促进患者康复和减轻疼痛时的作用。Johnson 和 Leventhal 在患者进行内镜检查前,为他们提供感官信息(感觉方面的信息),结果观测到这些患者体验到的痛苦水平有所下降。Egbert 向接受腹部手术的住院患者提供了感官信息和相应的应对技巧方面的信息。结果发现,感觉和应对信息的提供不仅减少了患者对止痛药的需要,而且患者的住院时间减少了 3 天。以上结果表明,通过医生正确传递的信息能够有效地减轻患者的痛苦。

为了使信息传递更为准确,增加患者的依从性和提高治疗效果,医生应该以口头交流的形式促进与患者的沟通,并注意以下几点:

- 首因效应,患者倾向于记住最先被告知的内容
- 强调依从性的重要性
- 简化信息
- 运用重复技术
- 使信息具体明确

4. 进行健康教育

健康教育(healthy education)是整体医疗中的重要组成部分,它是通过健康指导,使病人减轻心理负担,了解与疾病有关的健康知识,主动配合治疗和护理,减少并发症,促进健康。病人必须理解治疗方案本身的意义才能遵从它。许多研究表明,依从性与病人对治疗方案的理解有直接的联系。医生应经常地向患者解释及教育,而善于言表的医生在临床实践中能起到更好的引导作用。所以作为医生,应该掌握关于预防疾病、健康保健以及对疾病诊断与治疗的宣教工作。在临床实践中,医生要运用有关患者教育的系统化的方法。健康教育包括内容如表 7-4 所示。

表 7-4 健康教育的内容与方式

内容	方式
对疾病认识	表明医生的观点,患者所了解的疾病,患者认为患病的原因,患者最担心的问题
用药指导	强调治疗的基本点,运用多种手段帮助患者理解药物的作用及使用方法
生活方式指导	帮助患者认识到不良的生活方式是现代社会多种疾病的原因和影响因素。健康的生活方式是控制疾病必不可少的前提

● **对疾病知识的认识**

用简单易懂的语言解释疾病的症状及原因。医生在开始对问题的讲解之前，应很自然的先向患者表明医生的观点，并且弄清楚患者已经了解哪些问题，这样才能使教育工作做起来简捷易行。医生在拟定工作议程之前，应询问病人所认为患病的原因是怎么样的，已经尝试做了什么，以及他最关心的问题是什么。大多数对患者的失败教育往往是由于医生并不清楚患者的问题所在，而并不是医生未讲清楚患者应该了解的内容。例如，一位胃部疼痛和"烧心"的病人，是由于接受了错误的医疗信息而导致患病的。

病人：我每天要吃一片抗过敏的药丸和两片阿司匹林治疗高血压，我基本上不吃糖，不吃盐。

医生：阿司匹林？

病人：早上吃。

医生：是因为什么？为什么吃阿司匹林？

病人：试试来稀释我的血液，让血压下降，我打算把我的血压维持在100。我一直在吃阿司匹林，我已经坚持吃两片有几年了。

从这个案例可以看出，患者有关高血压的观点是由于血液太黏稠，阿司匹林可以稀释血液。这是患者服用阿司匹林来预防高血压的原因。在此当医生真正地了解了患者内心的感觉后，帮助患者明确血压高低和血液黏稠是完全不同的概念，这样才能保证患者以后采用合理的方法解决高血压和消化性溃疡的问题。

医生要利用多种形式的沟通手段，尽可能地使用非专业性的词语，如果必须使用就要对专业性的术语进行解释。医生可以运用图示、模型、录像或视听工具，以及为听者指出需要注意的关键之处。例如，医生在解释心绞痛时可以运用心脏模型，并且解释说"心脏一共有三条动脉供血给心脏，假如没有足够的血液供应，那就像您一样发生心绞痛。但是这三条动脉并不是同等重要，它们的分支则更次之。好消息是您左侧的冠状动脉还很好，而坏消息是这个小分支好像有些部分阻塞了。"当然，在这样的解释过程中，医生可以通过使用浅显易懂或者探讨性的非技术性用语将话题深入一些，避免让患者感到被轻视。

● **用药指导**

文化程度低的人和老年人在这方面处于劣势。当高血压患者的文化程度和自身文化素质较高，年龄较轻，对高血压的认知水平较高时，对医嘱的遵从性也较好，血压控制在理想范围者也多。当高血压患者对高血压病的认知缺乏时，遵医行为不甚理想。高血压虽然是一种常见病、多发病，但大多数患者对其认识肤浅甚至无知。

有人对56名医生和201名用抗生素的病人研究发现，仅有10%的病人知道药物的副作用，13%的人知道用药时应禁用什么，10%的人知道药物何时生效，仅有13%的人知道如果怀疑药物的疗效时应该怎么办。然而调查中没有一位医生告诉病人忘记用药时应如何补救。因此加强病人教育，提高医生与病人交往技巧势在必行。

美国大约 5000 万市民的教育程度不高（中国的比例更高），这样可能限制他们对药品标签、用药指导、用药目的的理解，影响他们对服用方法的掌握。在低收入阶层，60％的病人能正确领会医生的指导，15％的病人对服药知识出现至少一处的错误，如：不知道疗程、剂量、频率或治疗目的。老年人通常不方便阅读用药说明书，因为阅读小号字的包装说明书对他们来说是很困难的。相应的策略是在恰当的时候给予适当的信息，强调治疗的基本点，可以运用图表、彩色的服药计划表和大号的字体帮助患者的理解水平提高。部分制药公司正努力开发针对病人而不是针对医生的说明书和插页，用病人容易理解的通俗语言来描述药物的性质、治疗目的和用法。如果医务人员提供书面的指导，并请病人重复服药的次数、剂量和疗程对依从性是有帮助的，那么针对服药方法的健康教育，并结合其他干预措施可取得较好的效果。

- **生活方式的指导**

不良的生活方式是现代社会多种疾病的原因和影响因素：吸烟导致肺和其他癌症已经是众所周知的；糖尿病在肥胖的人群和富裕的人群中发病率高于贫穷人群是不容争辩的事实；世界癌症研究基金会最近的研究结果指出癌症也是一种生活方式病，改变人们的膳食结构可以预防 75％的胃癌和结肠癌、50％的乳腺癌。督促患者改变不良的生活方式，戒烟、酒，保证睡眠质量、时间。同时，讲清其危害性，让患者清楚认识到健康的生活方式是控制疾病必不可少的前提。例如高血压患者选择适当的体育锻炼方式，如游泳、慢跑、打太极拳等，既可以增强体质也能减轻体重，为控制血压提供良好的身体基础。

美国疾病控制中心指出，如果美国男性公民不吸烟，不过量饮酒，进行合理的膳食并经常锻炼，其寿命可望延长 10 年以上。不良生活方式使人生病减寿，而良好的生活方式可以促进人们的健康，使人们的寿命得到延长。因此，让患者理解健康在于自己的努力，个人努力的结果是他人包括任何医生和医院都不能代替的。良好的生活方式更好的促进患者的康复。

总之，健康教育可提高患者和家属对疾病和治疗方案的认识，帮助患者树立正确的健康观念，是提高患者治疗依从性、改善治疗效果的重要途径之一。准确了解患者或家属对健康知识的需求是健康教育的首要步骤。患者的情绪会严重影响健康教育的效果，因此必须根据每个患者的学习需求和能力，制订具体的教育内容和方式。健康教育的方式通常有集体教育、个体指导、运动带教、随访等，也可通过印发学习手册、出版板报、新闻媒体宣传等形式来进行。健康教育关键应着手从"知"（增加疾病和药物知识）、"信"（相信教育内容）和"行"（改变行为）三方面提高患者依从性。健康教育不应仅仅局限在医院内，还要延伸到医院外，应贯穿疾病治疗的全过程。

5. 行为策略

对慢性无症状的病人如高脂血症、高血压来说,简化治疗方案可提高依从性。简化治疗方案通常是减少用药频率,如每天3～4次简化为每天1～2次。不同年龄、不同疾病的患者每天1次或2次的治疗方案常使依从性显著增加。Eisen等报道,高血压病人每天3次的服药改为每天1次时,依从性从59％升到84％。简化治疗方案意味着减少治疗药物,可尝试用2个或多个药物组成的复合制剂代替单一制剂。

许多行为策略被用来提高药物治疗的依从性,且多重策略在提高依从性方面比单一策略更为有效。使药物治疗方案与病人的日常生活相适应、线索提示、奖励和交流等都是行之有效的行为策略。暗示或提示是提高药物治疗依从性最为有效的方法。如果病人将刷牙后服药作为一种暗示,那么刷牙实际上就是一种暗示。医疗服务提供者也可以为病人的依从性行为提供必要的奖励,从而使积极的行为得到强化。病人与医疗服务提供者签订的治疗合约已被成功地运用于增加病人用药依从性。从本质上说,如果行为策略得不到医务工作者或个人环境等的社会支持,那么病人药物治疗依从性将会受到影响。

6. 帮助患者创造良好的助患氛围

主要包括以下几点
- 家属了解疾病、治疗方案和辅助治疗手段
- 医护人员随访
- 指导家庭配备辅助治疗设施,如血压计、血糖仪
- 通过家庭环境的改变来调整不良生活方式

社会环境主要是指与患者相关的人及相互关系,包括患者的家人、亲戚朋友、同事及邻居等。社会环境的好坏影响患者的治疗,尤其是患者家人,他(她)们对患者的治疗效果、治疗依从性会产生直接的影响。对那些生活自理能力比较差的老年患者来说,良好的家庭护理是老年患者坚持治疗、取得治疗进展的关键因素。通过高血压病的管理实践表明,护士的电话随访、亲戚朋友或同事的支持能提高病人继续进行药物治疗的决心。社会支持对药物治疗依从性的成功干预预示在该领域应作进一步的研究。为配合患者饮食治疗,家庭成员的饮食习惯,如口味、食谱、饮食结构应作出适当的调整,由于患者家庭角色的改变,其他家庭成员的家庭角色也做相应的调整,承担更多的家庭责任。为使患者坚持运动治疗,陪同患者进行体育运动,作息时间适当调整,家庭空间做出适当调整,以方便患者日常生活及功能锻炼等。这些生活方式和家庭环境的调整,有利于患者饮食控制,使患者感受家庭温暖,消除孤独、失落感,对于家庭成员而言也是最好的健康促进措施。家人可根据患者的兴趣爱好鼓励其参与一些娱乐活动。如绘画、听音乐等,这些活动可以刺激患者的神经系统,提高其活动能力。

依从性在临床治疗中的作用已经引起更广泛的关注。依从性问题不仅是医疗行为,还属于社会医学范畴,涉及医生、护士、药师、患者、药品、社会、环境等诸多因素,需要医务人员、患者、社会等各方共同参与。

小 结

重要观点：医生和患者的关系是一个交流过程,在这个过程中,由医生将专业的医学知识传递给非专业的普通人。在这个过程中,患者对医学知识不理解、对医生缺乏信任、满意程度低都造成了低依从性。如果医生只关注于躯体疾病,而忽略患病的人则更加剧这种状况。提高患者的依从性对医生是一种挑战,不但要在有限的时间内和病人建立良好的关系,而且要使患者在理解的基础上接受疾病并遵从制定的治疗手段。

重要内容：提高患者依从性策略包括：
- 3V+B的倾听模式
- 以患者为中心的会谈模式
- 有效传达信息
- 对病人进行健康教育
- 采用行为策略
- 帮助患者创造良好的助患氛围

思考题

1. 患者依从性差的影响因素有哪些？
2. 在医疗过程中医生处于主导地位,如何做才能够发挥最大的作用？
3. 在治疗的过程中,医生不但要认识躯体疾病,而且还要对得病的人有所了解,医生如何才能做到这一点？

推荐读物

Boyle CM. Difference between patients' and doctors' interpretation of some common medical terms. British Medical Journal. 1970 May 2；2（5704）：286-289.

James A. Trostle. Medical compliance as an ideology, Social Science & Medicine, Social Science & Medicine，1988，27（12）：1299-1308.

魏来临，张岩. 临床医患沟通与交流技巧. 济南：山东科学技术出版社，2005.

Platt FW，Gordon GH. 张勉译. 医患交流指南. 天津：天津科技出版公司出版，2004.

Silverman J，Kurtz S，Draper J. 杨雪松等译. 医患沟通技巧. 北京：化学工业出版社，2009.

（李建伟）

第8章

与重症患者及其家属的沟通

学习目标

与重症患者及其家属进行沟通不仅仅是一个"报忧"的过程或者说"告知坏消息"的过程,其中还包含着向患者及家人传递关怀和温暖,共同寻找希望、建立治疗同盟的过程。因此,"告知坏消息"的技能是"以患者为中心"沟通能力的重要组成部分。学完本章后,你应该能够:

1. 记住与重症患者及其家属进行沟通的意义。
2. 描述重症患者及其家属得到坏消息后的心理反应过程。
3. 理解医生告知坏消息时的困难和障碍。
4. 分析"告知坏消息"的临床案例中存在的问题并予以纠正。
5. 运用正确的告知程序和告知策略完成临床实例的告知过程设计。

 预习案例:噩耗来临

英国社会学家 Ann Holohan(1977)曾描述过她的亲身经历。她因为乳房受外伤,自以为有些感染就去看医生。但医生探查到她的乳房上有肿块,要求她在医院进行活体组织检查。医生的话使她惊呆了,因为她从来没有想到过自己有患癌症的可能。当医生继续向她解释肿瘤有多少可能是恶性的时候,她已经不知道医生在讲些什么。她后来用以下文字描述了当时的情形:

他的声音好像来自远方,我只能抓住一些只言片语。他的身体越来越小,声音越来越弱。我的脑海里不断地交替闪现出我的家庭和求生的想法。我不断地喃喃自语:"这不应该是我",同时机械地在日记上写上"住院"和日期。这个突如其来的情况夹杂在我正常的周末社会活动之间,我想我不可能去会朋友或听音乐会了。我站起身,极力保持常态（这一点似乎非常重要），非常惊讶地听到我很现实地询问明天入院的手续。医生打开门时一直喋喋不休，而我已经走上了大街。不可思议的是外面的世界竟然没有任何变化——太阳依然高照，清道夫在打扫落叶。我坐进车里，随着惯常拘束的放松，我被湮没在巨大的恐惧中。我漫无目的地开着车，到家后连走的哪条路都记不清了。我感到这个强加给我的、错误的变故是多么冷酷无情，我有可能因此而死去……后来在极度的矛盾和担忧中，我还是去做了活体组织检查。结果排除了恶性肿瘤的可能。

（转引自威廉．科克汉姆著．杨辉，张拓红等译．医学社会学．北京：华夏出版社，2000）

分析与讨论：

➢ Ann Holohan 听到自己可能患有肿瘤的消息后，出现了怎样的心理和行为变化？坏消息将给患者带来哪些风险？

➢ 告知重症患者坏消息时，患者需要什么样的关怀？

➢ 假如你是 Ann Holohan 的主治医生，你如何做才能帮助患者规避得到坏消息后的风险，并获得来自医生的人文关怀呢？

医学永远是一门遗憾的学科，因为世界上有很多疾病让医学和医生都很无奈，即使有许多疾病可以实施治疗，但治疗过程却需要冒很大的风险。此时，医生们不得不面对"告知坏消息"的挑战。如果以一种生硬的、唐突的且缺乏敏感性的方式宣布坏消息，它所造成的心理后果极具破坏性，而且会持续很长时间。帮助医学生和年轻的医生全面地了解病人的角色特征，理解"坏消息"造成的消极影响，掌握告知坏消息的技巧，对于提高医患关系质量，体现医学的人文精神，并促进治疗效果具有重要作用。

一、患者和重症患者

1. 患者

在医学上，患病（illness）是指对生物学健康标准和完好状态感受的偏离。对于医生来讲，确认疾病的传统标准有三个，一是病人在主观上有患病的感觉体验，比如，感觉疼痛或不适；二是医生借助于物理检查、化学检查等发现了病人躯体的异常；三是病人症状与某种已经被认识到的疾病的临床表现相符。医生在询问病史和临床检查之后，往往会做出患病与否的诊断。

疾病是一种自然的生物学现象，但患病却悄然间变为一种生物-心理-社会现象。因为任何一位就医者一旦被确诊为"患病"时，他们的心理和社会特性瞬间会发生一系列的改变，通常我们把患病的人称为患者，患者除了生物学指征有别于健康人外，其社会和心理上也呈现出与健康人的很多不同。医学社会学用"病人角色"来描述患者的各种社会、心理特征。把病人看做是一种社会角色，开始于美国著名社会学家塔尔科特·帕森斯（1902—1978）。他在《社会系统》一书中提出"病人角色"概念。帕森斯认为患病过程不仅是躯体上出现疾病状态的感受，而且还将出现社会角色的转变。因为患病包含着一系列制度化（或者说约定俗成）的期望行为，这种行为同时被与之相应的社会规范所强化（如住院病人要穿病号服，被按照房间和床位编号，必须接受定时的询问和检查等），使原本正常的个体开始变成为"病人"。帕森斯认为"病人角色"具有4个基本特点：

（1）病人被免除了"正常"的社会角色：个体患病使个体的很多正常的角色活动要被迫停下来，例如：学生生病便可以不去上学，工人生病则可以不去"上班"，疾病可以使人免于去执行其平日的角色行为、免于去承担其平日要承担的社会义务。正如预习案例中 Ann Holohan 所想到的"我不可能（像往常的周末那样）去会朋友或听音乐会了"。患病越严重个体被免除的活动和社会责任越多，通常情况下"小病"意味着临时的、无关紧要的活动和（或）社会责任被免除，不会给患者的心理和适应带来严重影响；对于重症患者来讲，"大病"的威胁将导致其很多重要社会角色、社会功能的永久丧失，例如做卵巢切除的年轻女性将失去做母亲的机会，因病截肢的少年将失去做"舞蹈家"的梦想，这对患者来讲"病人角色"的负荷是极其沉重的。

（2）病人对自己的疾病状态没有责任：帕森斯认为患病通常不是病人自己所能控制的。例如，一个人在餐厅或酒店吃了一顿饭，陷入严重的食物中毒，对于这种疾病状态的出现，病人是无法负责的，他是不能自行控制的，疾病是非意志的产物。不能责怪病人，你为什么会得病。社会所能、所应要求病人的，乃是病人应有强烈的康复愿望，想方设法尽可能快地从其疾病状态中恢复过来。

（3）病人应该具有尝试祛除疾病的愿望：病人角色的前两个方面是第三个方面的前提条件，第三个方面就是病人需要认识到患病不是人们期望发生的，免除正常责任只是暂时的和有条件的，重新获得健康才是社会的期望，所以病人有康复的义务。

（4）病人应该寻求技术上适当的帮助并与医生合作：康复的义务包括病人进一步寻求技术帮助的义务，这种帮助往往由医生提供。在尝试康复的过程中，病人应当与医生合作。

归纳起来，按照帕森斯的"病人角色"概念，病人有从常态社会职责中解脱出来的权利，同时有积极寻求医疗以便早日恢复其社会职责的义务。但是对不同的患者来讲，其病人角色的表现往往存在很大差异。例如，

- 低收入病人和老年人最容易认为：人们有权不对自己的患病负责。

Arnold Arluke 等（1979）对纽约市 1000 名出院病人进行调查后发现，低收入病人和老年人最容易认为：人们有权不对自己的患病负责。对老年人来讲，病人角色为他们在其他方面的依赖状态提供了一种合法性的解释，因此老年人通常不愿放弃病人角色，而年轻人则更加不愿意承认自己的病人角色。

- 当疾病预后严重或不确定时，病人的表现更加符合帕森斯描述的"病人角色"特征（戈登，1966）。
- 犹太教徒比意大利天主教徒更愿意把自己看成病人，期望康复，与医生合作（特沃德尔，1969），这是一种文化价值观的差异。

以上资料提示，患者面对疾病的种种心理和社会表现与他们的年龄、社会经济地位、疾病的严重程度和他们所持有的文化价值观有密切联系。当医生向患者介绍病情的时候，当医生希望了解患者对疾病的反应时需要结合他们的个人背景信息和文化价值观调整告知策略。

2. 重症患者

重症患者在这里并没有一个确切的界定。有资料认为患有以下"重症疾病"的人即可称为"重症患者"。包括：慢性肾衰竭需作透析、恶性肿瘤、高血压三期（合并有心、脑、肾并发症之一者）、糖尿病（合并感染或有心、肾、眼、神经并发症之一者）、精神分裂症、肾移植术后抗排异。慢性疾病为：慢性重症肝炎、肝硬化、帕金森病及帕金森综合征、系统性红斑狼疮、慢性再生障碍性贫血。

在卫生部印发的《重症医学科建设与管理指南（试行）》中对重症医学科收治的患者做了以下界定：

（1）急性、可逆、已经危及生命的器官或者系统功能衰竭，经过严密监护和加强治疗短期内可能得到恢复的患者。

（2）存在各种高危因素，具有潜在生命危险，经过严密的监护和有效治疗可能减少死亡风险的患者。

（3）在慢性器官或者系统功能不全的基础上，出现急性加重且危及生命，经过严密监护和治疗可能恢复到原来或接近原来状态的患者。

（4）其他适合在重症医学科进行监护和治疗的患者。

以上四类患者是重症学科的收治人群，慢性消耗性疾病及肿瘤的终末状态、不可逆性疾病和不能从加强监测治疗中获得益处的患者，一般不是重症医学科的收治范围。但在告知坏消息的过程中，这类患者则是需要给予特别关注的人群，因为他们所面对的是人类最大的困境——死亡。

二、坏消息引发的心理反应

"重症"，性命攸关。向患者宣布坏消息，对患者来说无疑是一次恶性刺激。许多患者在描述坏消息到来时，使用的词汇经常是："噩耗"、"晴天霹雳"、"五雷轰顶"……除了这些极端词汇外，很多患者也曾经像预习案例中的 Ann Holohan 那样用详细而生动的文字描述过自己的切身体验。下面是一位癌症患者的日记。

7月10日，上午九点丈夫被医生叫到医院办公室谈话，大约20分钟后，丈夫回来了，带回给我的是一个最最不愿听到的结果"胃部恶性肿瘤"，也就是胃癌Ⅲ期，治愈率只有30%多。我跑回病房，号啕大哭，我不知道自己为什么这么倒霉，年轻轻患上这种要命的病。

7月12日，我感觉我身上的癌细胞在四处流窜，晚上我一个人时眼泪忍不住地往下流。我想儿子，他才8岁，我至少也要再活10年等他成年啊，我实在无法想象没有妈妈他会怎样。

7月13日，上帝并没有特别眷顾过我，情况也没开始想象的好……我看到了死神巨大的身影，上帝只给了我一线生机，我不知道是否能抓住它……

重症患者的心理与行为反应从应激心理学角度来分析可称为创伤后应激，从社会心理学角度分析可以称为病人角色混乱。

1. 创伤性应激

应激概念有三种不同的含义。第一种含义指那些使人感到紧张的事件或环境刺激，在这个意义上，应激是对人是外部的。工作高负荷、高风险、就业、转岗与失业，生活中出现重要事件，如考试、搬家、重要的人访问，与他人发生冲突，患病或亲人亡故，自然灾害或社会变故等。很多时候，我们用"应激源"概念来指认应激的这层含义。第二种含义指的是一种主观反映，是人内部的一种紧张或唤醒状态，是人体内部出现的解释性的、情感性的、防御性的应对过程。解释性的应对包含一系列积极的或消极的认知过程，积极的认知包括问题解决、计划、决策和认知重构等，消极的认知包括合理化、否认、幻想。在创伤性应激的早期阶段，出现的主要是消极的情感性应对，包括愤怒、暴躁和悲伤。第三种含义指应激是人体对需要或伤害侵入的一种生理反应。这种生理反应是人体一种防御性机制。人体有三个系统控制着应激反应：神经系统（下丘脑）、腺体（脑垂体和肾上腺）和激素系统（肾上腺素和其他激素）。

从应激心理学角度来分析，身体患病（特别是重病）是一种"创伤性事件"，因为它威胁到个体的生命、身体或精神世界的完整，会带来异乎寻常的痛苦。在遭遇"创伤性事件"后，个体会表现出高强度的应激状态。在赫姆斯和瑞编制的生活事件应激排序表（表8-1）中"配偶死亡"排在第一位，"家中亲人死亡"排在第五位，"个人不适和身体疾病"排在第六位，所以得知自己或亲人患"重症"或者"死亡"的"坏消息"都是重要的应激事件。

表 8-1　生活事件应激值排序表

排序	生活事件	应激值
1	配偶死亡	100
2	离异	73
3	夫妻分居	65
4	被判入狱	63
5	家中亲人死亡	63
6	个人不适和身体疾病	53
7	结婚	50
8	被解雇	47
9	夫妻团圆	45
10	退休	45
11	家庭成员身体健康发生变化	44
12	怀孕	40
13	性生活遇到困难	39
14	家中新添人口	39
15	生意上的变化	39
16	经济状况的改变	38
17	亲密朋友去世	37
18	工作改变	36
19	和配偶争吵上的变化	35
20	超过1万美元的房屋抵押	31
21	贷款和抵押品赎取权的取消	30
22	工作责任的变化	29
23	儿子或女儿离开家庭	29
24	和儿媳妇或女婿相处困难	29
25	杰出的个人成就	28
26	妻子开始或停止工作	26
27	学业开始或结束	26
28	生活环境的变化	25
29	生活习惯的改变	24
30	和老板相处困难	23
31	工作时间或环境的改变	20
32	家居环境的改变	20
33	学习环境的改变	20
34	娱乐方式的改变	19

续表

排序	生活事件	应激值
35	宗教活动的改变	19
36	社交活动的变化	18
37	低于1万美元的贷款或抵押	17
38	睡眠习惯的改变	16
39	家庭聚会时人数的改变	15
40	饮食习惯的改变	13
41	休假	13
42	圣诞节	12
43	轻微的触犯法律	11

（资料来源：Philip L. Rice 著．石林等译．压力与健康．北京：高等教育出版社，2008.173 页）

美国精神疾病诊断与统计手册第四版（DSM—Ⅳ）将许多医学事件如生孩子、流产、癌症或住院等列为"创伤应激"来源，患者及其家属对这些创伤事件的心理和生理反应称为创伤性应激。"创伤性应激"不单出现在重大疾病之后，它泛指经历任何一种重大的创伤事件后个体出现的心理反应。如果这些心理反应持续存在，并表现为反复体验当时的情景、回避行为、情感麻木和高度警觉的症状，就可以诊断为"创伤后应激障碍"（PTSD）。DSM—Ⅲ的临床诊断标准把"创伤后应激障碍"列为焦虑障碍的一种，其主导情绪为恐惧和害怕。

研究表明癌症患者 PTSD 患病率为 3%～19%，终生患病率则为 10%～22%。Breslau 等的研究发现突然获知爱人、亲友意外死亡的群体中约 60% 的个体存在 PTSD 的症状。这一数据超过了 9.11 事件后（35%～44%，Mark A）和地震后（19.8%～30.3%，汪向东）。

精神动力学家 Horowitz 提出创伤事件发生后个体的应激反应表现为 3 个阶段：

- 初始阶段，主要是对事件感到痛苦和强烈的愤怒或悲伤。
- 否认阶段，不接受现实，否认已发生的疾病，期望事实不是真的，寻找各种理由、借口或可能性，来抵御现实。严重时受害者会表现出对事件的记忆受损或对使人想起事件的情景或物品注意力下降，使用幻想抵消对现实事件的感知。
- 高度警觉阶段，过度警觉，加强的惊跳反应，睡眠障碍，闯入的和反复的与创伤相关的想法。如果这些阶段没有得到很好的疏通，会发展出"创伤后应激障碍（PTSD）"。

对于患者家属来讲，最严重的创伤事件莫过于亲人亡故。在亲人由于心脏抑制、呼吸窒息或动脉瘤突然死亡，或者因为拖延性疾病（艾滋病、癌症、充血性心衰等）死亡后，家属的悲伤通常会以多种反应形式表现出来：

- 震惊反应，表现为否认、困惑、注意力不集中，不能做决定、出汗、颤抖或衰弱。
- 悲伤的情感反应：痛苦、焦虑、痛哭、生气、遗憾、抑郁、孤独或自暴自弃。
- 悲伤的认知反应：不自信、自我瓦解、自责、对亡者念念不忘、精神恍惚、有时出现幻觉。
- 悲伤的躯体反应：激动、攻击行为、喉部有紧缩感、胸闷或腹泻。
- 社交活动改变：不与死者熟悉的、或自己熟悉的人来往，不与和死者有关的事物接触。

心理的创伤对个体生物学方面、精神内部和社会功能等都会产生持久的影响，表现为：

- 能够诱发心血管疾病。
- 神经活动进入抑制性保护状态，导致认知活动功能下降。
- 情绪调节能力下降，表现为不能根据外界环境的改变及时调节自己的情绪。
- 容易做噩梦，出现睡眠障碍。
- 容易出现物质依赖，如过度饮酒、吸烟或吸食毒品。
- 容易出现抑郁和自杀倾向。

2. 病人角色混乱

帕森斯曾经用"病态"一词来描述人们患病之后的社会状态和心理反应，他认为疾病削弱了患病者的社会角色，强化了患者的"病人角色"。如果患者能够积极地扮演病人角色，他们会充分利用病人的权利（如休假、住院治疗、接受家人和医务人员的帮助等），也会承担起病人角色的责任和义务（如积极寻求治疗、期待尽快恢复健康、配合医生的工作等）。但对很多重症患者来讲，患病的沉重打击和病痛的折磨常常使他们出现多种形式的病人角色混乱，具体包括：

（1）角色行为缺位：否认自己有病，未能进入病人角色。虽然医生诊断为有病，但本人否认自己有病，根本没有或不愿接受自己的病人角色。

（2）角色行为冲突：病人角色与其他角色发生心理冲突。同一个人常常承担着多种社会角色。当患病并需要从其他角色转化为患者角色时，患者一时难以实现角色转换。例如，因病住院了可心里还念念不忘工作的事情，因而不能安心治疗。

（3）角色行为减退：因过分关注其他角色而冲击病人角色，从事了不应承担的活动。已进入角色的患者，由于更强烈的情感需要，不顾病情而从事力所不及的活动，表现出对病、伤的考虑不充分或不够重视，而影响到疾病的治疗。

（4）角色行为强化：安于病人角色的现状，期望持续享有病人角色所获得的利益。由于依赖性加强和自信心减弱，患者对自己的能力表示怀疑，对承担原来的社会角色恐慌不安，安心于已适应的病人角色现状。或者自觉病情严重程度超过实际情况，小病大养。

（5）角色行为异常：患者受病痛折磨感到悲观、失望等不良心境的影响导致行为异常，如对医务人员施与攻击性言行、病态固执、抑郁、厌世以至自杀等。

在医生告知患者坏消息时要充分考虑到患者可能出现的角色混乱和应激反应，采取轻缓的告知方式。同时，医生也要善于观察患者的个性特征和对坏消息的承受能力，有针对性地根据不同患者的情况采取不同的告知策略。

三、医生告知坏消息的困难和障碍

"告知坏消息"是临床实践过程中医护人员面对的一个最大难题。医生所要挑战的不仅仅是疾病和患者的反应，他还需要挑战自己的心理社会困境。

1. 医生的心理压力

- **害怕使病人失去希望**

面对对生命构成威胁的疾病，每一位医生都希望患者能够生存下去，他们知道病人需要活下去的希望和勇气，因而格外担心自己的不当言行给患者以沉重打击。这种心理压力的存在常常导致医生，特别是年轻医生在面对重症患者时，会表现出高度紧张的情绪状态。这种情绪状态有时会成为良好医患沟通的障碍。

- **自责、担心，无法控制的内心挣扎**

治疗处置不当、无效或手术出现并发症会将医生置于一个非常尴尬的境地。一方面在内心责备自己的治疗或能力，一方面担心患者的安全，还不得不去向患者及其家属宣布坏消息。医生面临的多种心理冲突使"告知坏消息"成为一种"畏难"处境。

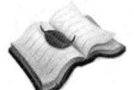 **阅读链接：一位外科医生的独白**

我是一名外科医生，从接触医学开始已经足足十个光阴了，由于本身专业的特点决定了死亡病例相对较多，其中的几次给我留下了刻骨铭心的记忆：

1. 第一次面对死亡是在本科实习的时候，一名淳朴的农村妇女在预产期的前一天，突然停止了胎心音。伤痛之余，将产科的书本翻烂了：原来瘙痒症在生产时，会有这样的风险！原来脐带过短也会导致胎儿宫内窘迫！原来怀孕后期胎位改变，会造成脐带绕颈！

2. 读硕士时，一个双上肢正常，双下肢乏力的患者被我误诊为腰椎源性的不全瘫收到了其他科室，被上级医生诊断出低钾血症。然而，患者转到内科不久，心跳就停止了跳动。事后我得知此事，愧疚不已，假如我知道是低钾血症，假如我把患者直接收到内科抢救，一切也许不是这样的结果。现在，接触到每一个肢体乏力的患者我都会想到这位逝去的患者。

3. 两年前，一位花一样的大一女学生，脚趾包块，术中发现包块上有指纹，极大可能来自于皮肤的肿瘤，与患者父母亲商量大范围截肢的治疗手术方案，患者父母拒绝了。一年后患者腹股沟发现了包块，今年上半年全身都有包块，包块溃烂，四月份去世。在家中弥留之际，才说了一句关于自己的话"爸爸，我还想到医院去看……"生命有时就是如此脆弱，无力回天，这就是最好的解释。

4. 今年上半年，也就是我博士即将毕业的时候，我在门诊收到一个肩胛骨软骨肉瘤的患者，年仅38岁，两个孩子的父亲，一个年轻家庭的顶梁柱，得知自己的病情后，再三询问我，治疗后的效果，我很想继续骗他，让他能配合治疗，哪怕是百分之一的希望，我也不希望他错过。他说：有75%的希望能治好，我就治，肩负一点债务，身体好了我还能还得上，如果没有多大把握，我想回家，我家里经济并不宽裕，还有两个孩子，妻子跟我还没有享过福……

我已经无话可说，我准备的各种劝说理由都已经变得苍白无力，我只能实话实说。

5. 2007年9月11日，我记得是1岁多的男孩，当时合并麻疹及肺炎，晚上值班查房的时候发现孩子面色惨白，而且嘴角渗血就觉得不对劲，一听已经呼吸心跳停止了，赶忙抢救，可是还是没能抢救回来。我们尽力了，然而没能挽回一个年轻的生命，我们正准备以同情的、惋惜的心情和患者家属说明患者已经死亡，没有再继续抢救的意义时，患者家属情绪突然激动，指责医生害死了死者……

……

不管怎样，我依然记得刚刚与死神擦肩而过的患者，激动地握住我的双手，一句话也说不出来的样子。作为医生，我还是要尽我的力量捍卫生命，不是崇高无上的使命，仅仅是为了那一个个期待的眼神。

(资料来源：http://love21cn.msn.com.cn/article/show_article.php?tid=1410969&p=4)

- **不知道如何处理病人的情绪**

在以往的医学教育中，没有任何教学环节来指导未来的医生学习"处理病人及家属情绪的技能"。当他们向患者或家属宣布坏消息时，一旦出现对方情绪爆发（如放声痛哭、愤怒），很多年轻医生会不知所措，或者做出一些非专业的反应，如跟着对方哭，或者对方发火自己也动怒。

- **认为医生对病人产生情感是非职业的表现**

长期以来，生物医学模式把疾病和死亡仅仅看做是医学问题而不是感情问题，医学生只是从教师那里学习如何认识和处理疾病，而忽略了学习管理病人的技能。有批评者指出：医学教育仅仅促使医学生成为了能够控制感情，且具有商人风度的角色模式。美国、加拿大和以色列等国家的研究者发现,现代医学培训促使医学生形成了对待病人非人性化的态度。在这样的医学和医学教育背景下,医学生或年轻的医师常常存在一个认知误区,即以为对病人产生情感是非职业化的表现。其实不然,Zeev Ben-Sira（1980）研究发现,医生对患者提供的情感支持不仅会减少病人对疾病类型和治疗结果的不确定性,而且对病人的治疗评价也具有显著影响。

- **不恰当的自我保护**

一些医生在向重症患者或其家属告知坏消息时,过度担心患者抱怨、担心出现医患纠纷。而这种担心往往使告知过程染上医生过度自我保护或推卸责任的色彩。

2. 医生在告知坏消息时使用的不当策略

- 拖延——将来还有告知的机会,等等再说。
- 搪塞——用病人不懂的专业语言掩盖真相。
- 出于自我保护目的掩盖事实（尤其是对术后病人）或故意夸大病情。
- 避而不见,认为自己没什么可做的了。
- 忽略非言语沟通的作用。
- 忽略"给病人希望"。

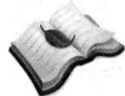 **阅读链接：希望和绝望——标签的作用**

Herbert Lefcourt曾讲述过一个生动的实例,说明了标签的巨大作用：一个女子存在社会退缩已有近10年,她从不开口讲话。她住在一个精神病院的病房,这个病房被病人们称作"绝望"的病房。这时,医院打算重新装修。为了省事,医院方面把这个病房内的病人转移到另一处病房——这个病房被病人们称为"出院病房"。因为该病房是病人们出院回家前最后一段时间所住的病房。转病房后没多久,这位沉默的女子就开始说话了、而且似乎很满意她在这里的新的社会交往。然而没过多久工人们就装修完了"绝望病房",那位女子又搬回"绝望病房"。令人惊诧的是：在她返回"绝望病房"后的短短一周内,这位病人就死去了……后来的尸体解剖未发现任何病理原因。这意味着,病人因彻底绝望而死。

（选编自：Phillip L. Rice 著. 石林等译. 压力与健康. 中国轻工业出版社,2000）

四、正确的告知程序与告知策略

1. 坏消息的告知程序

告知坏消息"不是什么孤立的技能,而是一种特殊形式的沟通"。

患者的痛苦和医生内心的挣扎都意味着告知坏消息是一个艰难的带有挑战性的行动。适宜的告知方式可以使医生经历更少的挫折，让患者或患者家属感受到更多的温暖与关怀，并减弱应激后障碍及其对身体的损伤。在越来越多的医学教育中，将告知坏消息，包括关于死亡和濒于死亡情况下告知坏消息的教学纳入到正式的教学内容中。在乔纳森·西尔弗曼等在《医患沟通技巧》一书中对"宣布坏消息"的各种建议进行了归纳总结（表8-2）。

表8-2 宣布坏消息的建议一览表

准备
- 尽快安排一次约见
- 安排足够的不被打扰的时间，确保没有干扰
- 利用一个舒适的、熟悉的环境
- 鼓励患者邀请配偶、亲属或朋友陪同就诊
- 充分准备好有关患者的临床情况、病例记录以及个人背景资料
- 尽可能将自己的"包袱"和个人感受放在一边

开始会谈/设置场景
- 总结事情的进展情况；与患者进行检查核对
- 找出上次就诊后发生的情况
- 评估核实患者的想法/感受
- 协商议程

分享信息
- 首先评估患者的理解情况——患者已经知道什么、正在想什么或已经被告知什么
- 评估患者希望了解多少
- 先预告困难的消息即将来临（比如："恐怕情况比我们预期的要严重些……"）
- 简洁、诚实地提供关于疾病的基本信息，并重复要点
- 把你的解释和患者的看法联系起来
- 不要过早给患者太多的信息；不要"缩手缩脚"，但也不要铺天盖地
- 要一点一点地给予信息，要用语言对信息进行分类
- 注意节奏；在进程中反复检查患者的感受和理解
- 谨慎使用语言，要根据患者的智力、反应和情绪给予相应的信息，避免行话
- 自始至终都要注意自己的非言语行为

显示出对患者的敏感
- 解读患者的非言语线索（面部/身体语言、沉默、流泪）并做出回应
- 允许"戛然而止"（当患者岔开话题或停止倾听时），给予时间和空间，允许可能的否认
- 不断地给予停顿，给患者提问的机会

- 在谈话的进程中要评估患者对更多信息的需求,并根据需求提供更多的信息(如,听取患者的愿望。因为个别差异很大,而且同一个人在不同实践或者从一种情况到另一种情况时,会有不同偏好)
- 鼓励患者尽早表达他们的感受(如:"听到这个消息你有什么感受?","我很遗憾这件事让您非常难受","这个消息把您弄得心烦意乱")
- 通过接受、移情和关心,回应患者的感受和困境
- 检查患者对刚刚给予的信息的既有知识
- 特别要引出患者的所有担忧
- 检查患者对所给信息的理解(如:"您愿意谈谈您将会怎样告诉你妻子吗?")
- 注意那些非共享的含义(如:癌症对医生而言与对患者而言意义不同)
- 不要害怕流露情感或悲痛

计划与支持
- 确认患者所有的特别担忧,通过将无法抗拒的感受分解为可控制的担忧,排出优先次序,并将能够确定的事情与不能确定的事情分开,提供特别的帮助。
- 确定针对下一步要发生事情的计划。
- 为今后可能出现的事情提供一个宽泛的时间框架
- 给予切合实际的希望(从最好处着眼,从最坏处着手)
- 与患者建立同盟("我们可以一起来解决这个问题!")
- 强调生活的质量
- 安全网络

随访与结束
- 总结并检查核对患者的理解情况以及有无其他问题
- 不要仓促为患者安排治疗
- 尽早安排进一步的预约,提供电话咨询等
- 确定支持系统,让患者的亲属和朋友参与其中
- 会见/告诉患者的配偶或其他人
- 提供书面材料。

注意事项
- 如果患者有人陪伴,那么还要解读和回应陪伴人的言语和非言语线索,允许停顿以便提问,但记住:患者才是你的首要关心者
- 自始至终要非常注意自己的焦虑——对于给予信息、既往经历、或者不能治愈或提供帮助的担心

2. 坏消息的告知策略

在当前的医疗环境下,医师们总结出一些有效的告知策略,我们将其归纳总结如下:

(1) 建立关系："告知坏消息"的过程除了医疗目标之外，更是医生向患者及家人传递关怀和温暖，共同寻找希望、建立信任关系、结成治疗同盟的过程。因此，"以患者为中心"的各种建立关系的技能在此都适用。在这一阶段所不同的是需要医生对患者表达同情，需要更加关注患者及其家属的情感反应。

(2) 病人和病人家属管理：在每一位患者身边都围绕着多个亲属，那么将坏消息告诉谁呢？医生面临的第一个问题是：是告诉患者还是告诉患者的家属？第二个问题是：如果告诉患者的家属，应该告诉患者家属中的哪一位？这涉及病人和病人家属的管理问题。通常情况下，医生会将重症患者的坏消息优先告诉患者家属，并帮助患者家属向患者隐瞒病情，但这不一定是最好的选择。有时候，医生也会应患者的要求，只将坏消息告诉患者本人，而不告诉患者的家属。如果患者是一个自主性很强的人，他往往更倾向于要求医生将坏消息告诉他本人。因此，对于医生而言，应该注意平衡患者本人和患者家属的个性特点及愿望，本着对患者有利的原则，向患者或患者家属宣布坏消息。

如果将坏消息告诉患者家属，告诉他们中的哪一位呢？有些医生抱怨说，病人家属有很多，有时候你向这位解释完了，过不久又来一位要求重新解释，医生不得不花费很多精力应付患者的诸多家属。其实，避免这类问题的策略是对患者家属进行"管理"，这种"管理"包括：

● 让病人家属推举出"领导者"，即"主事的人"。一般来讲，家中"主事的人"在家属中有威望，能够做出家庭决策，且能够协调家庭成员之间的关系。

● 医生首先将"坏消息"告诉"主事的人"并通过沟通与其建立起良好的信任关系。该家属能够在未来的医疗和医患关系处理中发挥积极作用，例如，鼓励患者与医生合作应对疾病的挑战，监督、支持患者的治疗过程，协调患者、家属与医生的关系。

● 遵从"患者利益第一"的原则，当患者与家属，或患者家属之间在治疗方案、经济支出等问题上出现分歧，并有可能耽误患者治疗时，医生有必要出面协调患者与家属，或者患者家属之间的关系。

(3) 渐进的阶梯式告知：在临床实践中，医生可以依据自身的经验对重症疾病的发展趋势有一个基本的判断，并采用渐进的阶梯式告知方式。

● 在初诊阶段给予危险信号提示。以便患者提前有一些接受疾病的心理准备。

● 在随后的检查过程中，随时和患者或者家属沟通、讨论检查结果中出现的不良信息。

● 当确切的诊断结果出来后，清楚地向患者或家属解释病情、介绍可能的治疗方案，并根据患者的病情、患者的身体和心理承受能力，以及患者的家庭经济状况向患者推荐备选治疗方案。

(4) 做好过程告知：对于处在重症监护中，或手术过程中的病人，要尽可能做好治疗或处置过程的告知，随时让患者家属知道病人所处的状态，了解医生所做的努力，对于一些特殊的处置，要通过书面形式（知情同意书）与患者家属进行沟通。

(5) 了解患者和家属的想法，接受他们的担忧：得到患重病的坏消息后，患者和他们的家属自然会有太多的担心和恐惧，医生要耐心了解患者心中的想法，体察并接受他们的担心和恐惧。医生要意识到了解患者心中的想法，体察他们的感受对医疗决策和治疗效果是非常有帮助的，比如患者很担心治疗费用太高，因为其家庭的支付能力较差，那么治疗方案、药物使用方案就需要做相应的调整；如果乳腺癌患者害怕手术后失去胸部美观，那么医生就需要有相应的手术方案和补救措施。在医患沟通中，接受患者的担忧对建立良好的医患关系是非常必要的，即使患者或家属的担忧和恐惧超出了常人的范围，医生也要表现出充分的理解。在此基础上，医生可以做一些心理疏导工作，帮助患者恢复平静。

(6) 恰当地表达同情与安慰：向患者或家属表达同情与安慰是告知坏消息阶段必不可少的，但是过早或走过场式地表达同情与安慰却有损于患者对医生的信任。Wasserman 等（1984）认为简单的安慰本身并不是一种有效的支持性反应。如果不了解患者及家属的想法，不知道患者的担忧所在，或者在融洽的关系建立之前，医生向患者或家属表达同情与安慰，给人的感觉就会很虚假。因此，让患者及家属感到真诚的同情与安慰应该出现在了解了患者的信息、理解了患者的想法，体察到到患者感受之后。

(7) 给予切合实际的希望：每一位患者都希望自己的疾病能够治愈或有所改善，如果患者真的有望改善或康复，"给予希望"的话就可以轻轻松松说出来。但是面对那些改善和康复希望很小的重症患者，比如患严重中风或化疗失败的患者，给患者以希望就变得非常困难。那么医生该如何面对呢？这里提出三点建议：

● 从正面谈话。例如，手术失败的概率为70%，成功的概率有30%，那么在与患者交流时，可以突出30%的成功机会。这样可以带动患者把希望放在这30%的概率上。

● 使用辩证思维来劝解患者。例如："多亏发现得早，这已是不幸之中的万幸了"；"否极泰来，不多想了，我们抓紧治疗，也许还有转机！"

● 了解患者自己的"希望定位"和应对策略，如果患者是一个乐观的人，他自己就能够从厄运中找到希望所在。

(8) 提供支持，建立治疗同盟：听到坏消息后患者及家属都会产生非常无助的感觉，医生的支持性言行能够尽快帮助患者及家属恢复被"坏消息"破坏的动力系统，重新回到理智行动中来。医生可以诚恳地向患者及家属表达，"现在需要我们一起来面对这个困难，我们不会丢下你一个人自己去应付这件事……必要的时候，我会帮你们请其他专家来会诊。"

小　结

　　医生与重症患者的沟通首先要面对"告知坏消息"的挑战，坏消息是一种消极的应激源，它会将患者带入到严重的创伤应激和角色混乱状态，进而产生更严重的健康损伤。为此，医生需要克服来自多方面的告知障碍，稳妥地将坏消息传达给患者或患者家属，并在此基础上建立起治疗同盟。坏消息的告知策略包括：

- 建立关系
- 做好病人和病人家属管理
- 采用渐进的阶梯式告知
- 做好治疗过程告知
- 了解患者和家属的想法，接受他们的担忧
- 恰当地表达同情与安慰
- 给予切合实际的希望
- 提供支持，建立治疗同盟

推荐读物

Tammi D，Kolski等著．梁军译．危机干预与创伤治疗方案．北京：中国轻工业出版社，2004．

（刘惠军）

第9章

冲突情境下的医患沟通

学习目标

抱怨与愤怒，谁都不愿意面对，但在现实生活中又不能完全避免。在医疗情境中，医患关系并不总是稳定与和睦的，由于各种原因，医患之间经常会产生各种形式的冲突与矛盾。如果不能恰当地化解冲突，有可能会激化医患矛盾，进而产生不良的社会影响。因此，执业医师应该掌握一些化解冲突的理论与技能，这对医师个人成长，对实践"以患者为中心"的执业理念具有积极意义。学完本章后，你应该能够：

1. 记住人际冲突的基本种类。
2. 分析个案中引发医患冲突的因素。
3. 运用应对冲突的沟通技能，制订恰当的解决方案。
4. 运用有效倾听的技能，对病人或家属的抱怨原因进行探究。
5. 运用共情的技能，处理病人或家属的愤怒情绪。

 预习案例："委屈奖"

前年冬天的一个急诊夜班之后，我们得到了一个"委屈奖"。

那天晚上，接班后一直没病人。护士茹说："今天还没'开张'，连个出诊电话也没有！"我笑着调侃："你想溜啊。"就在这时，一位老太太扶着老伴进了抢救室。茹和伙伴们不再说话，立刻去接诊：登记、测血压、脉搏、心电图……我查体时就见老人大汗淋漓，浑身湿冷，口唇发绀，精神萎靡……这时，茹在我身边轻声说："高大夫，看一下——心电图，下壁心梗！硝酸甘油 10mg？"茹是急诊室的老护士了，专业素质很高。"好，心电监护，全导联心电图，急查血常规、凝血三项、心肌酶、肌钙蛋白，联系心内科病房。"我查完体接着便去写病历，向老太太交代他老伴儿病危。"高大夫，接病人，中毒的。"随着声音,第二个青年女性病人被背进抢救室,我赶忙询问家属,家属说是"喝了两大口敌敌畏,已经两小时了"。"生命监护,准备洗胃",抢救室立刻忙乱起来……

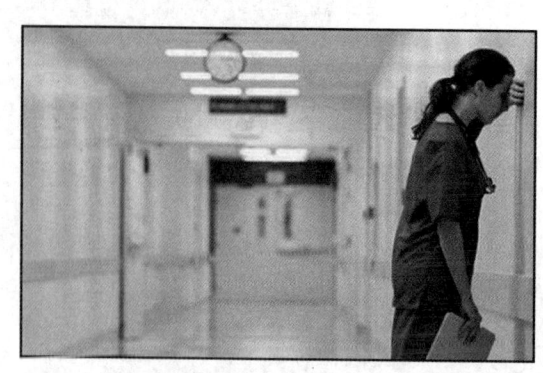

"大夫,快救人呀",循着一片呼喊和嘈杂声看去,从门口涌来二十余人,其中一个青年男子指着我的鼻子叫道:"你们怎么人没死,就放到太平房!"我一头雾水,但还是硬着头皮说:"请您说明白一下,我们今天还没有看过其他任何病人。""病人还活着,你们出诊也不抢救,就直接送太平房?"我尽量心平气和地说:"对不起,我们正在抢救病人,请不要吵,我们今天还没有出过诊。""不行,你得给我去太平房抢救,否则'病人'死了,我跟你没完!我是公检法的!"这是何道理!公检法就可以这样颐指气使,蛮不讲理?我放下抢救室里的病人,去跟你救死人?心里虽然这样想着,可我还是耐着性子说:"您要是觉得人没死,可以抬来,我们抢救,我不可能离开我的岗位,再说现在有两位正在抢救。我可以给您请我们的总值班,帮您解决。""不行,现在必须去,耽误了,人死了责任你一个人承担。"那人边说边手指如雨点一样向我戳来。茹有点看不下去,边给病人洗胃边说:"高大夫,来看病人吧,他们太不讲理!"就在这时,人群里有一个人尖着嗓子,撞开抢救室大门,嘴里高声骂着脏话,朝茹扑过去。我急忙挡住她,可没想到的是,她扬手要打我,打在挡住她的一位实习学生脸上……

两小时后,总值班跟他们去了太平房,一干人马散去了。结果证明是别的医院急救中心出诊交通事故现场,确定死亡,110通知我们太平房接!

第二天,监控录像中,我看见我们保卫科的同志,当时竟然混在人群中看热闹。唉!我气得浑身发抖!第二天,院长、保卫科长亲自来解决,发给我们一个"委屈奖",就是开头我告诉您的。

如今,我已经离开急救中心一年了。可这件事在我心中挥之不去……茹她们还要继续委屈下去吧?现在说起这件事,茹只是笑笑:"不委屈下去又怎样!"

(选自:肖飞主编.医生的一天.上海:上海文艺出版总社,2007.)

分析与讨论:

➢ 请你分析故事中医生的"委屈"。

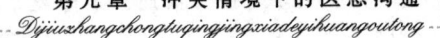
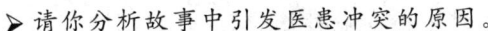

> 请你分析故事中引发医患冲突的原因。
> 如果你是故事中的高医生，患者家属对你有语言或肢体的攻击行为，你如何应对？
> 你能否对这所医院的管理提出一些意见和建议？

"我跟人从来也没吵过，我不会碰到冲突的！还有必要学吗？"
"即便遇到了冲突，这是上级大夫和科室领导的事情，另外还有专门的医政管理人员和律师去处理，这不是我们普通大夫能处理的。学了也无用武之地啊！"
"解决冲突的核心问题就是赔钱！给了钱，冲突就化解了，很简单！"
"哎，医患矛盾和冲突都是体制和社会问题，不是沟通就能解决的。"
"化解冲突啊？太好了！我以后可有法宝去搞定那些'难缠的病人'了！"
"冲突？不就是吵架嘛。解决冲突？不就是大事化小，小事化了嘛。"
……

当你翻开这一章时，看到本章的题目和学习目标，是否也会产生上面这些想法呢？如果有，这非常正常！我们在个人和职业成长过程中，都会或多或少的碰到过冲突。有的人具备化解冲突的经验，有的人也经历过冲突带给自己的负面影响。在进行本章的学习之前，希望你能将这些个人经历带入到我们的学习过程中，同时能够抱着开放性的态度去学习和探讨，这样你会对"化解冲突"有更深层的理解。

医患沟通的学习是一个系统而连续的过程，化解冲突的知识与技能是这个学习体系和过程中的特殊一环。与其他"以患者为中心"的沟通技能相比，化解冲突的基本立足点也同样是尝试探究病人的世界，去理解他们的需求、想法和价值观，但化解冲突的技能要求和难度都较高，因为毕竟你需要面对的是一张充满怒气的脸。首先，让我们一起看看社会心理学是怎么样解释冲突现象的。

一、认识冲突

1. 冲突、受挫感与压力

冲突（conflict）是指出现两种或两种以上互相矛盾的动机或需要的情况。冲突可以导致压力，而且往往还伴有诸如抱怨、受挫和愤怒等情绪。你可以把冲突理解成这样一个过程，一方或者双方故意阻挠对方达成自己的目标。也正因为如此，冲突往往会让个人与群体之间形成对立的关系。

冲突会引发受挫感。受挫感（frustration）是指需要或动机因为某些障碍无法被满足时的感受。当有东西挡在你和目标之间的时候你就会体验到受挫感。但到底一个什么事物是否是障碍则取决于你对事物环境或其他因素的看法。比如，如果你希望从银行获得贷款来开办自己的公司，那么银行会要求你提供一份商业计划。有些人会认为这份商业计划是阻碍自己获得贷款的官僚障碍，而另外一些人则会认为这是自己能够成功获得贷款的有效沟通方法。

愤怒（anger）是一种充满极大敌意、极度愤慨的感觉。愤怒可以产生压力，会产生某些生理变化。人在愤怒时的一个显著生理特征就是瞳孔会变大，血液会充满面部皮下的毛细血管，因此脸色比较白皙的人在愤怒的时候会满脸通红。

冲突、受挫感、愤怒以及压力是相互关系的。冲突导致受挫感，受挫感导致愤怒，这三者都会造成压力。图9-1总结了这一关系。

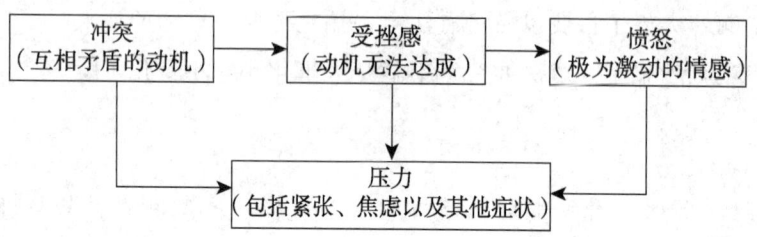

图9-1 冲突、受挫感与压力之间的关系

2. 冲突的种类

一般来说，冲突可以分为七大类，分别为：事实冲突，关系冲突，价值观冲突，资源冲突，由于历史原因发生的冲突，结构性的冲突以及心理冲突。

（1）事实冲突：有些冲突是因为双方对一些事实认识不一致造成的。病人认为医生给他开的药物过贵，但事实上这种药在同类药物中不算是很贵的。其实，对于这类冲突，只要多提供或收集一些信息就可能加以解决。比如，医生可以列举一些具有类似效能的药物及其价格，比较一下就可能让病人释怀了。

（2）关系冲突：有时候人们发生冲突是由于一方没有很好地对待另一方。比如，有的病人抱怨医生不愿听他说话，对他不理不睬等。现在经常提到的医德问题，病人中心医疗模式等都与解决这种关系冲突有关。

（3）价值观冲突：不同的人常常有不同的价值观。这种价值观的不同会导致人们是非判断上的差异。比如教师鼓励学生多读些课外书来丰富自己的兴趣与知识。而家长则认为学生们应该把精力与时间都放在应对考试上。这样教师与家长就会发生冲突。同样的道理，有时我们医生认为对的事情，病人并不以为然。

（4）资源冲突：很多战争都是由于争夺资源而发生的。在医疗领域，由于某些资源非常有限，不能供应给所有需要的病人。这就会导致一些得不到资源的病人的不满，也可能因此与医生发生冲突。

（5）历史事件引起的冲突：很多现在发生的冲突可能不完全是现在的事件所引起的，

而包含很多的历史原因。比如一个病人过去在一所医院里有过令他非常生气的经历，这次又来医院就诊，刚刚与医生谈上两句就谈崩了。显然，他过去的经历在这里起了作用。

（6）结构性的冲突：有时候冲突的原因是由于双方之外的其他结构性的现实所造成的。比如一方面，一些病人的收入很低。另一方面，医疗的各种花费都在大幅度上涨（比如药费）。这种原因导致的医患冲突实际上不是简单的两方事件，它反映了其他更深刻或更高层次的问题。

（7）心理方面的冲突：有时候双方的冲突可能由一些心理上的需要造成。比如有的人有强烈的控制欲，这就可能引起别人的反感与抵制。有的人非常注意维护自我尊严，当这种心理受到伤害时，就可能与别人发生冲突。

3. 冲突的双面性

把冲突视为积极主动的事情并不常见。事实上，冲突既有危险性也有必要性——即险恶性和机会性。冲突能激发我们的观察力、发明力和创造力。冲突也可被视为思想的涌动，它可以给关系和组织带来革命性的改变，可以促进双方的亲密关系，也可以使关系更有意义。

图9-2即描述了冲突强度与工作绩效之间的关系，我们可以看到，适当的冲突强度会对工作绩效有积极的影响。但是，如果冲突太少，组织就会缺乏动力，缺乏绩效；相反，如果冲突太多，且长期无法解决，就会加速敌对双方的恶斗，使他们与原本尊敬、挚爱的人关系疏远，导致组织绩效低下。

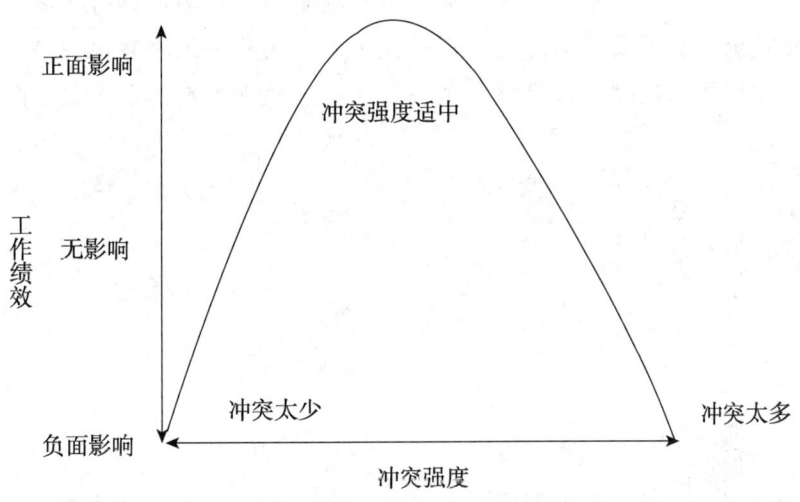

图9-2 冲突强度与工作绩效之间的关系

冲突的危险性和机会性也存在于医生与病人之间，医生可能会反感一些特殊人格类型的病人。病人也可能会批评、攻击医生，甚至会走向极端，对医生进行投诉和起诉。很多的调查都发现，绝大多数对医生的投诉都不是因为医疗差错引起，是可以通过沟通来解决的。

二、解决冲突

1. 冲突管理的风格

如图9-3所示,肯尼·托马斯(Kenneth Thomas)定义了五种冲突管理的主要风格:竞争型、忍让型、分享型、合作型与回避型。这五种风格其实是两个维度不同状态的组合,即在满足自己需要(自我中心)和满足他人需要(合作性)这两个方面的不同状态的组合。

竞争型 这种处理冲突的风格简言之就是以邻为壑,把自己的利益建立在他人的损失上。采用这种风格的人往往会陷入非赢即输的权力斗争。

忍让型 采用这种风格的人往往喜欢息事宁人,或者在解决冲突的时候只考虑对方的需要而忽视自己的需要。这些人为了维持关系会比较宽容,甚至自我牺牲。比如,对于激怒的顾客给予全额退款,让他理解"退一步海阔天空,忍一忍风平浪静"。

分享型 这种冲突管理风格介于竞争型与忍让型之间。冲突双方彼此妥协,这样双方的部分利益都能得到满足。这种风格也称为"折中策略",购物时的讨价还价即属于这种策略。

合作型 这一风格基于双赢的理念,采用这种风格的人往往希望冲突双方各自的利益都能够得到最大的满足。采用双赢(win-win)理念的人在满足自己利益的同时也希望对方能够满足,至少是不要给对方造成严重损失。采用这一风格解决冲突,一旦问题解决后,冲突双方往往会建立比较良好的关系,而已经建立关系的,双方之间的关系也会

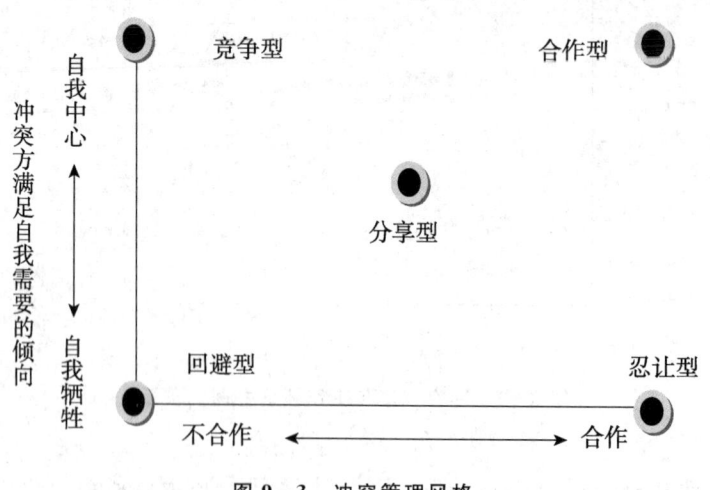

图9-3 冲突管理风格

(资料来源:Kenneth W. Thomas. "Organizational Conflict," In Steven Kerr, ed. Organization Behavior (Columbus, Ohio: Grid Publishing, 1979), p.156.)

因此得到加强。

回避型 采用这种风格时，当事人既不关心他人的利益，也不考虑自己的利益，对于任何一方都漠不关心。他可以从冲突中抽身而出，或干脆听从命运的摆布。有时，当两个下属发生冲突时，上司不会卷入其中，而是让双方自行解决，这种行为所采用的就是回避风格。

2. 制订解决冲突的方案

如果双方关系中不存在冲突，那就意味着一方对另一方来说有很大的权威，弱者不敢提出潜在的冲突问题或已学会屈从，在关系中充当"和事老"的角色。传统的医患关系模式并不平等，因为病人视医疗专业人员为解决他们问题的源泉，病人想要依赖医生，因此不愿说出他们的需求以避免冲突。一位大医院的护士长提出她在医患关系中的权力偏好。"在工作中，我不仅感到对护士们的权威，也感到对病人的权威。当他们任何一个人想要反对的时候，我就告诉他们谁是老板。但是，在家里，我丈夫控制一切，我发现为了避免争论，我会屈从于他的意愿。"

像这位护士长一样，大多数人把冲突视为一方的胜利和一方的屈从。这就是我们所说的"非此即彼的思维"，即或者我赢你输，或我输你赢，当然还有我们推荐的双赢方案。下面，我们利用图表做一个简单的分析。

表9-1 处理冲突的方案

方案 I：你赢，他输	方案 II：你输，他赢
在这种处理冲突的方法中，你使用权力来达到你的需求，但是你是以他人的需求被剥夺为代价的。那些赢了的人达到了目的，但是他们会从输者那里得到一些不愿意看到的反应：	使用这种方法，他人得到了满足，但是以你的需求为代价。通常是那些不愿引起冲突的人使用此方案。他们想要和平，因此他们学会了屈从，但是屈从的人会有如下不情愿的反应：
● 他们开始害怕你	● 你会感到憎恨或愤怒
● 在背后批评你	● 你会感到沮丧
● 他们形成联盟来反对你的权力	● 你会开始失望，变得冷漠
● 他们开始避开你	● 你会停止流露你的需求或问题
● 他们对你撒谎	● 你会失去别人的尊敬，变得自卑
● 他们只告诉你想知道的事	● 你会在其他关系中以其他方式满足你的需求
● 他们不愿讲他们的问题	

方案 III：双赢的方案
这个方案需要双方都不以他人为代价来使用权力满足自己的需求。双方都把冲突看做是有待解决的问题，需要双方共同寻求能接受的解决方法。这种方案有很多好处：
● 它使得冲突呈现于表面来表达、定义，从而得到解决

续表

方案Ⅲ：双赢的方案
● 人们可以认识到冲突也可以产生有意义的变化，他们开始积极的看待冲突，把冲突认为是他们的关系需要以某种方式加强的信息 ● 各方面都承担自己的责任来达到他或她的需求，但并不是以另一方为代价 ● 人们更愿意解决真正的冲突，就不会再反复 ● 当双方都参与时，冲突的解决办法就更好，更具创造性，每方都可受益 ● 如果不是强加而是双方都参与的话，他们更愿执行决定 ● 大家都会感觉到更亲密了，憎恨和敌意被热情和友好所取代 ● 双方都会把这种模式运用到其他关系中

3. 双赢式解决冲突的策略

(1) 步骤一：以需求而不是解决问题的形式给冲突下定义

因为大多数人都把冲突视为竞争性解决问题的形式。因此，第一步非常关键，要以每个人的需求和恐惧形式给冲突下一个准确的定义：我需要什么？我到底想要缓和哪些恐惧？医生和病人都必须参与决定：病人带来他们的"目的和评价"（需求和恐惧），在对各种治疗选择的危险性和好处进行评价之后，医生就对可供选择的治疗方案提出他们的专业观点和偏好。在这一步中，医疗人员应经常性地使用积极倾听技能，这是为了增进对病人需求和恐惧的理解和接受。

(2) 步骤二：产生可供选择的解决方案

医生和病人要共同产生出解决方案或解决方案的组合（比如，做手术切除肿瘤加放射治疗）。在这一步中，应该集思广益，努力去创造，推迟最后决定，从而不会介入创造性的过程。第二步中，专业医疗人员应该在所有项目列出之前提出他们的建议，说明他们采用某种解决方法的理由。

(3) 步骤三：评价所有方案

医生和患者现在都可以自由地去评价第二步产生的解决方法。什么是前因和后果、好处和风险？成本是多少？哪种选择既满足病人也满足医生的需求？解决问题的方法是不是很有效？有的时候，新的方案会浮现出来，原先的方案也会得到改进，如果不能很好地在第三步测试方案，就会减少产生最好决定的机会。

(4) 步骤四：共同决定双方都能接受的解决方案

现在可以找出一个双方都能接受的解决方案。"打开天窗说亮话"的时候，各种解决方案都已经被分析过了，双方通常会选择一个彼此都满意的解决方案。经常这个解决方案是两人或多人所提出的建议的结合。强行施加给他人或强迫接受某个解决方案是不可能的。

当你试着接近双方都接受的方案时,当你把方案陈述清楚时,当确信双方都理解它的时候,就可以把这个解决方案写下了,以保证将来不会出现误解。

(5)步骤五:实施解决方案

把谁做什么、什么时候做决定下来。一种重要的"双赢式冲突解决方法"是参与者都应负有责任,都应互相支持和理解,这样他们才能执行他们的义务。但是,因为许多人还不习惯这种"无输方冲突解决方法",他们不会承担所有的责任来执行既定的方案。如果随着时间的推移,另一方不愿执行协议中的一部分,你可以表达你的态度,"我非常失望,因为我们就这一冲突达成了协议而你却没有坚持。"另一方会意识到你希望他承担责任。

(6)步骤六:评价解决方案的效果

在解决冲突时,这一步经常被忽略。当环境发生了改变或者你在解决方案中找到了缺点,就非常需要这一步骤了。有时一方或双方会发现他们决定和同意做的一些事根本就不可能满足他们的要求。使用"双赢式冲突解决方法"取得的方案不应被视为板上钉钉。如果不成功,可以转回去,寻找其他有效的解决方案。

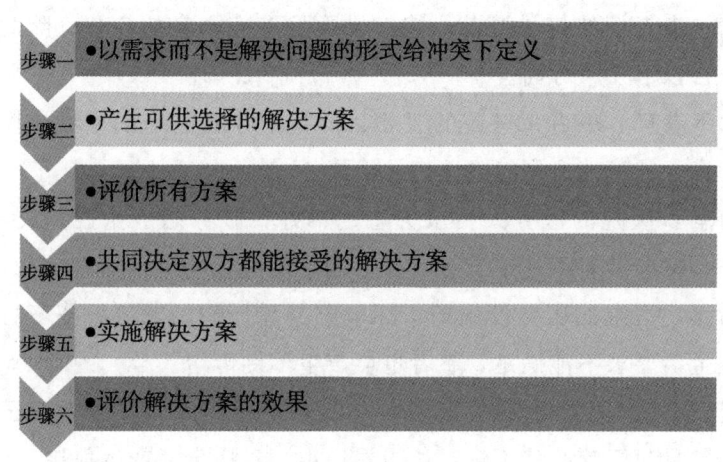

图9-4 双赢式解决冲突的步骤

三、如何面对愤怒的患者

"各位医师,今天我们沟通技能培训的主题是如何面对愤怒的患者,下面……"第一句还没讲完,一个年轻的住院医师就高高地举起了手。

"老师,打扰一下,我有一个疑问!"

"请讲!"我心理正纳闷怎么刚说一句,就有问题了。

"患者就不应该愤怒!"他看上去挺自信的说道。

"哦?患者难道没权利发发火啦?"我冲他笑了笑。

"不是,您误解我意思了。您看,病人这个词,在英文里是 patient,这个单词的另外一层含义就是耐心的、安静的和配合的。从词义中就传达出一种常识,病人应该是与愤怒绝缘的,这是病人的本性。"

"哈哈,我还真没想到,这样看来,'angry patient'还真是有点儿矛盾啊……"

……

这是一次让我颇有启发的对话,从词义上讲,似乎患者的存在与愤怒的情绪是个矛盾体,但现实经验一次次告诫我们,怒气冲冲的患者并不少见。本章的上一部分,我们一起探索了有可能对化解冲突产生积极意义的双赢策略,但实践一种策略需要很多技能去支持,其中一点就是怎么样回应处于医患冲突关系中的愤怒情绪。试想,如果不能首先管理好医患双方的愤怒情绪,又何谈理性的双赢策略的制定与实施呢?

1. 患者愤怒的原因分析

是什么因素会引发患者的不满、抱怨甚至愤怒?有些情况是患者病理性的反应,比如某些身心疾病,患者情绪容易激惹,脾气暴躁是疾病本身的症状。除此之外,患者的不满情绪可能来自以下几个方面。

对医疗技术不满意 患者来医院的主要目的是治疗疾病,期望尽快恢复健康。如果患者对疗效不满意,就可能有抱怨或愤怒的情绪。

对服务不满意 医院的医务人员服务态度不好,服务态度生硬,或者主动性不够、解释不耐心等,会使患者对服务不满意,产生抱怨或愤怒情绪。

对环境不满意 医院的服务设施差,环境脏、乱、差,生活服务不方便,医院不安静,患者的基本生活要求不能满足,患者也会产生不良情绪。

对服务收费不满意 由于我们目前医疗体制不健全,大多数患者的医疗服务需要个人承担,患者很容易对医疗收费不满,认为看病难、看病贵,产生抱怨和愤怒情绪。

2. 应对愤怒的患者的沟通原则

谁也不喜欢面对一张充满怒气的面孔,不得已而面对的时候,我们中的大多数人会认为有权利选择愤怒进行回应。但你作为一名医生,在处理愤怒的患者时,是不能做如此选择的。

请看下表,Lipp 提出医生面对发怒的病人一般采取三种方法,但这三种方法注定是要失败的。

表 9-2 医生面对发怒的病人采取错误的方法

- 无视愤怒，继续问诊与检查，装作一切正常，希望就此能平息愤怒
- 试图去抚慰病人，但往往这样只会继续惹恼这个发怒的人，而使事情变得更糟
- 以愤怒来回敬愤怒，从而引发一场冲突

（资料来源：Lipp MR. Respectful Treatment：A practical handbook of patient-care. NY：Elsevier Press，1986.）

此外，还有第四种无效的回应，他们试图提前就认定这位病人将会愤怒。这很可能在两个方面给你带来麻烦：不加理解就认定要发怒，这反而会致使患者感到迷惑；另一方面，以一个评判者的角色去教训病人，反而会使他对你形成负面印象，这都是治疗中所不允许的态度。

强烈的情感反应，无论是愤怒、悲伤还是恐惧，都会使我们大多数人的身心疲惫不堪。在一个安静的氛围中才能使我们的诊断和治疗做到有条不紊。维持一个我们所需要的氛围，医生必须想方设法将表现强烈情绪的患者带入一个安静的环境，在那里医患之间才能进行双赢式的合作。

处理患者的愤怒情绪，请记住如下三个原则：

（1）愤怒，特别是指向你的愤怒，这是一种情感上的发作，而你也将会有类似的感受。

要注意你的反应，并应加以克制，你要坚信只有如此才不致使情况变得更糟。

（2）共情是针对患者愤怒情绪的最有效的反应。

我们把共情描述成为一种对价值观的理解或一种我们能反馈给患者的情感。在某种程度上你得让这个生气的人知道，你听到、看到并理解他的感受，但并不需要他对你有所领情，即使愤怒是直接指向你的时候也应如此。在他准备中止愤怒前，你也许不得不数次表达你对他的理解。在少数情况下，即使你已经数次试图表达你的理解，其愤怒仍可能并未平息。在这种情况下，你也许需要询问病人他还想要些什么，即他希望你们之间将如何合作。

（3）共情是消除愤怒源头的重要一步。

你也许不是引发患者愤怒的源头，但探究引发患者产生愤怒情绪的因素却是一种任务。本书前面的章节中，我们已经介绍过一些技能，比如开放性地提问，积极倾听，非语言沟通技能等。你可以结合具体的情景，综合性地使用这些技能，尝试走进患者的世界，探究对方愤怒的原因。

3. 应对愤怒患者的沟通步骤

- **有效倾听患者抱怨**

让抱怨的患者把话讲完，争取获得与患者情感上的一致，真诚地表示同情。当患者

还没有将事情全部述说完毕之前，就中途打断，进行辩解，只会刺激患者一方的情绪。如果能让患者把要说的话及时表达出来，往往可以使对方有一种较为放松的感觉，心情上也转向平衡。

- **让患者发泄情绪**

患者抱怨的产生，是期望没有得到实现。期望没有得到实现，就会产生挫败感。挫败感会产生心理紧张和一系列应激反应，出现不良情绪反应。这个时候，医务人员要理解患者，体谅患者，允许患者适当发泄，同时做好疏导工作。这样，才有利于问题的解决。

- **对患者的述说进行应答**

在倾听患者抱怨的时候，医务人员要运用自己的肢体语言，了解患者的情绪，以专注的眼神及间歇的点头来表示自己正在仔细地倾听，让患者觉得自己的意见受到尊重。医务人员同时也应观察对方在述说事情时的各种情绪和态度，以便采取相应的应对措施。

- **弄清问题所在**

医务人员要仔细倾听患者抱怨的原因，确认问题所在。要认真了解事情的每一个细节，然后确认问题的症结所在。最好用纸笔将问题的重点记录下来，对于没有弄清的问题，在患者将事情说完之后，进行询问。

技能练习：探究式反问

对方在冲突中会说些很绝对的话来否定你的观点或建议，应对这种抵制的一种有效方法就是在对方回答的基础上进行探究式的反问。探究式反问的目的是尽量减小对方语言的破坏性，把双方谈话重新带回建设性的沟通轨道上，从而朝着双赢的目标前进。患者 P："这种方法绝对不会有用的。"探究式反问 D："你觉得我们还需要什么样的条件才能使这种办法起作用呢？"

练习：请你思考如何回应下面几种语言挑战。

例1　P："我想用最好的药物！"
　　　D："你觉得什么样的药物对你来说是最好的呢？"

例2　P："这是解决问题的唯一办法。"
　　　D："那是一种可能的选择。你还能想想其他可能的解决办法吗？"

例3　P："你竟敢这样对我？"
　　　D："你能告诉我，我不让你满意的地方在哪吗？"

技能练习：自我管理愤怒情绪

当你下次再碰见什么事情让你感到愤怒的时候，试着使用下面这些对于心理健康有益的句子提醒自己。这些语句都是提醒你要掌握对于自己的控制权，而不要任由愤怒情绪控制你。练习的时候，你可以先想象一下最近发生的一次让你感到愤怒的场景，然后说出下面这些话，看看有什么效果。

- 我应该控制自己，而不是让情绪控制我。
- 在处理问题之前我先做几分钟深呼吸。
- 当你_____，我感觉_____。
- 我可以很好地处理现在的状况。
- 我还是先出去冷静几分钟比较好。
- 我现在很愤怒，所以要更加小心自己的言行。

（资料来源：Lynne Namka，"A Primer Anger：Getting a Handle on Your Mads"，http：//members. aol. com/angriesout/grown2. htm）

- **稳定患者的情绪**

有的患者抱怨时处于极度激动状态，怒气冲冲，横眉冷对。这个时候医务人员必须要管理好自己的情绪，保持冷静，以静制动、以冷制热。因此，稳定情绪，保持心理平静，是有效处理患者抱怨的前提条件。

- **向患者道歉**

不论引起患者抱怨的责任是否属于医院，如果能够诚心地向患者道歉，并对患者提出的问题表示感谢，都可以让患者感到自己受到重视。

事实上，从医院的立场上讲，如果没有患者提出抱怨，医院的工作人员就不知道哪些方面有待改进。一般来说，患者之所以愿意对医院提出意见，表示他关心这家医院，希望这些问题能够得到改善。因此，患者的投诉和抱怨，对于医院自身的建设和服务品质的提升是非常有价值的。换一个角度看问题，我们可能就会对道歉没那么抵触了。下面，我们提供了SORRY方法，这个方法要求致歉的过程突出五个要素：及时（Speedy），坦诚（Open），易懂（Relevant），（Responsive）建设性和敢于承担责任（Yours），这样才更有利于有效地表达歉意。

技能练习：如何有效地表达歉意

- Speedy——及时，要向患者及时表达歉意，拖延会引发双方关系破裂；
- Open——坦诚，诚恳的态度是表达歉意的基础，没有人会接受不真诚的道歉；
- Relevant——易懂，要使用简明的语言，不要过多使用术语，否则对方会有被耍弄的感觉；
- Responsive——充满建设性，要提出建设性的改进措施尽量减少伤害；
- Yours——敢于承担责任，推卸责任解决不了任何问题。

- **分析事件的严重性**

通过倾听患者的抱怨，将问题的症结弄清楚。医务人员要判断问题的严重程度，以便采取相应的对策。

- **了解患者抱怨的期望**

患者抱怨的目的是什么？有什么期望？这些都是处理人员在提出解决方案前必须考虑的。有时候，患者的要求往往会低于医院的预期。若是患者希望医院赔偿，其方式是什么，赔偿的金额为多少等，都应进行详细的了解。

4．患者抱怨解决的具体方案

（1）按照医院既定的原则和方法处理

医院一般对于患者投诉有一定的处理方法，在提出解决患者抱怨的方法，要考虑到医院的既定原则和方法。有些问题按照既定的原则和方法，即可立即解决。至于无法按照既定的原则和方法解决的问题，就必须考虑医院的原则做出弹性的处理，以便提出双方都满意的解决方法。

（2）处理者权限范围的确定

有些患者的抱怨可以由医务人员立即处理，有些患者的抱怨如果医务人员无法处理时，应该及时向医院管理人员报告。在医务人员无法为患者解决问题时，就必须尽快找到具有决定权的人员去解决，如果让患者久等之后还不能得到回应，将会使患者又回到愤怒的情绪中，为平息患者的怒气所做的各项努力都会前功尽弃。医院应该给科室或有关处理人员授权，科室或有关处理人员在授权范围内做出灵活处理，以便患者的抱怨能够及时解决。

（3）让患者同意提出的解决方案

处理患者所提出的任何解决方案，都必须亲切诚恳地与患者沟通，并获得患者一方的同意，否则患者的情绪还是无法平静。若是患者对解决方法还是不满意，必须进一步了解对方需求，以便做出新的修正。医务人员必须要注意的是，对患者提出解决办法的同时，必须让患者一方了解医务人员解决问题的诚心和所付出的努力，争取对方的理解。

（4）执行解决方案

当医患双方都同意解决的方案之后，必须立即执行。如果是权限内可处理的，应迅速利落、圆满解决。若是不能当场解决或是权限之外的为难问题，必须明确告诉患者一方事情的原因、处理的过程与手续，通知患者方面进一步接洽的时间及经办人员的姓名，并且请患者一方留下联络方式，以便事后追踪处理。在患者一方等待期间，医院人员应随时了解抱怨处理的过程，有变动必须立即通知患者一方，直到事情全部处理结束为止。

（5）患者误解性抱怨的处理

有时候患者抱怨的问题责任并不在医院，可能是由于疾病客观原因或患者本人造成的。例如医疗意外的发生，医务人员主观上不存在过失，而主要是患者的体质特殊，在诊疗过程中出现难以预见和不可避免的不良后果。由于医疗意外事件来得突然，大多数患者或者其近亲属对突然意外事件的打击不堪接受，对医务人员的行为不理解，就主观认为是医务人员的过失所致。出现这种情况时，医务人员应该以坦诚的态度向患者或家属做出清晰的说明，争取对方的理解。

小 结

冲突是指动机或需要出现互相矛盾的状态。冲突导致受挫感，受挫感导致愤怒，这三者都会造成压力。冲突可以分为七大类，分别为：事实冲突、关系冲突、价值观冲突、资源冲突、由于历史原因发生的冲突、结构性的冲突、以及心理冲突。冲突既有危险性也有必要性，即险恶性和机会性。冲突管理有不同的风格，其中合作型最有利于化解冲突，最能体现双赢的理念。面对冲突的最佳态度就是共情－理解，平等＋沟通＝双赢。

 思考题

角色扮演练习

主题："我要投诉……"

患者张女士，36岁，曾有两次子宫穿孔史，并伴有多年不孕，此次妊娠为试管妊娠，自述每次腹腔内手术操作和取卵后均有长时间的高烧病史。入院后行剖宫产术，分娩一女活婴，术后2日～7日，张女士一直高烧。术后三日，B超提示：剖宫产切口血肿。

你是该院产科总住院医师，现在张女士的丈夫刘先生来您处投诉，患者发烧后，医生未给予足够关注，只是按常规发烧处理，并且存在经常找不到主治医生的情况。您现在要尽量平息患者家属的怒气，并说服家属配合医生治疗，双方制订一个初步的解决方案。

请学员分成两个大组，分别为扮演医生与病人的角色，结合案例的背景，进行角色扮演练习，限时10分钟。其他学员认真观察他们的表演，在结束后给予他们反馈意见。

对扮演病人角色学员的提示：请你认真体会病人家属此时的需求和心理状态，撰写一个简单的脚本。在表演时需要你表现出愤怒和焦虑的情绪，你可以向医生抱怨，可以大胆发挥你的想象力和表现力。如果医生能够冷静地接受你的批评，愿意倾听你的抱怨，并且态度诚恳，你可以尝试与他就解决方案进行讨论。但是要记住，你的表演是为了技能练习而不是难为对方。

对扮演医生角色学员的提示：请你进入当事医生的角色，灵活运用本章的知识和技能，尝试为对方消气，倾听他的抱怨，并积极探索解决的方案。

 推荐读物

讴歌．医事．关于医的隐情与智慧．北京：北京出版社，2006．

讴歌．协和医事．北京：生活．读书．新知三联书店，2007．

肖飞．医生的一天．北京：百家出版社，2007．

周国平．妞妞：一个父亲的札记．桂林：广西师范大学出版社，2000．

侯文咏．大医院小医师．北京：北京十月文艺出版社，2008．

法兰克．佛杜锡克．神经外科的黑色喜剧．长沙：湖南科学技术出版社，2006．

赖其万．医人：关于医患关系的那些事．北京：中国人民大学出版社，2008．

（唐　健）

第 10 章

临终关怀与医患沟通

学习目标

临终病人是即将走完人生旅途的特殊病人，与临终病人和家属就死亡的相关事宜进行沟通，看似是一个很沉重的过程和一个很难完成的任务，这主要是由于大多数人均对死亡持有抗拒的态度。如何让临终病人和家属不再排斥"死亡"，并且在谈论"死亡"时能让病人及家属感受到温暖、舒适和欣慰，需要"以患者为中心"的沟通技能。学完本章后，你应该能够：

1. 记住与临终病人及家属进行沟通的重要性。
2. 描述临终病人及家属对死亡的态度。
3. 理解医生进行临终关怀的困难和障碍。
4. 运用正确的程序和策略完成临床实例的沟通过程设计。

 预习案例：我不惧怕死亡，我只是惧怕死亡前的折磨

"父亲去世了，我们很悲伤，但是同时，我们的心里也倍感欣慰。因为，在生命最后的日子里，他在安宁病房过得很舒适，很开心，所以，我们要谢谢安宁病房的所有的医护人员，谢谢你们对我父亲的无微不至的照料……"这是安宁病房收到的众多的感谢信中的一封。信中所提到的"父亲"，就是前不久在安宁病房逝去的张大爷。

张大爷入院时 74 岁，因患前列腺低分化腺癌伴淋巴结转移、骨转移、骨髓浸润，已无治疗价值。入院后大爷焦虑情绪明显，有功能障碍性悲伤，对疼痛反映异常强烈，常叫喊、哭闹，尤其是子女来探视陪伴时，哭闹加剧，常叫喊要"早死"。子女们看到此种情景非常难过。安宁病房的医护人员认为要提高大爷临终阶段的生活质量，首先要安定他的情绪。在一次与同病房的病人聊天时，护士听到大爷讲到自己喜欢听京剧，年轻时还是一个京剧票友。因此,当有一天大爷因疼痛而喊叫时,护士不仅给大爷注射止痛针,而且还把事先准备好的大爷最喜欢的京剧唱段用播放器放给他听,声音响起后,大爷愣了一下,没有像以往那样大喊大叫,而是安静下来,一会儿便跟着哼唱起来。中午子女们来探视,发现父亲情绪平稳,不像以前一见孩子们来探视就闹着要"死了算了",心里感觉轻松了不少。

后来,护士们还把喜欢京剧的临终老人都组织在一起。在他们身体条件允许的时候,请张大爷和其他人一起唱京剧,欣赏名家名段。渐渐地,大爷的情绪变得开朗起来,对疼痛的反应也不再强烈,能很好地配合医生止痛,还喜欢跟护士聊天了,护士从聊天中得知,大爷并不惧怕死亡,他说"人都是要死的,我不怕死,但是我不想受太多的折磨"……

分析与讨论:
  ➢ 你在实习或见习中是否遇到过张大爷这样的病人?
  ➢ 护士的做法对你有什么启发?
  ➢ 结合本案例,讨论如何对临终病人实施人文关怀?

本案例中的张大爷是一个临终病人,由于不堪病痛的折磨,生活质量极其低下,在医护人员的关心与帮助下,不仅缓解了临终阶段的痛苦,而且享受到了高质量的临终生活。临终病人是否都能有这样的高品质生活,取决于临终关怀的医护人员能否借助以患者为中心的沟通技巧,走近病人,了解病人,给病人提供其最需要的医疗服务。

一、临终关怀概述

临床上把处于不可治愈性疾病终末期的患者,称为临终病人,对该类病人的医疗关怀谓之临终关怀。

1. 概念与起源

(1) 概念:临终关怀是为处于临终期的病人提供姑息治疗及其他综合服务,同时为其家人提供身体、心理、情感、精神方面支持的一种治疗概念。临终患者的定义目前并无定论,我国医学界一般将其界定为无治愈可能、预计生存期在6个月以内的患者。

(2) 起源与发展:临终关怀——"Hospice"一词源于中世纪。当时修道院的传教士或修女为旅人或香客提供的休息场所,称为"Hospice",意为招待所。1600年法国教士Vincet de Paul 在巴黎成立"慈善修女会",开设院舍,专门收容孤老贫病和濒死无助的人,此时的"Hospice"类似于收容所或慈善院。真正现代意义上的临终关怀始于1967年,英国护士桑德斯在自己多年的护理实践及亲身经历的基础上,提出应为临终病人及家属提供不同于普通临床的特殊服务,并与1967年在伦敦开办了世界上第一所为临终病人提供服务的"圣克里斯多福临终关怀院",此后,美国、法国、日本等 60 多个国家相继出现临终关怀服务。

我国最早开始临终关怀研究的是天津医学院(天津医科大学)。目前我国包括香港和台湾地区在内的 30 多个省、市、自治区相继创办了临终关怀和姑息治疗机构 100 多家,已有数千人从事临终关怀的服务工作。

2. 临终关怀的特点

临终关怀与普通临床服务不同,其收治的服务对象是不可治愈的临终病人,临终关怀服务也因此具有了不同于临床服务的特点:

(1) 临终关怀不以治疗疾病为主,而是以支持疗法、控制症状、姑息治疗与全面照护为主。临终病人的疾病是不可治愈的,积极治疗的价值不大,临终关怀通过适宜的医疗手段为病人缓解症状、减轻疼痛。

(2) 临终关怀不以延长病人的生存时间为目的,而以提高病人临终阶段的生命质量为宗旨。临终病人的生活质量受到其独特心理的影响,出于对临终病人生活质量的维护,临终关怀尤其注重病人的尊严与价值,一方面用各种切实有效的办法使病人正视现实,摆脱恐惧,另一方面也通过尊重其生活习惯、兴趣爱好,满足其社会需要提升病人的价值感,使临终病人保持人的尊严。

(3) 临终关怀提供家庭式的关怀。临终关怀的服务对象不仅仅是临终病人,还包括临终病人家属。临终关怀为家属提供各方面的服务,尤其在探视、陪伴方面的最大的便利,在病人逝去之后还为家属提供身后事料理的帮助。

3. 临终关怀的模式

(1) 外国的临终关怀模式:目前,关于临终关怀的具体模式,各个国家不尽相同。

作为现代临终关怀的发源地,英国的临终关怀模式受到很多人的认可。临终关怀院——护理之家是英国临终病人的最后休息地。在这里,主要的工作由护士承担,病人的生活起居、医疗照护、心理护理、家属的安慰都是护士的工作,医疗专家和医生小组会为减缓病人的痛苦提供意见和建议。在病人逝去之后,护理之家会帮助家属宣泄悲哀,还会组成居丧服务小组为家属料理后事提供帮助,并根据实际情况对家属进行心理疏导,帮助其尽快渡过心理悲痛期。

美国的临终关怀服务较为普及,临终关怀机构亦数目众多。早在 1982 年,美国国会就颁布了法令,将临终关怀纳入了医疗保险计划,为患者享受临终关怀提供了资金支持。美国的临终关怀大多在家庭里面施行,由临终关怀机构设立家庭病床的方式,所需药物和设备均由医疗保险负担费用。

与英美不同,德国的临终关怀模式一般是在肿瘤科和老年科设立临终关怀病房,其他科室则是针对个别患者提供相应服务。是否处于临终阶段由医师根据病人具体情况做出判定,一般生存期限在 3 个月之内便被确定为临终。护理人员为病人提供止痛、心理护理、社会支持,并为家属提供最大的便利以使病人尽享亲情之乐。

日本的临终关怀也以临终关怀病房为主。护理的基本目标是缓解痛苦、协助日常生活、关怀家属。随着临终关怀的发展,近些年在日本出现了一批新的从业人员——介护福利士,她们就职于社会福利部门,与医护人员共同承担着老年人和临终病人的照护工作。

(2) 我国的临终关怀模式:我国的临终关怀模式主要是独立的临终关怀院——宁养医院。目前,我国已经有超过 20 家的宁养医院,分布在 13 个省市,覆盖 130 个区县。我国内地的宁养医院大都为香港李嘉诚基金赞助,主要收治癌症晚期的病人,除了给病人提供相应的临终关怀服务之外,宁养医院还可为符合相应条件的院外病人提供免费的止痛药物。

2010 年 9 月初,由卫生部医政司支持,中国医院协会、中国健康教育协会联合主办的"晚期癌症患者规范化管理及关怀试点项目"正式启动,全国 11 个城市的 19 家医院将设立晚期癌症患者管理及关怀试点,通过专职护士对患者及其家属进行日常的治疗教育、心理关怀;举办患者及家属课堂;设立项目热线及网站,回答患者和家属的日常咨询等。这一项目的目的旨在帮助癌症晚期患者减低在放化疗中所产生的不良情绪反应和恐惧心理,提高癌症晚期病人的生活质量。

由于宁养医院的费用较高,很多的临终病人不能享受到临终关怀服务,因此,我国学者目前正在进行临终关怀本土化的研究,试图总结出适合中国具体国情的临终关怀模式。例如李义庭所构建的"一个中心,三个方位,九个结合"体系,即临终关怀应以解除患者的病痛为中心;在服务层面上,坚持临终关怀医院、社区临终关怀服务与家庭临终关怀病房相结合;在服务主体上,坚持国家、集体、民营相结合;在服务费用上,坚持国家、集体和社会投入相结合的模式。还有施榕的"施氏模式",建议将着眼点放在乡村,认为中国的临终关怀事业,将在乡村大有发展,家庭临终照护将成为老年人临终照护的最佳办法之一,因此,家庭临终关怀病床应成为临终关怀的主要模式,这样可以使更多的临终病人受益。

二、临终关怀的原则和意义

1. 临终关怀的原则

临终关怀的目的是使生命有价值地存在至自然结束。重视生命品质,尊重生命尊严,尊重病人权利,重视临终患者与家属的情感与感受是临终关怀的基本理念,这一理念决定了临终关怀应遵循如下原则:

(1) 适度治疗的原则:临终病人的疾病不可治愈,死亡不可避免,因此,临终关怀不以延长生命过程的治疗为主，而以解除痛苦、缓解症状的姑息治疗为主。如上述案例中的患者，因所患疾病是不可治愈的，故此医护人员并未着重治疗其疾病，而是采用多种医疗手段缓解其因癌细胞扩散导致的全身剧烈疼痛。

（2）心理护理的原则：临终病人的心理需求因人而异，面对死亡的态度也迥然不同。临终关怀通过对病人进行安抚、同情、体贴和关心等，因势利导，使临终病人的心理获得平衡，最终能正视现实、面对死亡，平静地度过临终阶段。上述案例中的临终病人，情绪反复不稳定，对肢体疼痛的反应强烈，不与医护人员配合，采取哭闹的方式应对疼痛，医护人员经过沟通了解到这种不正常的情绪反应源于其对疾病与死亡的痛苦折磨的强烈怨恨和恐惧，源于对儿女亲情的不舍，通过沟通，病人的心理问题得到缓解，医患配合趋于良好，疼痛控制效果明显，患者的生活质量有所提高。

（3）全方位照护的原则：临终关怀提供的服务是全方位的，既要对临终病人提供医疗服务，缓解症状，又要满足临终病人的心理需求，为其提供社会支持；既要照护临终病人，又要关心临终病人家属，给家属提供全面的关心与帮助；既要为病人生前提供服务，又为其死后提供居丧服务等。前述案例中，医护人员除了与病人充分沟通、采用多种手段缓解其疼痛，消除其对病痛折磨的恐惧之外，也与家属不断沟通，了解家属的负面情绪一方面来自对亲人的不舍，另一方面来自对父亲强烈情绪反应的束手无策，因此，医护人员在稳定病人情绪的同时，与家属进行了有效沟通，既抚慰了家属的悲伤情绪，又解除了家属的困惑，改善了病人和家属的关系，使得病人在生命的最后时期享受到了应有的天伦之乐。

（4）人道主义的原则：心身医学的研究表明：忧虑、痛苦、悲伤是贯穿濒死过程的情绪体验。临终病人的心理特点主要为恐惧与不舍：恐惧临终的痛苦、恐惧亲人对自己的离去悲伤、不舍人世间的生活和各种人际关系。因此，临终病人较之普通病人更需要人间的温暖、社会的尊重、精神的安慰、生活的照顾和亲人的关怀。临终关怀实践中，医护人员以爱心和关心，同情、理解临终病人，尊重他们的权利与尊严，尤其是尊重病人选择死亡的权利，这些都彰显着人道主义的光芒，对临终病人家属提供家庭照护的便利，也充满着人道主义的色彩。

2. 临终关怀的道德意义

临终关怀作为现代医学的一个新的分支，可以更好地体现医学的人道本质，因此，临终关怀提出的半个多世纪中，得到了人们的普遍认可和欢迎。具体地，临终关怀的道德意义体现在以下几方面：

临终关怀有利于缓解临终病人的恐惧和痛苦。据报道，中国每年有700万人去世，每个人都必然会在某个时刻体验到亲友死亡带来的伤痛，体验到自己临终的恐惧。2010年第6次人口普查的结果表明：中国60岁以上的老年人有1.78亿，占全国总人数的13.26％以上，这个比例还以每年3％的速度增长，预计到2050年，我国60岁以上老人将达到4.4亿,老年人特别是高龄老人的激增,意味着将有更多的人在更长的时间里感受死亡的威胁。另据2002年7月WHO发表的研究报告,今后20年全球癌症新患者将由目前每年的100万人增加到1500万人,因癌症而死亡的人数也将由每年的600万增加到1000万。可见,人口的老龄化、疾病谱的改变,计划生育国策实施所造成的社会倒三角的人口发展结构,已成为社会事实,这些现实都反衬出发展临终关怀事业的意义。

临终关怀关注家属的心理和社会需求有现实意义。临终关怀的主要服务对象是癌症晚期的病人,这类病人对治疗无较好的反应性,病程无法预期,疾病不可治愈,除了病人遭受到生理心理的痛苦外,患者家属也有一定程度的心理压力及精神创伤。在我国现行的医疗体制之下,患者的长期患病还给家庭造成了沉重的经济负担,并因此产生了巨大的心理压力。病人家属中,悲观、失望、沮丧、无助、焦虑、怨愤、不满等不良情绪普遍,这些心理危机一旦受到不良因素刺激就会立刻爆发,产生心理学上的"冰山效应",最终激化潜在的医患矛盾,产生不良的冲动行为,对医院的正常工作秩序造成影响,同时也给社会造成不良的影响及后果。临终关怀注重到家属的心理和社会需求,让家属的不良情绪得到合理释放,对于营造和谐的医疗环境很有意义。由上可见,临终关怀的施行不仅有利于病人获得生活品质的提升及善终,还有利于家属因生死两相安而顺利度过哀伤期,也有利于节省医疗卫生资源,促进社会精神文明建设。

三、临终病人及家属的心理特点

1. 临终病人的心理特点

病人濒临死亡时出现的心理反应基本分为四个阶段,即怀疑否定期、愤怒期、协议期、抑郁接受期。

(1) 否认:这是闻听实情后病人的最初反应。病人不承认自己患了绝症或病情在恶化,认为可能是医生的错误诊断,企图逃避现实,表现为心神不定,拒绝所有的不利于健康的报告,坚持自己是健康的或是可治愈的。

(2) 愤怒:病人已知病情或预后不佳,想到死亡将使自己失去现有的一切,想到自己的未竟之事,会气愤命运作弄自己。有的病人会将愤怒发泄出来,对自己的亲人、对医护人员常常有不满情绪;有的病人则将愤怒压制在内心,形成抑郁心理。

(3) 协议:愤怒之后,病人不得不承认患病的严重后果,但是还期待医护人员能妙手回春延长自己的生命,试图与医生"讨价还价",妄图谋求生命的进一步延续,以便能完成未了的心愿和活动,此时病人经常忐忑不安,时而安静,时而烦躁。

(4) 抑郁接受:这是临终病人最后的心理反应。病人已知治疗无望,死亡不可避免,但自己尚有许多未竟之事,会感到伤感、抑郁,但情绪趋于平静、安宁,心理上已经接受这一结局,并开始安排自己的后事。

2. 临终病人家属的心理特点

临终关怀中，病人家属也是医疗关怀的对象，因此，了解临终病人家属的心理特点有助于医务人员顺利开展工作。一般地，临终病人家属的心理反应，可分为以下四期：

（1）震撼和不知所措：家属对突然得到的坏消息——亲人即将死亡——感到震惊、无法接受，也无法处理与之相关的问题或做出相应的决定。

（2）情绪反复无常和内疚罪恶感：在恢复正常的理性思维能力后，家属会反省自己的行为，对以往的一些过错愧意加重，认为亲人的濒死是缘于自己的疏忽和漠视，负罪感极强。

（3）失落与孤独：当确信亲人的逝去已成定局，自己的过失已无弥补的机会，心中的苦楚无处倾诉，家属的心理转变为失落和孤独。

（4）解脱和重组生活：逐步认知阶段，家属逐步恢复对失落事件的认知，开始接受失落事实；修复重建阶段，家属逐步以理智面对失落，开始以社会能接受的方式表达内心的悲哀和感受。

四、临终关怀中的沟通

我们在前面所学到的沟通技能和相关知识在临终关怀中仍然是适用的，例如共情的技能（尤为重要，现代临终关怀的创始人桑德斯认为只有有过痛失亲人经历的人才有资格从事临终关怀服务，原因就在于这样的人容易与临终病人及家属达到共情），"情感账户"等。这里尤其强调以下沟通技能：

1. 言语沟通

临终病人与普通临床病人相比，心理感受更为敏感，自身的无价值感更为强烈，因此，临终病人更需要得到尊重和重视，在与之进行沟通时尤其应注重细节。

（1）言语沟通所需的技能

提问：临终病人通常地表现是沉默，因此，要了解病人的真实感受，了解病人的需要，一定要让病人将自己的需求与不适表达出来。在了解病人需求的沟通中，医务人员多通过提问来了解病人已经知道的和想要知道的信息。提问可以采用开放式提问和封闭式提问的方式，封闭式提问是以事实为基础，直接获得某些特定的信息；开放式提问则允许病人开放地表达自己的想法和感受，通过回答可以了解病人对死亡的态度、对临终关怀医疗服务的需求等。

倾听：在开放式提问中，对临终病人的回答要耐心倾听。一方面给病人较多的时间倾谈，让他们充分表达和倾诉内心的感受；另一方面，倾听中应多以反馈性（应答式）倾听为主，适时重复，重申病人的观点向病人表明医生正在仔细倾听他的倾诉，已经理解了他的意思，使临终病人感觉到自己虽然时日无多，但仍然可得到医生的尊重，这种感受可以提升临终病人的价值感，激发其进一步倾诉的愿望，使医生得到更多的信息。

反应：对临终病人的感觉给予回应。要适时向病人提出不同的观点，给予他们意见和建议，以更积极的态度处理问题。在适时反应时避免使用可能产生歧义的语言，并杜绝使用病人忌讳的词句。这样的沟通技能可以帮助临终病人改变消极态度，向积极的情绪反应方向转变，增强临终病人面对死亡的勇气。

（2）言语沟通的阶段：在与临终病人进行语言沟通时，应注意沟通的不同阶段所要完成的任务。Linda Brixey 将有关如何与临终病人沟通分为 6 个阶段（来自卢迪，2008）。

1）好的开头：做好一切准备工作，包括：沟通要达到的目的，确定合适的时间、地点，确定谁可以一起参与讨论等。

2）了解病人知道了多少信息：确定病人对自己的病情了解了多少，对自己的生存时间是否知情。

3）了解病人还想知道哪些信息：可以运用共情的技巧，了解病人的期望，以及病人对医务人员的要求等。

4）让病人一起参与：争取病人的配合是临终关怀目标达成的关键。在此过程中，可以从以下方面入手：

● 建立一个议程（在这个议程中要有目标）：包括病情的诊断治疗计划、预后情况等各方面的支持；

● 从病人提及的方面开始：病人往往有最关心的问题，因此，在沟通时，先了解病人的困惑、要求，以此为突破口，寻求病人支持；

● 分步骤进行教育：用通俗易懂的语言向病人讲解治疗护理计划，经常的了解病人接收信息的程度，强调和澄清自己的观点，然后让病人重申医生所说过的内容，最后，仔细倾听病人的意见和建议；

5）要对病人的感觉做出相应的反应：随时注意病人表情的变化，了解病人的真实感受，给予及时的安慰、解释等，并抚慰病人的不良情绪。

6）做出计划并执行：和病人在治疗计划上达成一致意见，然后共同遵循，并督促病人切实落实。

（3）言语沟通的注意事项：临终病人的心理感受敏感，在与病人谈及与临终有关的话题时，应注意避免所使用的语言引起歧义。时常引起病人误解的医生用语有（表10-1）：

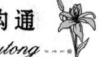

表 10-1　易引起病人误解的医生用语

医生用语	病人可能的解释	替代用语
我们感到无能为力了	医生不想再给我看病了	我们能提供许多控制症状的方法,使你感觉好一些
是考虑停止治疗的时候了	医生不想继续为我治疗了	你认为现在是考虑采用缓解症状治疗的时候吗?不管你做出怎样的决定,我都会与你携手同在
你想让我们为你的存活做所能做的一切(如人工生命支持)吗?	如果他们不为我做他们能做的一切,我就得不到最好的治疗	如果你的病情加重,你想采用人工生命支持还是自然死亡?
你治疗失败了(如化疗、放疗)	我已经让医生感到失望了	这种治疗对于这种癌症疗效不像我们希望的那么好。你感觉怎样?
我想你应该考虑去临终关怀医院	我即将死去	我将与能够治疗你的症状、帮助你感到舒适一些的专业团队一起积极地为你提供协调性治疗

(资料来源:周淑新,2008)

2. 非言语沟通

沟通中非语言符号所传递的信息往往是真实的,我们的研究成果也表明良性的沟通效果 90% 以上是通过非语言的方式达成的。在临终关怀中,应注意病人尤其是沉默病人的非语言符号传递给医护人员的信息。

(1) 体态姿势:一个人的体态姿势可以传递情绪,体现内在的情绪和需求,舒适的体态姿势不仅有利于疾病的康复,更能稳定病人的各种不良情绪。临床上一般的病人无论身体哪个部位不舒适,都能用语言表达出来,以便于医护人员采取措施,及时解决。而临终病人对自己将要走完的人生路途是有预感的,他们常表现为沉默寡言,表情呆板以至情绪反常。但在还有知觉的情况下,对于因任何刺激引起的身体某些部位的不舒适,病人均可下意识地反映出来,表现出需要舒适的愿望,医护人员应注意病人的异常表现,及时予以处理,这样能取得病人的信任和配合,增加病人在临终阶段的舒适度。

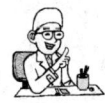 **拒绝表达的尿毒症病人**

如有一例尿毒症患者,女,50 岁,临终前几天无论给她更换何种体位,她都双手捂住外阴,表现出痛苦厌烦情绪。然而,当医护人员问到哪里不舒服时,她总是双目紧闭不回答。医护人员从其表现推测出其下体不适,遂仔细检查她的下腹及外阴,发现病人

外阴红肿，有脓性分泌物，经用灭菌蒸馏水及5‰的碘伏擦拭消毒，并给予抗生素治疗，3天后炎症基本控制，病人情绪也逐渐稳定，此后再进行护理时，病人的配合明显积极，即使不说话也会以点头或摇头回答医护人员的问题。

（2）目光、眼神和面部表情：人的情绪、态度等变化可以通过目光接触了解到。因为任何一种有意识的行动都有其动机，动机来自其需求，当临终病人失去自理能力并有语言障碍时，眼神就成为病人表达其需求的主要方式。在医患沟通中，医护人员要注重观察病人的眼神，从这一非言语的符号传递中了解病人的动机和需要，也传递医务人员对病人的关注和尊重。例如，病人视线向下，表明有忧伤情绪；视线左右环顾，则表示病人心神不安，医护人员应针对病人临终前不同的目光给予适时的照护。

面部表情是人的情绪和情感的生理性外在表露，一般是随意的，但又可以受自我意识调节控制。面部表情可表示多种多样的情感变化，如恐惧、痛苦、厌恶、愤怒、安详等。但由于面部表情变化快、信息多和可控制的特点，给观察带来一定的困难，所以需要综合其他信息，联系起来分析。临终关怀中，病人面部表情的变化是医生获得病情的重要信息来源，同样，医务人员的面部表情也是病人了解医生内心活动的镜子。医生在会谈中不但要善于识别与解读病人的面部表情，也要善于控制自己的面部表情。

五、安乐死与临终关怀的关系

一直以来，安乐死始终是一个敏感的话题，虽然历经若干次的大讨论，但在安乐死问题上，大部分国家都非常谨慎，不敢越雷池（立法）一步。

1. 与安乐死有关的事件

轰动美国政坛的特立·夏沃之死：1990年，佛罗里达州的妇女特立·夏沃因为心脏突然停跳，导致脑部大面积损伤，成了一名"植物人"，只能靠一根食管维持生命。其丈夫迈克尔·夏沃希望通过各种途径帮助特立恢复健康，但努力多年无望，于是向美国法庭提出申请，要求法庭判决拔下特立的鼻饲管，让她实现"安乐死"。然而，迈克尔的要求遭到了特立父母的强烈反对，双方开始了长达10多年的漫长官司，同时也引发了一场全球范围的关于安乐死的讨论。2005年1月下旬，法院最后作出判决，允许去掉进食管，13天后特立·夏沃死亡。

中国的安乐死案件：1986年6月23日，陕西汉中市传染病医院收治了一名女性病人夏素文，入院诊断为"肝硬化腹水"。入院当日，医院下发了病危通知书，后经常规治疗，症状稍有缓解，但夏仍感到疼痛难忍，喊叫想死。随着病情加重，夏素文更加痛苦不堪。其子王明成再三请求医生为母亲实施"安乐死"，最终得到主任蒲连升的应允。6月29日凌晨5时夏素文死亡。7月3日，汉中市公安局对此案立案侦查。1991年4月6

日,汉中市人民法院作出一审判决,宣告蒲连升、王明成二人无罪。案件宣告结束,但是在国内引发的关于安乐死的讨论却一直持续。

2. 安乐死的争议

世界各国之所以在安乐死问题上如此谨慎,源于人们对安乐死是否可行存在较大的争议,正反双方各执一词,表面看来很难辨真伪。

(1)支持者的理由:支持安乐死的人认为,安乐死是可行的。因为:

● 安乐死符合病人自身利益。对于一些临终病人尤其是癌症晚期的病人,死亡近在咫尺而又痛苦不堪,给病人施以一些医疗手段减少其在走向死亡过程中的痛苦,是符合医学人道的,医生在安乐死的过程中的确要采用医学手段导致病人死亡,但其直接意图并非致病人于死地而是减轻病人的痛苦,因此,医生的行为是在解除病人的痛苦,是为尊重病人的利益,是符合医学伦理的有利原则的。这是安乐死之所以道德的最有力的理由。

● 安乐死可使有限的卫生资源得到合理应用,减轻社会和家庭的经济负担。医疗卫生资源匮乏是目前医疗卫生面临的困难之一,患不治之症、濒临死亡的病人,如果仍然用医学手段延长生命,不仅是一种无谓的投入,而且会加重病人的痛苦,加重家属的经济负担,浪费医疗卫生资源,而对其实施安乐死,既避免了医疗卫生资源的浪费,又可减轻家属和社会的经济负担,是"一举两得"之举措,因此,安乐死应该得到支持。

● 安乐死符合人类的生命价值观,反映人类无痛苦死亡的愿望。现代社会中,人们普遍要求提高生活品质,实现自身价值。患不治之症的病人,由于疾病的折磨和死亡的逼近,其自身价值已经大为降低,在精神和躯体方面都痛苦不堪,生活质量极其低下,用医学手段减低病人在死亡过程中的痛苦,是有利于病人的做法。另外,安乐死的施行必须是病人经过再三深思熟虑之后自主地提出申请,这充分体现了医学伦理的自主原则,因此,安乐死是具有道德合理性的,是可以支持的。

(2)反对者的意见:反对者则认为安乐死不可行。原因在于:

● 安乐死是医生杀人,与医生的天职背道而驰。古今中外的医学职业精神都以救死扶伤、除病去痛为根基,医生更被誉为"白衣天使",看见医生就意味着看见生的希望,而安乐死归根结底是医生对病人施以致死之术,此时的医生不是"救死",而是"致死",这与人们心中长久以来积淀下来的观念极为不符,无论如何无法接受。

● 安乐死不利于医学发展。纵观医学发展的历史,可以看出一部医学史就是人类对抗死亡的历史,在与不可治愈疾病不屈不挠的抗争中,医学得到一次又一次的推进,这都归功于医生的不放弃,而安乐死意味着医生的放弃,意味着探索的终止,不治之症将永远是不治之症,由此可见,安乐死会妨碍医学的发展。

● 安乐死是对病人生命权的剥夺。反对者认为,安乐死的施行使病人失去了三个生还的机会:疾病自然转归的机会、等待医学攻克所患疾病的机会、纠正误诊误治的机会,这是对生命的不尊重,是不人道的。

● 某些病人安乐死的愿望不真实。虽然安乐死的施行需要病人自主提出，但是，病人的要求是否其真实意愿很难考证，因为，此时的病人处于疾病终末期的无价值感、病痛的极端折磨、给家属带来经济负担的愧疚等因素综合作用之下，"要求早死"只能是不得已的选择，而非其真实意愿的表达。

3. 安乐死与临终关怀的关系

关于安乐死的争论迄今已经持续上千年，这一概念（操作）也的确利弊共存，但是，随着恶性肿瘤的发病率逐年提高，人们追求"优死"的愿望愈来愈强烈，安乐死这一概念中的合理成分逐渐显现出来。目前，在生命伦理学的研究中，学者们已经从经典的四大原则（无伤、行善、尊重、公正）出发，为安乐死提供伦理学上的合理辩护。

与此同时，生命伦理学的学者们也在思考如何让安乐死得到越来越多人们的认可，鉴于临终关怀与安乐死都是关于临终病人的医疗措施，一些学者开始对这两个概念（操作）进行比较研究，试图就以下问题寻求答案：第一，为什么人们对待安乐死和临终关怀的态度迥然不同？第二，临终关怀和安乐死是否能殊途同归？

目前的研究成果表明，之所以安乐死千百年来始终处于争议之中，而临终关怀却在短短的40多年的时间得到了人们的普遍认可和赞同，是因为临终关怀与安乐死确实存在一些差异，这些差异体现在以下三个方面：

第一，概念外延的差异。临终关怀是大概念，安乐死是小概念。因为临终关怀的照顾对象是所有的临终病人，是处于临终阶段的所有人，而安乐死只是极少数心身受到疾病极度折磨的、死亡近在咫尺且主观意愿为无痛苦死亡的临终病人。

第二，时间过程的差异。临终关怀是贯穿于临终死亡阶段全程的服务，其时间过程较长，一般约为3～6个月。而安乐死一旦决定，则是极短时间内的一种操作手段。

第三，自然死亡与人为死亡的差异。临终关怀不促使病人死亡，不缩短临终时间，安乐死则是用药物等方法缩短生存时限，帮助病人摆脱极端痛苦的折磨，无痛苦地死去，是由医生采用医学手段加速病人死亡。

学者们认为，虽然临终关怀和安乐死在形式上存在着差异，但二者的实质是相同的，都是采用医学手段减少临终病人在临终阶段的痛苦，提高临终病人生活质量，目的都是使临终病人在尊严、舒适中走完人生的最后阶段，因此，作为一个小概念，可以认为安乐死是临终关怀中的一个特殊操作，是关于特殊临终病人的临终关怀，即将临终关怀做狭义和广义之理解，狭义的临终关怀是指适用于一般临终病人的、由医护人员采用综合手段提高临终病人生活质量的一种特殊照护；广义的临终关怀则包括安乐死，即对即将死亡又极度痛苦、主观意愿上有无痛苦死亡意愿表达的临终病人，采用特殊的临终照护方式——安乐死。

学者们试图通过这样的理解，把安乐死纳入到临终关怀体系之中，使二者殊途同归，从而解决多年来安乐死所遇到的道德难题，消除临终关怀与安乐死对立的偏差，建立符合物质文明与精神文明需求的、体现人类社会进步的人类死亡的最佳模式。

小 结

临终关怀是一项充满了人文关怀的医疗服务，它不仅关注对临终病人的躯体照料和心理关怀，还关注临终病人家属的心理和社会需要，是具有鲜明人道主义特征的事业，基于安乐死的道德前提和目的，部分学者认为可以把安乐死纳入临终关怀，将之作为一个特殊的临终关怀处置，施以特殊的临终病人，提高此类临终病人的临终生活质量。

与临终病人及家属进行有效沟通是提供高质量临终关怀服务的关键。鉴于临终病人及家属的特殊心理特点，在沟通时，应尤其注重语言的措辞和非语言符号的恰当配合，注重体现对临终病人的尊重、理解和价值认同，争取病人的配合，以提高临终照护的质量。

思考题

1. 临终关怀中的人文意义是什么？
2. 临终病人及其家属有着怎样的心理特征？
3. 您对待安乐死的态度是支持还是反对，理由是什么？
4. 一位女性病人术后被诊断为 2 个淋巴结阳性的 III 期结肠癌，放疗科医生与她讨论了预后，并建议其做辅助化疗。病人拒绝化疗，情绪波动，遂给自己病房主管医生打了电话，问，"我该怎么办？我是否快死了？"

如果你是这位医生，你会怎样做？如何采用以患者为中心的交流方式回答病人的问题？

推荐读物

施永兴，庞连智．让生命享受最后一缕阳光：临终关怀百题．上海：上海科学普及出版社，2004．

日野原重明著．徐坚，张鑫译．临终关怀——日野原重明健康系列．西安：陕西科学技术出版社，2004．

郑晓江，钮则诚．解读生死．北京：社会科学文献出版社，2005．

（美）霍尔德等著．吴宇琦等译．临终：精神关怀手册．上海：上海译文出版社，2006．

（杨艳红）

模块Ⅲ 医事法律原理与规范

以无情的目光论事
以慈悲的目光看人

培根《论法律》

第11章

法伦理视角下的知情同意

学习目标

法律与伦理为对医疗活动进行规范的两个系统；在医疗法律与医学伦理中，"对自主决策权的尊重"是其人文精神的核心理念和重要方面，它也是制度层面上的知情同意原则具有伦理正当性的依据。临床上一个有效的告知必须充分、通俗、准确，并贯穿医疗的全过程。学完这章之后，你应该能够：

1. 理解医疗法律与伦理的关系。
2. 记住临床实践中知情同意的概念。
3. 理解知情同意原则的伦理蕴含。
4. 理解医疗活动中一个有效告知在时间上的要求。
5. 描述医疗活动中一个有效告知在内容上的要求。
6. 运用所学的告知技能进行有效告知。

 预习案例：擅用眼球案

这是一起擅用眼球案，发生在北京某医院。1998年10月，眼科博士高医生为第2天的手术做准备时，发现冰箱里储存的角膜因长时间保存而已经坏死。如果找不到新的角膜，等待手术的烧碱烫伤病人的眼球很快就会腐烂，复明的希望将化为泡影。情急之中，他来到医院太平间，拉开冰柜，用随身携带的剪刀和镊子从一具新鲜女尸眼眶中取出了眼球，接着给其换上了义眼（用高级塑料做成）。第2天手术时，他用昨晚采集到的角膜镶进了被烧伤农民的眼内。几天后，另一只角膜又使北京的一位老大妈复明。这一事件被死者家属发现并报案，高医生因涉嫌触犯刑法被北京市公安局取保候审，1998年11月，移送到北京市某人民检察院，罪名为"盗窃、侮辱尸体罪"。

分析与讨论：

➤ 你认为此起案件中，"盗窃、侮辱尸体罪"是否成立？
➤ 你认为此起案件中是否存在对自主决策权的侵犯？
➤ 案例中如果第2问成立，医方侵犯了谁的自主决策权？

众所周知，医疗关系到人类"生命"的质量与存续，关系到患者"身体、心理、精神"的健康与完满，关系到"个人、家庭、社会"之幸福与和谐。医学史家西格里斯说："医学的目的是社会的，它的目的不仅是治疗疾病，使某个机体康复，它的目的是使人调整以适应他的环境，作为一个有用的社会成员。……医学经常要应用科学的方法，但是最终目的仍然是社会的。"应该说，作为以社会为目的学科而存在的医学必然交织了科技与人文的两个向度。而人文对科技的作用体现在既促进又制约的双重角色中，后者显得尤为重要。在医疗中人文精神的缺少必将带来医患关系的紧张、人之尊严的贬损、人类精神的委顿，甚至人类生存的危机。

一、医学伦理与医学法律的关系

总的来说，对医疗实践进行规制的人文体系包括了伦理与法律两大类别，两者相辅相成，相互交织，共同保障医疗真正成为促进人类福祉的"仁术"。其中，医学伦理是指直接产生于医疗活动中并以之约束和调节人们的医疗活动及其相互关系的价值观念、伦理规范和道德精神的总和；而医疗法律则是指由国家制定或认可，由国家强制力保障实施的，调节医疗过程中出现的各类法律关系的法律规范的总和。

当前，我国临床应用的伦理规范主要有《医务人员医德规范及实施办法》，其中规定了：救死扶伤，实行社会主义的人道主义原则；时刻为病人着想，千方百计为病人解除病痛；尊重病人的人格与权利，对待病人，不分民族、性别、职业、地位、财产状况，都应一视同仁；文明礼貌服务原则：举止端庄，语言文明，态度和蔼，同情、关心和体贴病人；廉洁奉公原则：自觉遵纪守法，不以医谋私；为病人保守秘密原则：实行保护性医疗，不泄露病人隐私与秘密；互学互尊，团结协作原则：正确处理同行同事间的关系；严谨求实，奋发进取，钻研医术，精益求精：不断更新知识，提高技术水平。另外还有一些专项伦理指导原则，如《器官移植伦理指南》、《人胚胎干细胞研究伦理指导原则》等。

当前，规范医学临床活动的法律体系主要包括：《中华人民共和国食品安全法》、《中华人民共和国传染病防治法》、《中华人民共和国国境卫生检疫法》、《中华人民共和国执业医师法》、《中华人民共和国药品管理法》、《中华人民共和国护士管理办法》、《医疗事故处理条例》、《医疗器械监督管理条例》、《医疗机构管理条例》、《乡村医生从业管理条例》、《突发性公共卫生事件应急条例》等，以及与上述法律法规相应的一系列配套规定。

下面,我们将分析医学伦理与医学法律的关系。

1. 医学伦理是医学法律的基础

我们知道,任何法律大厦必有其合理性的伦理基石,即必须顺应"自然法"的要求,医疗中同样如此。自然法是独立于实在法而存在的正义体系,是宇宙与社会的本质规律,而伦理学的规范则体现在人类社会的规律中。故医疗法律只有符合自然法的精神,符合医学伦理的规范,才可能被认为是善法与良法,才值得遵从。即对法律的评价应以其与自然法和伦理观的一致性为标准。在某种意义上,一部非正义的法律根本算不上是法律。实际上,很多医疗的法律规范其本身便是医学伦理规范的法律化。

显然,只有当法律与人们的寻常伦理观念相一致时,人们才愿意自觉遵守,否则,法律无疑将被虚置与架空。换句话说,道德对于人的行为选择也有着重要的影响。究其原因,伦理道德可以影响和改变一个人的效用函数(即人的满意程度和影响它的一系列变量的关系)。美国的一项研究结果表明,人们平日遵守法律的动机,并非通常认为的,是对无视或违抗法律而招致处罚的畏惧。相反,人们遵守法律的动机常常是道德性的。两种道德动机是遵守法律的关键前提:合法性和道德观。合法性指的是相信权威具有被服从的资格。个人的道德观涉及的是人们认为法律与他们自己判断的是非之一致程度。在某些情况下,如杀人,公众道德观与法律是一致的,则法律很容易被认可。然而,在另外一些情况下,虽然法律禁止违章停车等行为,但多数公众并不认为它们有什么不道德的,于是这些法律经常被人们冷落与熟视无睹。

2. 医学法律是最低限定的医学伦理

尽管医学伦理和医疗法律存在千丝万缕的联系,但是作为不同的社会规范两者还是存在诸多差异。从价值层次而言,伦理规范对社会主体的要求显然高于法律,即法律包含伦理规范的内容,但是法律规范仅能吸收最基本、最低限度的伦理道德要求。也即,大多数违反医学伦理的行为并不会得到法律的制裁,而会受到自我不安、舆论排斥等惩罚。

3. 医学伦理区别于医学法律

医学伦理与医学法律既紧密相关,又相互不同。后者表现在:首先,医学伦理既规范意识又规范行为,而医疗法律仅规范行为。从调整范围来说,医学伦理既约束当事人的意识又规范其行为,而医疗法律仅规范有意识支配的行为,却不调整无行为载体的意识。正如庞德所说:"在主旨方面,据说道德涉及人的思想和情感,而法律只涉及人的行为;伦理学的目标是完善人的个体品格,而法律只是尝试去调整个人和个人之间、个人和国家之间的关系。据说道德更关注这类行为背后的事物,而不仅仅是行为本身。相反,法律关注行为,并且只是关注表现于行为性质之中的思想与情感,并以此判断它们对一般安全或一般道德所构成的危害。"

其次，医学伦理的遵守主要靠自律，法律的遵守主要靠他律。从规范方式来看，伦理以自律的形式强调行为主体的意识自觉，而法律则以国家强制力为保障的他律方式规范主体的行为，如此使得后者便显得更为强劲有力。

由此可见，在医疗的规制中，伦理与法律两者相辅相成，互相不可替代。而两者之中，伦理又为法律制定与实施的基础。

二、知情同意原则的伦理基础

有一首耳熟能详、脍炙人口的革命诗篇是这样的："生命诚可贵，爱情价更高，若为自由故，两者皆可抛"。由此，我们可以体会到：自由是人性的核心部分，是人性的本质规定。对此，马克思说："一个种的全部特征、种的类特征就在于生命活动的性质；而人的类特征恰恰就是自由的有意识的活动。"而美国学者以20世纪60年代后半叶为界，将医学伦理划分为"旧医学伦理"和"新医学伦理"。而后者的特点之一为：病人的福祉已经由霸主地位降为仅是诸多原则之一，病人的自主性显得更为重要。

在医学（包括临床医学和生物医学）领域，知情同意规则的运行意味着医生必须做出充分信息披露以便使具备表意能力的患者在充分理解的基础上得以据此自愿地就某种医疗方案、医疗行为和医疗措施做出是否同意的决定。

1. 知情同意原则的伦理蕴含

康德说："你需要这样行为，做到无论是你自己或别的什么人，你始终把人当做目的，总不把他只当作工具。"遵从这样的道德命令，每个人都按照自己的实践理性来办事，并不接受外来的控制，这样，每个人都能得到自由和全面的发展。于是，每个人都有了自由，有了自律性，而这种自律性是值得尊重的。这样，我们就得到了伦理学最重要的原则之一，即"自律性的尊重"。它意指：尊重他人的能力和对事物的看法，承认他人有根据他个人的价值观和信念持有见解、选择和行动的权利。可以看到，康德的自由是由人的普遍义务中产生的。根据康德的理论，对他人表示这种尊重是一项绝对的命令，是对待人的普遍义务，因为它产生于普遍化的标准。"其道德价值不取决于它所要实现的意图，而取决于它所被规定的准则"，"与任何欲望对象无关"。如此，这种对于患者自律性的尊重就完全地出自于医生的义务，是一种不受任何外界影响，也非出于任何目的的一种道德义务，是发自于医生内心的道德律令。

在伦理学的视角下，患者的自主决策权不但是"自律性的尊重"原则在医事法中的延伸，同时也是患者的"人性尊严"之重要组成部分（"人性尊严"包括三部分：生命和身体完整性之确保、似人般生存的可能性、自主决定的能力和机会）。1948年世界人权宣言中提及："对于人人固有之尊严及平等不移权利之承认，确系世界自由、正义与和平之基础。"此后，各国宪法大多明文规定人性尊严神圣不可侵犯之原则。（我国宪法第八条同样规定了：中华人民共和国公民的尊严不受侵犯。）依前文论述，病人之自主决策权为其尊严的组成部分，故为患者的宪法权利，理应受到严格的保护。故"人性尊严被尊重"具有普遍性及永久性，是一种原权利，并成为约制立法的一种客观标准。故在医事法的规制中，作为人性尊严之重要组成部分的患者自主决策权是必须被尊重与严格保护的。惟有如此，才不至于损及人之根本、法之精髓。

同时，在经济伦理的视角下，无论经济还是法律，其理论大厦都是建立在"理性人"的基础与前提之上的。所谓理性，就是根据自身所认识到的约束条件和所拥有的信息结构寻求总效用的最大化。显然，只有患者自己才确切地知道怎样能使自己的总福利（而非生物福利）最大化。因此，其自主决策是应该得到充分尊重和严格保护的。

于法伦理之视角下，患者的自我决策权是私法自治的体现。"私法自治"意指在民事生活领域，要获得权利、承担义务、进行一切民事行为，完全取决于当事人自己的意思，不受国家和他人的干预。患者自我决策权是医患法律关系最终沐浴于"民法慈祥的目光"下的必然要求，是医患关系由传统的"主动—被动"的父权模式转变为现代"共同参与"的契约模式之必然结果。

总之，对患者自我决策权的尊重是避免患者成为他人之工具的保障；是对基本人权（宪法权利）和人之尊严保护的一部分；是医疗人文精神之最高贵的价值内核和最重要方面。

2. 知情同意原则的权利结构

具体地，从权利结构上讲，"知情同意"由两部分组成。一部分为患者的知情权，与其相对应的是医师的告知义务；另一部分为患者的自主决策权，与其对应的医师义务为对患者自主决策权的尊重。

当今，在这个以全球化和信息化为特征的世纪，知情权日益成为人类重要的基本权利；同时，伴随人们权利意识的提高，大众也越来越关注这一与自身利益息息相关的权利。知情权又称"知的权利"、"知悉权"、"了解权"。在台湾、澳门地区又称"资讯权"。作为一种法学概念，"知情权"是由美国的一位编辑肯特·库珀在1945年1月的一次讲演中首先提出的。其后在美国五六十年代兴起的"知情权运动"中，"知情权"一词被广泛的援用并很快成为一个具有国际影响的权利概念。其基本含义是：公民有知悉、获取其应该获得之信息的自由与权利。它既存在于公法领域，也存在于私法领域。而患者的知情权显然属于后者，其本质与公法领域公民的知情权（如我们有权利了解汶川地震、"毒奶粉"事件等的重大公共安全事件或突发事件之真相、原因与处理；有权了解政府官员之政治、工作经历、财产状况、品行瑕疵等）相通。

在医学领域，患者的知情权尚属消极权利，即中国法律并没有像1973年的美国《病人权利法案》一样以成文的形式明确规定了病人知情同意的权利，而是反向通过规定医师的告知义务而确保患者的知情权之实现。

3. 知情同意原则的渊源流变

众所周知,现代意义的知情同意是由纽伦堡法典为我们开启的病人权利保障的崭新篇章。那么,知情同意是不是20世纪才出现的新生事物呢?其实,并不可以完全这么说。据北卡罗琳娜大学L·R·丘吉尔考证,美国医生早在18世纪就已经实行知情同意了,但那时的知情同意与医生对患者的尊重毫不相干,医生这样做并不是因为他们相信患者有这样的权利,而是认为这样一种同意仪式可以提高疗效。因此,这种仪式性的同意其实质上并没有涉及患者的权利问题。它与现代意义的以患者权利保障为核心的知情同意大相径庭。直到20世纪初(1906)美国才出现现代意义的知情同意的雏形,即单纯同意。直到20世纪50年代(1954)现代完整意义的"知情同意"才展现初颜。

知情同意原则是与现代医患关系相伴相生的,其基本的原因在于医患信赖的丧失和患者权利的觉醒,也可以说是医生知识权威和道德权威的破除。其结果为失去神圣光环的医生和觉悟了自己权利的患者均蜕变为理性人,故而有了平等。而这种平权关系最终必然纳入民法的慈祥目光,为契约所规制。在契约自由的理念下,现代意义的知情同意便呼之欲出了。

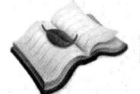

阅读链接:契约自由

契约自由是指契约的内容、形式、成立、变更、对方当事人的选择等均取决于私法主体的自由意志,而不受国家、社会团体和其他个人的非法干预。契约是私法主体形成私法上权利义务关系,以实现其自由意志最为常用的方式。因而,契约自由是私法自治理念在私法领域中最为主要的一种表现形式。契约自由的基本内容有:其一,缔结契约的自由,即私法主体可以自由决定是否与他人缔结契约;其二,选择相对人的自由,即私法主体可以自由决定与何人缔结契约;其三,决定契约内容的自由,即契约当事人可以在与对方当事人协商一致的情况下自由决定契约的内容;其四,决定契约形式的自由,即契约当事人可以自由选择合同的形式;其五,变更和解除契约的自由,即契约当事人可以在与对方当事人协商一致的情况下自由决定对契约的变更或解除。

美国历史上知情同意的发展经历了两个最具有意义的里程碑式的案件:

1914年的Schloendorff v. The Society of New York Hospital案是患者Schloendorff因对手术缺乏同意而引发的案子。医院未经患者明确同意而将肿瘤切除。该案的Cardozo法官则肯定了患者的"自主决定权",认为"每一个成年的且心智健全的人均具有决定如何处置其自身身体的权利;外科医师如果没有患者的同意便实施手术则构成暴行,该医师应对其损害负责。这一原则应被坚持,除非存在患者意识不清和同意获取前有必要进行手术的紧急情形。"令人遗憾的是，本案虽然确立了患者的自我决策权，但其关注的仅为医疗行为中患者"同意"之缺失，却没有关照到患者的"知情"，这也是美国早年知情同意案件之共同特征。

1957 年的 Salgo v. Leland Stanford Jr. University Board of Trustees 案中，美国法律的目光首次关注到"知情后的同意"而非仅仅是"同意"。案中一位 50 岁的男性患者 Martin Salgo 被怀疑患有腹部主动脉阻塞，故其主治医师建议做主动脉造影术以确定阻塞的准确位置。可惜，从患者背部向大动脉注射的造影剂造成其双下肢永久性瘫痪。这种并发症虽然非常罕见，却也是这一检查的固有风险。患者陈述医师在检查前并未将此风险告诉他，而医师也没有否认。在该案中，美国加州上诉法院 Bray 法官认为，"如果医生未能将患者就所建议的治疗方案做出明智的同意所依赖的、必需的任何事实告知患者的话，他便侵犯了对于其患者的义务，并应承担法律责任……"至此，完整意义的知情同意基本成型。

三、我国知情同意原则的相关立法

1973 年的美国《病人权利法案》以成文的形式明确规定了病人知情同意的权利。到目前为止，美国的五十个州和哥伦比亚特区法律均认可了患者的知情同意权利；德国在 1979 年 7 月 29 日联邦宪法法院一判决中就指出，必须取得患者对医师作出的全部诊断的、预防的以及治愈的措施的有效同意，这是法的要求。

在我国多个法律文件中，都对知情同意原则有过具体规定。我国知情同意原则的相关立法请见表 11-1。

表 11-1 我国知情同意原则的相关立法

出处	法条规定
《中华人民共和国侵权责任法》第 55 条	医务人员在诊疗活动中应当向患者说明病情和医疗措施。需要实施手术、特殊检查、特殊治疗的，医务人员应当及时向患者说明医疗风险、替代医疗方案等情况，并取得其书面同意；不宜向患者说明的，应当向患者的近亲属说明，并取得其书面同意。医务人员未尽到前款义务，造成患者损害的，医疗机构应当承担赔偿责任
《医疗事故处理条例》11 条	在医疗活动中，医疗机构及其医务人员应当将患者的病情、医疗措施、医疗风险等如实告知患者，及时解答其咨询；但是，应当避免对患者产生不利后果

续表

出处	法条规定
《执业医师法》第26条	医师应当如实向患者或者其家属介绍病情，但应注意避免对患者产生不利后果。医师进行实验性临床医疗，应当经医院批准并征得患者本人或者其家属同意
《医疗机构管理条例》第33条	医疗机构施行手术、特殊检查或者特殊治疗时，必须征得患者同意，并应当取得其家属或者关系人同意并签字；无法取得患者意见时，应当取得家属或者关系人同意并签字
《医疗机构管理条例实施细则》第62条	医疗机构应当尊重患者对自己的病情、诊断、治疗的知情权利。在实施手术、特殊检查、特殊治疗时，应当向患者作必要的解释。因实施保护性医疗措施不宜向患者说明情况的，应当将有关情况通知患者家属

四、知情同意原则的实践操作

1. 患者决策能力的判断

前面我们概况地叙述了知情同意原则的伦理基础、权利结构、渊源流变及相关的法律规定。下面，我们将讨论在实践中如何保障此原则的实施。

前文已经讨论了：对患者自我决策权的尊重是避免患者成为他人之工具的保障；是对基本人权（宪法权利）和人之尊严保护的一部分；是医疗法伦理中最高贵的价值内核和最重要方面。为了最大限度地发挥患者的决策能力、最大限度地保护患者的决策权，英、美等国的立法、判例中，多采用有无"识别能力"作为判断患者决策能力的标准；德国的相关判例中亦不采用年龄、行为能力这些民法上的明确判断标准，而注重于患者本人的判断能力、理解能力这些最本质的东西。对于患者有无决策能力的判断，英美法中主要考虑患者的四个因素：

其一，理解相关信息的能力；

其二，保有相关信息的能力；

其三，评价该信息作为决策过程的一部分的能力；

其四，交流自己决定的能力。

故，对于容易理解而风险较小的医疗措施，未成年人也可以行使自主决策权（比如，一个十二、三岁的孩子一般可以自行决定接受或拒绝拔牙、补牙、简单的局麻下外伤清创缝合术等医疗）。这种人性化制度的设计目的在于，首先，充分调动或激活限制行为能力之患者的行为能力，使他们尽其所能参加到医疗决策中，从而最大限度地保护他们的权益，实现其自身利益的最大化；其次，避免了以年龄或行为能力做一刀切规定情形下出现的具有决策资格的人所作的决策不理性的情况，如严重临床抑郁症患者很可能拒绝治疗甚至要求安乐死，而实际上，他（她）是没有"识别能力"，即决策的本质能力的。

那么，在中国，一位十三岁的少年单独跑到医院要求进行龋齿治疗，作为医生的你可以为他（她）补牙吗？答案是不可以。原因在于，我国还没有认可"识别能力"之概念，故判断患者是否具备医疗中的决策能力需依靠患者的民事行为能力。

我国《民法通则》规定，"18周岁以上，可以独立进行民事活动，是完全民事行为能力人。16周岁以上不满18周岁的公民，以自己的劳动收入为主要生活来源的，视为完全民事行为。"

2. 有效告知的内容

总的来说，患者需要知道（即医生应该披露的信息）包括事实和风险。具体地，应涵盖：

（1）所建议和实施的治疗方案的性质、特性、目的；
（2）所建议和实施的治疗方案的预期效果，包括可预见之风险；
（3）有无其他可选择、可替代的治疗方案；
（4）其他可选治疗方案的预期效果，包括可预见之风险；
（5）采取某种医疗方案或医疗行为的建议和理由。

技能练习

一个病人需进行门诊的局麻下"皮脂腺囊肿摘除术"，作为医生的你告知患者："局麻是会疼痛，会有少量出血。"请问：此告知是否必要。

关于何种风险（信息）应予披露，即什么水平的风险应启动医方的告知义务，一般情况下，应遵循信息"实质性"标准，即若某信息或风险会对相对人的判断和决定产生"实质性"影响（如有可能拒绝医疗或选择不同治疗方案）的话，即说明此信息有披露必要。如，对于手术，"大出血"的风险有可能促使患者选择内科保守治疗，故具有"实质性"；而"术中会有出血"则不具实质性，因其不会影响患者的决策。

3. 有效告知的充分性

关于信息披露到什么程度才算充分，学界和实践中基本遵循三个标准：

首先，合理医师标准，即只需告知处于在相同或相似情境下的一位"合理医师"意欲披露的信息。也就是说，由医疗专业人员依其惯例来认定哪些信息应被公开。很明显，此标准为客观标准，即医院完全可以印发手册以载明哪些问题应该向患方交代（这些内容是以医师为着眼点的）。英国法对医生的告知义务持一种保守的态度，其多采用医师标准。

　　其次，合理患者标准，即只需告知处于相同或相似情境下的"合理病人"做出明智的自我决策所需的信息即可。医院仍可以印发手册以载明哪些问题应该向患方交代（这些内容是以患者为着眼点的），故此种标准中的告知范围仍被客观化了。澳大利亚普通法便是倾向于此种标准。

　　再次，个别（主观）患者标准。即医师的信息披露范围应以个别病人为准。此标准要求医生在履行告知义务时，要充分考虑患者的年龄、教育程度、职业、宗教、其他情形等个性化的因素，考量每个特定个体所需要的信息，故告知范围各不相同。毋庸置疑，个别患者标准最符合知情同意之尊重患者自主权的价值取向，最容易使患者可以找到使自己福利最大化的选择，是最为完满的告知模式，也是信息披露模式发展的趋势。特别是在我国这样一个患者素质差距甚远的国家，个别患者标准可更好保障患者利益，体现患者本位的服务理念，促进良好的医患关系。

4. 有效告知的时间性

　　我们必须关注的是：知情同意应是一个过程而非一个单独节点或事件，它贯穿于医患关系存续的始末。如未充分告知病人手术后的必要措施或未告知病人复检、复诊之需要而延误病情，同样违背医师的告知义务。

　　例如，一个患有"先天性无肛"的新生儿在儿童医院接受了"肛门成形术"，手术非常成功。患儿出院时，因为医生非常忙碌，忘记了告知患儿的父母需要定期回院扩肛，其后果可能导致手术效果很差。在此案例中，虽然患者的手术已经结束即将出院，有效告知依然不能忽略。

5. 有效告知的通俗性

　　告知必须使用通俗的，患方可以理解的语言，尤其不能使用医疗的专业术语而不加任何解释。

　　例如，一个肾病综合征的患者，需要长期吃激素，医生在告知患者长期吃激素的副作用："你如果长期吃这个药，很可能出现类柯兴综合征"。在此项告知中，医生使用了患者根本不能理解的术语，所以不妥。其实，医生应该对"类柯兴综合征"进行解释，告诉患者"类柯兴综合征"表现为面圆、肥胖、皮肤紫纹等。

　　总之，患者的知情权和自主决策权是患者的基本权利，是患者的宪法权利，是值得与需要我们用有效告知予以尊重和保护的。

小 结

核心观念与技能:"知情同意"(informed consent),或称之为告知后同意,不只存在于医疗领域,而是专家侵权领域的通行原则。根据知情同意规则,患者或客户的同意是一种基于充分认知的决定,这种决定必须建立在专家对所建议的行为方案的实质性风险和其他可选择方案的充分披露基础上。知情同意是现代平权式医患关系的鲜明特征,更是医事法和医学伦理的价值核心;是避免患者成为他人之工具的保障;是对基本人权(宪法权利)和人之尊严保护的一部分;是医疗人文精神之最高贵的价值内核和最重要方面。医疗实践中有效告知的技能包括对患者决策能力的准确判断;告知的充分性、告知的准确性、告知的通俗性等,同时需注意的是告知必须贯穿医疗过程的始终。

思考题

1. 请找出此案例告知中的错误:小儿,男,5岁,拟行"全麻下声带结节摘除术"。医生告知家属:"切了吧,明天就安排手术,术中可能出现一些危险;打麻醉针会疼,皮肤会少许出血;全麻可能会有意外;术后可能出现声带麻痹;术后可能感染;出现上述问题,医方概不负责"。
2. 请论述知情同意原则的伦理基础。
3. 临床实践中的告知形式有哪些?
4. 在临床实践中,不准确的告知可能承担什么法律后果?

推荐读物

沈铭贤著. 生命伦理学. 北京:高等教育出版社,2002.
黄丁全著. 医事法. 北京:中国政法大学出版社,2005.
杜治政,许志伟著. 医学伦理学词典. 郑州:郑州大学出版社,2003.

(蔡 昱)

第12章

医师执业准入与执业规范

学习目标

医师从事救死扶伤的人道主义事业,担负着保护人民生命健康的重大职责。加强医师执业法律制度建设,建立包括医师资格考试、医师执业注册在内的医师执业资格制度,规范医师执业活动,有利于不断提高医师的执业水平和执业技能,从而更好地保护人民生命健康。因此,学习和掌握我国医师执业准入制度,明确医师执业规范,对医师依法行医,维护患者和自身合法权益有重要作用。学完本章后,你应该能够:

1. 记住医师执业资格准入和执业规范的法律规定和意义。
2. 描述医师执业规范的法律要求。
3. 理解法律规定的医师权利和义务,并运用到医疗服务活动中。
4. 依据医师执业规范的法律规定,分析医疗执业活动案例中存在的问题并予以纠正。
5. 正确把握医师的执业规范要求,运用到医疗实践中,灵活协调执业活动中义务与规则的冲突。

 预习案例:中医师家中行医,合法吗?

某县中心卫生院中医师王某,具有执业医师资格。2005年8月28日晚,居民李某被不明毒蛇咬伤右足背后,自行在家用中草药外敷。次日,李发现该右足背红肿,当晚,李妻请王到家为李治疗。经王诊断为"病毒性感染",在未作青霉素皮试的情况下,为李输入青霉素,当液体输入2/3时,王离开李家。不久,李出现畏寒,王前往用盐酸丙嗪25mg予以肌注,李症状缓解。8月30日下午14时许,李到王家治疗,测得体温39.6℃。王即为其输入甲硝唑注射液100ml,碳酸氢钠注射液100ml加葡萄糖液100ml。当液体只剩约30ml时,李病情加重,出现呕吐,高热42℃。王即以盐酸异丙嗪25mg为其肌注，症状仍得不到缓解。李妻要求急送附近的医院治疗，且找了一辆三轮车准备送李，王以观察病情为由拒绝。约十分钟后，王见李病情仍未缓解，才拨打"120"急救电话。一小时后，"120"急救车到达，由于李病情危重，遂送附近中心卫生院抢救，终因抢救无效，李于当晚22时35分死亡。经鉴定，李系全身感染，继发左侧中脑、桥脑出血呼吸循环衰竭死亡。王某对李的诊治，未正确认识疾病，丧失了有效的抢救时间。

分析与讨论：

> 王某的执业范围是什么？
> 王某在家中治疗的行为是否合法？为什么？
> 王某的行为是否构成犯罪？请说说你的观点和理由。

对上述案例中王某的行为如何定性存在不同意见：一种认为王某的行为应构成医疗事故罪。理由是：王某系取得医师执业资格的医务人员，先后在患者和自己家中为患者诊治时，因严重不负责任延误了抢救，导致患者死亡。根据我国刑法第335条规定，应该构成医疗事故罪。第二种意见认为，王某应构成非法行医罪。理由是：王某虽取得医师执业资格，但违反了《执业医师法》有关规定，变更了执业地点和执业范围而未到卫生行政部门办理变更手续，应视为非法行医，且造成患者死亡的后果，故应构成非法行医罪。第三种认为，王某的行为应不以犯罪论。理由是：王某有医师执业资格，不构成非法行医罪。王某的执业地点不是在合法的医疗机构，不符合医疗事故罪所要求的合法的医务人员在合法的医疗机构中从业所导致的医疗事故的条件。

那么，哪一种观点更恰当呢？通过对本章关于我国现行医师执业法律制度的学习，相信大家能够得出正确的结论。

一、医师执业资格的法律规定

1. 执业医师法及其适用范围

执业医师法是以确定医师执业资格，规范医师执业注册，调整医师执业规则及其与执业医师相关的法律规范的总称。简言之，是规范执业医师的法律，是调整依法取得执业医师资格或助理执业医师资格，经注册在医疗、预防、保健机构中执业的医师的法律。1998年6月26日，第九届全国人大常委会第三次会议通过了《中华人民共和国执业医师法》(1999年5月1日起施行)。1999年卫生部成立了国家医师资格考试委员会，发布了《医师资格考试暂行办法》、《医师执业注册暂行办法》、《关于医师执业注册中执业范围的暂行规定》等配套规章，我国执业医师管理走上了法制化、规范化的轨道。

执业医师法的适用范围，是指在医疗、预防、保健机构中工作的，依法取得执业医师资格或者执业助理医师资格，包括在计划生育部门从事服务的人员。对乡村医生和境外来华行医的外国医师、军队医师,因其特殊性,则在遵循《中华人民共和国执业医师法》所确立的基本原则的基础上,依照相关具体法律规范文件进行管理。

医师是指依法取得执业医师资格或者执业助理医师资格,经注册在医疗、预防或者保健机构(包括计划生育技术服务机构)中执业的专业医务人员,包括执业医师和执业助理医师。

2. 医师执业资格的取得

根据我国《执业医师法》的规定,医师执业资格的取得需经过下列程序:

首先,必须参加医师资格考试,成绩合格,方能取得执业医师资格或者执业助理医师资格。也就是说,这一资格是从事医师这一职业所应具备的条件和身份。

我国医师资格考试的种类包括执业医师资格考试和执业助理医师资格考试两种。考试的类别分为临床医师、中医(包括中医、民族医、中西医结合)师、口腔医师、公共卫生医师四类。考试方式分为实践技能考试和医学综合考试。医师资格考试的条件(这里主要是参加执业医师资格考试的条件,其他还有助理医师考试条件,军队人员参加考试的条件和传统医学师承和确有专长人员参加考试的条件)如下(表12-1):

表 12 - 1 医师资格考试的条件

(1) 学历要求:具有高等学校医学专业本科以上学历,在执业医师指导下,在医疗、预防、保健机构中试用期满 1 年的
(2) 经验要求:取得执业助理医师执业证书后,具有高等学校医学专科学历,在医疗、预防、保健机构中工作满 2 年的;具有中等专业学校医学专业学历,在医疗、预防、保健机构中工作满 5 年的
(3) 专业要求:必须是医学专业
(4) 工作要求:必须是在医疗、预防、保健机构工作的

卫生部成立医师资格考试委员会,负责全国医师资格考试工作。各省、自治区、直辖市卫生行政部门成立医师资格考试领导小组,负责本辖区的医师资格考试工作。对参加全国统一的执业医师资格考试或者执业助理医师资格考试成绩合格者,由省级卫生行政部门颁发卫生部统一印刷的《医师资格证书》。

其次,还须进行注册。

取得资格并不能直接行医,因为国家实行医师执业注册制度。按照法律规定,凡取得执业医师资格或者执业助理医师资格的医师,可以向所在地县级以上人民政府卫生行政部门申请注册。注册内容包括执业人员姓名、执业机构、执业地点、执业资格、执业类别、执业范围等。医师经注册取得《医师执业证书》后,方可按照注册的地点、执业类别、执业范围,从事相应的医疗、预防、保健活动。未经注册取得执业证书者,不得从事医疗、预防、保健活动。不予注册的情况见表12-2。

表 12-2 不予注册的情况

《执业医师法》第 15 条明确规定，有下列情形之一的，不予注册：
(1) 不具有完全民事行为能力的
(2) 因受刑事处罚，自刑罚执行完毕之日起至申请注册之日止不满 2 年的
(3) 受吊销医师执业证书行政处罚，自处罚决定之日起至申请注册之日止不满 2 年的
(4) 甲类、乙类传染病传染期、精神病发病期以及身体残疾等健康状况不适宜或者不能胜任医疗、预防、保健业务工作的
(5) 重新申请注册，经卫生行政部门指定机构或组织考核不合格的
(6) 卫生部规定不宜从事医疗、预防、保健业务的其他情形的

受理申请的卫生行政部门对不符合条件不予注册的，应当自收到申请之日起 30 日内书面通知申请人，并说明理由。申请人有异议的，可以自收到通知之日起 60 日内，依法申请行政复议或者向人民法院提起行政诉讼。

有下列情形之一，应当重新申请注册：
(1) 终止医师执业活动 2 年以上的。
(2) 法定的不予注册的情形消失的。

重新申请注册的人员，应当首先到县级以上卫生行政部门指定的医疗、预防、保健机构或组织，接受 3~6 个月的培训，并经考核合格，方可依照法律的规定重新申请执业注册。

试用医师在医师指导下的行医行为合法吗？

颜某 2001 年毕业于某医科大学临床专业本科，因种种原因未通过医师资格考试，到某县医院在执业医师指导下进行临床工作。2006 年 10 月 9 日，颜某接诊病人陈某（女，69 岁）后立即打电话报告其指导医师尤某，尤某到病区对病人进行问诊和体检，医嘱由颜某按照尤某的指示书写，并由尤某审查同意后签字执行。当日 19 时许，患者及家属要求回家，全面告知风险、劝阻患者及家属无效后，患方家属愿承担离院后果并签字离院。次日 8 点 30 分，患者返回病房，家属拒绝检查，请该院院长会诊。院长劝其转诊，患者拒绝用药，彩超检查后带报告单自行离院。此后未回医院复诊，患者两天后在家中死亡。

2008 年 1 月 17 日医疗事故鉴定结论：入院诊断正确，治疗恰当，因患者不配合治疗延误了治疗及抢救时机；患者拒绝做尸检，不能明确死亡原因，不能判断患者死亡与医疗行为有无因果关系。无法得出是否为医疗事故的结论。

因颜某没有执业医师证，2008 年 6 月 11 日卫生局将案件移送该县公安局以非法行医案办理，2008 年 7 月 3 日县公安局委托其他省市的某交通大学司法鉴定中心做司法鉴定，此时患者尸体已经火化，在未做尸体解剖检验、理化鉴定情况下得出鉴定结论：诊断依

据不足,医方存在严重过错,与患者死亡存在因果关系,2009年1月,颜某被县公安局以非法行医罪逮捕,羁押在看守所至今。

本案中颜某本科毕业后未通过医师资格考试,也就不能取得医师执业许可证,其在县医院工作属于实习。2002年6月河北省人大向全国人大法工委提出对"刑法第336条非法行医的含义"的法律询问,法工委明确答复:"根据执业医师法的规定,高等学校医学专业本科毕业的人,应当在执业医师的指导下在医疗单位试用一年,才能参加国家统一考试取得执业医师资格。医科大学本科毕业,分配到医院担任见习医生,在试用期内从事相应的医疗活动,不属于非法行医。"颜某属于试用期医学生,须在执业医师的指导下进行诊疗活动,并由其指导医师签字执行,履行的是试用期的职责,没有超出其被允许的行医范围,故不但其本人的行为不构成非法行医,某县医院委派颜某进行临床诊疗活动的行为也不构成非法行医。如果颜某没有执业医师的指导,自己独立进行医疗活动,则构成非法行医。

3. 变更与注销注册

根据《执业医师法》第17条规定,医师变更执业地点、执业类别、执业范围等注册事项的,应当到注册主管部门办理变更注册手续,并提交医师变更执业注册申请审核表、医师资格证书、医师执业证书以及省级以上卫生行政部门规定提交的其他材料。

表12-3 医师执业注销注册的情况

医师注册后有下列情形之一的,其所在的医疗、预防、保健机构应当在30日内报告注册主管部门,办理注销注册: (1) 死亡或者被宣告失踪的; (2) 受刑事处罚的; (3) 受吊销《医师执业证书》行政处罚的; (4) 因考核不合格,暂停执业活动期满,经培训后再次考核仍不合格的; (5) 终止医师执业活动满2年的; (6) 身体健康状况不适宜继续执业的; (7) 有出借、出租、抵押、转让、涂改《医师执业证书》行为的; (8) 卫生部规定不宜从事医疗、预防、保健业务的其他情形。

申请个体行医的执业医师,须经注册后在医疗、预防、保健机构中执业满5年,并按照国家有关规定办理审批手续;未经批准,不得行医。县级以上地方人民政府卫生行政部门对个体行医的医师,应当按照国务院卫生行政部门的规定,经常监督检查,凡发现有执业医师法第十六条规定情形的,应当及时注销注册。收回执业医师证书。被注销注册的当事人有异议的,可以自收到注销注册通知之日起15日内,依法申请行政复议或者

向人民法院提起诉讼。

综上所述，医师取得医师资格，并须经注册获得医师执业证书后，才能按照其注册的执业地点、执业类别和执业范围从事相应的医疗、预防、保健活动。实践中，医师外出行医的情形复杂多样，其行医行为是否合法，需要我们依照法律规定作出正确判断。

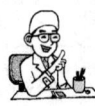
执业医师在业余时间"走穴"，合法吗？

案例1：一位具有副主任医师职称的妇科医师从正规医院退休后到一家未注册的私人诊所兼职，接诊了一位妊娠妇女，但当该孕妇临产时，却因先兆子痫在转诊大医院途中死亡，其家属将该医师告上法庭。法庭经过审理，判处该医师构成非法行医罪，一审判决有期徒刑6年。

案例2：有两位在正规医院执业的外科医师和麻醉师在一美容院为一女士行吸脂手术，但该女士在麻醉后突然死亡。两位医师因非法行医罪被捕。

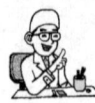
医师在正规医疗机构兼职，合法吗？

案例3：案例1中的妇产科医师到外院兼职（并未在该医院注册，也未履行相关的手续），接诊一位妊娠妇女，因失误造成产妇死亡而引发医疗纠纷。患者以非法行医、医疗侵权等为由起诉该医院和该医师。

医师兼职时超范围行医是非法行医吗？

案例4：产妇韩某在丈夫李某陪同下到某市中心医院生产，为了催产，当时该院妇产科的副主任温某在处方上开了两片药物"米索"，并让李某从外面的药房买回来，然后由经治医生姜某将其中1/4片放入韩某体内。一个多小时后（晚上10点多），韩某开始肚子疼，并出血。经治医生姜某赶紧找来了妇产科主治医生关某和助产士张某，这两人来看了看，未采取任何措施就走了，并说产妇肚子疼和流血都是正常现象。韩某就这样坚持着，期间有关医师未采取任何措施，直到将近凌晨4点，医院妇产科的医生才给韩某接生，此时，韩某已出血6个多小时了。孩子出生了，但因窒息10分钟（期间医院未采取任何措施）而脑瘫；产妇韩某因失血过多而死亡。该医院向患者家属李某解释说，韩某是死于"羊水栓塞"。李某向省医学会提出了申请，请求医学会对妻子的死因和儿子脑瘫的原因进行医疗事故鉴定。

经查：该医院经治医生姜某注册的竟然不是妇产科医师，而是中医师。该医院在大门前挂了27个"中心"的招牌，而这27个中心招牌中，除了急救中心外，其他26个都没有经过卫生部门的审批。

你对上述案例中的行医行为有何看法?

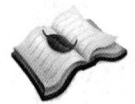 **阅读链接：医师多点执业的拓展知识**

2009年4月6日公布的《中共中央国务院关于深化医药卫生体制改革的意见》指出："稳步推动医务人员的合理流动，促进不同医疗机构之间人才的纵向和横向交流，研究探索注册医师多点执业。"2009年9月11日卫生部根据《意见》要求发布了《关于医师多点执业有关问题的通知》，明确规定：医师多点执业是指医师在两个以上医疗机构从事诊疗活动，不包括医师外出会诊。多个医院开展横向或纵向医疗合作的，相关医院（社区卫生服务中心）经向《医疗机构执业许可证》登记机关备案，医师可以在开展医疗合作的其他医院（社区卫生服务中心）执业。备案内容包括医师姓名、执业类别、职称、工作时间和执业地点。医师受聘在两个以上医疗机构执业的，应当向卫生行政部门申请增加注册的执业地点。医师受聘到其他医疗机构执业，应当经所在单位和相关卫生行政部门批准，并在《医师执业证书》中增加执业地点。目前，我国医师多点执业还处于试点工作阶段。

综上得出，只有按照《医疗机构管理条例》、《执业医师法》等医疗卫生法律、法规的规定，在取得医疗机构执业许可及诊疗科目范围内、依法注册取得本专业的《医师执业证书》，并且按照注册的执业地点、执业类别、执业范围执业，从事相应的医疗活动，才能算取得了医生执业资格。除了没有《医疗机构执业许可证》、《医师执业证书》的人，属于"未取得医生执业资格的人"外；医疗机构中有《医师执业证书》的人，如果超出了医疗机构核准、登记的诊疗科目或者超出了注册的执业地点、执业类别、执业范围从事医疗活动，同样应是"未取得医生执业资格的人"，若情节严重或造成患者严重损害的，同样可以构成非法行医罪的主体。

但需要注意的是，属于下列情况之一的，不属于超出执业范围（表12-4）：

表12-4 不属于超执业范围的情况

- 对病人实施紧急医疗救护的
- 临床医师依据《住院以上规范化培训规定》和《全科医师规范化培训试行办法》等，进行临床转科的
- 依据国家有关规定，经医疗、预防、保健机构批准的卫生支农、会诊、进修、学术交流、承担政府交办的任务和卫生行政部门批准的义诊等
- 省级以上卫生行政部门规定的其他情形

同时需要明确，多点行医与医生"走穴"有着本质的区别。"走穴"是为他的个人利益所趋，多点执业应该是为缓解基层的医疗卫生需求而执业；"走穴"往往是专家开完刀

走人，术前术后都不管病人。而多点执业是医生实实在在地履行职责，包括查房、看门诊等。二者的价值取向不一样，监管机制也不一样。

二、医师执业规范

1. 医师的权利

获得医师资格和执业注册许可的医师，在医疗执业活动中，除依法享有普通公民应有的权利外，还享有法律赋予的从事医师职业所特有的权利。对医师合法权利予以保护，是医师从事医疗执业活动的保障。

（1）在注册的执业范围内，进行医学诊查、疾病调查、医学处置、出具相应的医学证明文件，选择合理的医疗、预防、保健方案，即医师的处方、诊断和治疗权。自主决定的权利。不具备医师资格或超出注册范围的不享有这项权利，虽取得医师资格，但未被核准注册的也不享有。

（2）按照卫生部规定的标准，获得与本人执业活动相当的医疗设备基本条件。

（3）从事医学研究、学术交流、参加专业学术团体，即科学研究权。

（4）参加专业培训，接受继续医学教育。县级以上人民政府卫生行政部门应当为医师的专业培训和继续教育提供必要的条件，以保证医师这项权利的行使。

（5）医师在执业活动中，人格尊严、人身安全不受侵犯。

（6）获得工资报酬和津贴，享受国家规定的福利待遇。

（7）对所在机构的医疗、预防、保健工作和卫生行政部门的工作提出意见和建议，依法参与所在机构的民主管理。

2. 医师的义务

医师执业义务是指医师在执业过程中依法必须履行的义务。主要包括：

（1）遵守法律、法规、遵守技术操作规范。

（2）树立敬业精神，遵守职业道德履行医师职责，尽职尽责为患者服务。

（3）关心、爱护、尊重患者，保护患者隐私。

（4）努力钻研业务，更新知识，提高专业技术水平。

（5）宣传卫生保健知识，对患者进行健康教育。

3. 医师执业规则

执业规则是指医师在执业活动中应遵循的规范。这些规范主要是国务院卫生行政部门制定的规章制度中规定的医师执业应遵守的标准、规范及执业医师行为准则。归纳起来为"一个必须"、"五个不得"、"十个应当"。

表 12-5　医师执业规则

"一个必须"、"五个不得"、"十个应当"
(1) 医师应当具备良好的职业道德和医疗执业水平。
(2) 医师实施医疗、预防、保健措施，签署有关医学证明文件，必须亲自诊查、调查，并按照规定及时填写医学文书，不得隐匿、伪造或者销毁医学文书及有关资料。医师不得出具与自己执业范围无关或者与执业类别不相符的医学证明文件。
(3) 医师应当使用经国家有关部门批准使用的药品、消毒药剂和医疗器械；除正当诊断治疗外，不得使用麻醉药品、医疗用毒性药品、精神药品和放射性药品。
(4) 医师不得利用职务之便，索取、非法收受患者财务或者牟取其他不正当利益。
(5) 医师应当如实向患者或者其家属介绍病情，但应注意避免对患者产生不利后果；医师进行实验性临床医疗，应当经医院批准并征得患者本人或者其家属同意。
(6) 遇有自然灾害、传染病流行、突发重大伤亡事故及其他严重威胁人民生命健康的紧急情况时，医师应当服从县级以上卫生行政部门的调遣。
(7) 对危重病人，医师应当采取紧急措施进行处理，不得拒绝。
(8) 发生医疗事故或者发现传染病疫情时，应当按照有关规定及时向所在机构或者卫生行政部门报告；发现涉嫌伤害事件或者非正常死亡时，应当按照有关规定向有关部门报告。
(9) 执业助理医师应当在执业医师的指导下，在医疗、预防、保健机构中按照其执业类别执业。(43万人) 县级以上的医疗机构中执业的助理医师没有处方权，不能独立从事执业活动。在乡、民族乡、镇的医疗、预防、保健机构中工作的执业助理医师可根据医疗诊治的需要，独立从事一般的执业活动。

在医师的执业活动中，有两个问题一直备受广泛关注，一是医师告知义务的履行与患者知情同意权保护的协调；二是医师对危急患者的救治义务履行。实践中，医生在履行这两方面义务的过程中往往面临诸多困难，很容易导致医患矛盾和医疗纠纷的发生。

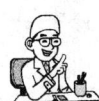

医师的告知义务与患者的知情权

案例：某42岁女性患者，因左侧乳腺肿瘤实施手术治疗。术中发现肿瘤恶性程度极高，并且已经出现了扩散和淋巴转移，因而需要扩大手术范围，清扫周围淋巴组织，并且需要切除对侧乳房。

问题1. 这时医师应该怎么做？

问题2：若手术医师偷懒，没有重新制作手术同意书，也没有让患者家属补签手术同意书，而是直接在手术同意书上将"左侧"改为"双侧"。这样做，对吗？

问题3：如果术后医师打算给患者使用最近正在临床试用的抗癌药物，应该怎么做？

问题4：如果医师把该患者切除了双侧乳房的手术的情况，告知患者并不知情的未婚男友，对吗？

根据《执业医师法》第二十六条:"医师应当如实向患者或者其家属介绍病情,但应注意避免对患者产生不利后果。医师进行实验性临床医疗,应当经医院批准并征得患者本人或者其家属同意。"

问题1中,属于改变手术方式问题。需要外科主刀医师重新制订手术方案及评估手术风险,重新制作手术同意书,并重新向患方交代手术风险,由患者或家属在新的手术同意书上签字确认。

问题2中,手术医师偷懒而直接在术前制作的手术同意书上修改,且没有让患方签字确认其修改,侵犯了患者的知情同意权,应承担相应的法律责任。而且在这种情况下,一旦发生纠纷,患方往往会主张医疗机构在发生纠纷后故意伪造、修改病历,要求法院认定手术同意书无效,医疗机构将直接被认定有过错而承担相应法律责任。

问题3中,涉及医师进行实验性临床医疗,医疗机构应当经医院批准,告知临床抗癌药物试验的详细内容及其风险等,征得患者或其家属同意,并制作书面知情同意书,之后才能正式给患者进行临床使用。否则,也构成侵犯患者知情权。

问题4中,医师的做法不符合法律规定。医师保护患者知情权,履行告知义务时,告知的对象应首先是患者本人,其次才是家属。若患者本人强调告知对象不能扩大时,医师无权随意扩大告知范围。患者的未婚男友并不属于其家属,若患者要求医师不得告知其男友,则医师应尊重患者的自我决定权,若擅自告知其男友,则可认为侵犯了患者的知情权,也侵犯了患者的隐私权。

 **危急患者的救治义务**

某医院急诊室送来一位来自内蒙古的重症坏死胰腺炎患者,已在内蒙古做过手术。到急诊室时已呈昏迷状态,并因胰周残余脓肿出现中毒性休克、多器官衰竭,生命垂危。

(1) 如果急诊科值班大夫擅自离岗,后姗姗来迟,并告诉没有床位,不能接诊。对此行为有何看法?

(2) 如果急诊科值班医生对于是否接诊有不同意见,你认为该怎么办?

(3) 急诊科紧急组织会诊,包括外科、麻醉科、消化内科、感染科等。医生某甲认为,这个患者目前病情垂危,麻醉及手术风险极大,有可能在手术台上死亡,因此不建议手术治疗;患者病情复杂,并且存活的可能性极小,收入病房治疗患者受益不大。但另一医生某乙认为,患者接受手术治疗有可能死亡,但如果不接受手术,就没有生存的希望,因此,坚持将患者收入外科病房。

入院后,积极给予抗感染、纠正休克等治疗。但患者因胰周残余脓肿导致感染难以控制,出现持续高热、感染中毒性休克,且需呼吸机辅助呼吸。此时患者唯一可能生存的希望是紧急手术清除感染病灶,但却面临着极大的风险。医生某甲又提出:"这个患者真的没有救治的希望了,不如放弃。我们不要太积极,内科保守治疗,顺其自然吧。"而且这时,恰逢该家医院"三甲"评比期间,如果患者在手术台上出现死亡,有可能会影响全院的评比工作。医生某乙则认为:"一个活生生的生命,怎么可能就这样放弃了!只要有一线希望,我们就要尽自己最大的努力!"某乙遂坚决地为患者进行了急诊手术,手术顺利地完成了,但术后第3天患者因感染中毒性休克死亡。

试问某甲和某乙的观点你认为谁对?如果这时医院院长找到你,告知因为医院"三甲"评比必须降低死亡率,所以不要抢救了,你该怎么办?

三、法律责任

依据我国现行法律规定,违反执业医师法及相关法律法规,应依法承担相应的法律责任,包括民事责任、行政责任和刑事责任。

1. 民事责任

医师在医疗活动中造成患者损害的,依照侵权责任法、医疗事故处理条例以及其他有关法律法规的规定,承担损害赔偿责任。未经批准擅自开办医疗机构或非法行医,给患者造成损害的,依法承担赔偿责任。

2. 行政责任

以不正当手段取得医师执业证书的,由发给证书的卫生行政部门予以吊销;对负有直接责任的主管人员和其他直接责任人员,依法给予行政处分。

依据《执业医师法》第三十七条规定,医师在执业活动中,违反本法规定,有下列行为之一的,由县级以上人民政府卫生行政部门给予警告或者责令暂停六个月以上一年以下执业活动;情节严重的,吊销其医师执业证书:

表 12-6 承担行政责任的情形

有下列行为之一的,由县级以上人民政府卫生行政部门给予警告或者责令暂停六个月以上一年以下执业活动;情节严重的,吊销其医师执业证书:
(1) 违反卫生行政规章制度或者技术操作规范,造成严重后果的;
(2) 由于不负责任延误急危病重患者的抢救和诊治,造成严重后果的;
(3) 造成医疗责任事故的;
(4) 未经亲自诊查、调查,签署诊断、治疗、流行病学等证明文件或者有关出生、死亡等证明文件的;
(5) 隐匿、伪造或者擅自销毁医学文书及有关资料的;
(6) 使用未经批准使用的药品、消毒药剂和医疗器械的;
(7) 不按照规定使用麻醉药品、医疗用毒性药品、精神药品和放射性药品的;
(8) 未经患者或者其家属同意,对患者进行实验性临床医疗的;

(9) 泄露患者隐私,造成严重后果的;

(10) 利用职务之便,索取、非法收受患者财物或者牟取其他不正当利益的;

(11) 发生自然灾害、传染病流行、突发重大伤亡事故以及其他严重威胁人民生命健康的紧急情况时,不服从卫生行政部门调遣的;

(12) 发生医疗事故或者发现传染病疫情,患者涉嫌伤害事件或者非正常死亡,不按照规定报告的。

医师在医疗、预防、保健工作中造成事故的,依照法律或者国家有关规定处理。

未经批准擅自开办医疗机构行医或者非医师行医的,由县级以上人民政府卫生行政部门予以取缔,没收其违法所得及其药品、器械,并处十万元以下的罚款;对医师吊销其执业证书。

医疗、预防、保健机构未依照本法第十六条的规定履行报告职责,导致严重后果的,由县级以上人民政府卫生行政部门给予警告;并对该机构的行政负责人依法给予行政处分。

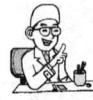 出具医学证明,需要承担法律责任吗?

赵某与钱某发生口角,赵某和母亲被钱某打伤,但为了息事宁人没有再作纠缠。而钱某反咬一口,说被赵某一家打伤,并到当地某三甲医院住院治疗,钱某当时住院时的诊断为陈旧性损伤,但钱某为了向赵某提出赔偿,便在出院时找到该院主治医师要求开具肋骨创伤证明,但提出不要写"陈旧"两字。

(1) 如果你是这位医师,该怎么做?

(2) 如果钱某给你红包,你该如何做?

(3) 如果钱某是你的好友或亲戚,而你不是他的主治医师,但他找到你要求你开具这样的证明,你又该如何?

(4) 如果钱某找到医学院毕业后,刚刚到该医院工作的王医生,开具了该证明,并签了他的名字。除此证明外,就本案涉及的其余处方、病历上均有指导医师签名。你认为这种情形下的出具证明合法吗?如果不合法,应该由谁承担相应的法律责任?

3. 刑事责任

违反执业医师法,有第三十七条规定的情形之一,构成犯罪的,依法追究刑事责任:

卫生行政部门工作人员或者医疗、预防、保健机构工作人员违反本法有关规定,弄虚作假、玩忽职守、滥用职权、徇私舞弊,尚不构成犯罪的,依法给予行政处分;构成犯罪的,依法追究刑事责任。

《执业医师法》第四十条规定,阻碍医师依法执业,侮辱、诽谤、威胁、殴打医师或者侵犯医师人身自由、干扰医师正常工作、生活的，依照治安管理处罚条例的规定处罚；构成犯罪的，依法追究刑事责任。

此外《刑法》还规定了医疗事故罪和非法行医罪。医务人员由于严重不负责任，造成就诊人死亡或者严重损害就诊人身体健康的，构成医疗事故罪的，处三年以下有期徒刑或者拘役。未经批准擅自开办医疗机构行医或者非医师行医的，构成犯罪的，依法追究刑事责任。

违反执业规则，造成医疗责任事故

在前面的急诊案例中，如果急诊值班医师或患者手术后值夜班医生擅自脱离岗位，在医院三楼与他人打麻将，对住院病人没有主动检查观察病情，当病人病情恶化时，不能立即采取积极有效的治疗措施，对延误病人病情而导致病人死亡的严重后果，是否应承担责任？承担怎样的责任？

本案中值班医师擅自脱岗，以致病人病情恶化或发生意外时，不能立即施救，延误病情治疗而造成病人死亡等的严重不良后果，属于严重不负责任的重大过错行为，构成医疗事故。医生职业的特殊性要求其在工作中必须对患者尽到高度的医疗注意义务，在值班期间擅自离岗，打麻将的行为显然没有尽到应尽的注意义务，造成病人死亡的严重后果，构成医疗事故，应依法承担相应的法律责任。依照《执业医师法》第三十七条规定，医师在执业活动中，违反规定，由于不负责任延误急危病重患者的抢救和诊治，造成严重后果的，由县级以上人民政府卫生行政部门给予警告或者责令暂停六个月以上一年以下执业活动；情节严重的，吊销其医师执业证书；构成犯罪的，依法追究刑事责任。

小　结

医师的质量水平决定了医疗质量的优劣，为此《执业医师法》明确规定，只有具备资格、学历、专业、资历和从业地点等条件的人员，才可申请报考执业医师资格；只有经资格考试合格，才能取得医师资格。取得资格并不意味着可以从事医疗执业活动，还必须经申请在具体的医疗、预防、保健机构中注册并经有关主管部门批准后方可执业。同时规定，医师变更执业地点、执业类别或者执业范围等时，应当到准予注册的卫生行政主管部门办理变更手续。对违反法律规定的行为，有关卫生行政主管部门将依法注销其医师执业资格。医师在执业活动中依法享有相应权利的同时，还应遵守法律规定的义务，切实履行"一个必须"、"五个不得"、"十个应当"的执业规则。违反执业规范的当事人，应依法承担相应的法律责任。

思考题

1. 根据我国法律规定，执业医师的考试条件和注册条件有哪些？
2. 根据我国法律规定，执业医师随意变更注册事项合法吗？为什么？
3. 根据我国法律规定，执业医师注册的注销情形有哪些？
4. 医疗实践中，医师履行告知义务与患者知情同意权保护冲突与协调方面有哪些困难？你认为可能解决的办法有哪些？
5. 医疗实践中，在对危急患者实施紧急救治义务时，常常遇到的困难有哪些？你认为应该如何解决？
6. 医师违反《执业医师法》应承担哪些法律责任？

 推荐读物

1. 执业医师法及其配套规定．中国法制出版社，2003.
2. 1994年2月26日国务院颁布的《医疗机构管理条例》和1994年8月29日卫生部颁布的《医疗机构管理条例及其实施细则》．
3. 2009年9月11日卫生部《关于医师多点执业有关问题的通知》．
4. 2009年4月6日公布的《中共中央国务院关于深化医药卫生体制改革的意见》．
5. 张永伟，周海平．医师执业法律制度理论与实践，人民军医出版社（2007年）．

 相关法条链接

《执业医师法》

第十四条 医师经注册后，可以在医疗、预防、保健机构中按照注册的执业地点、执业类别、执业范围执业，从事相应的医疗、预防、保健业务。

未经医师注册取得执业证书，不得从事医师执业活动。

第十七条 医师变更执业地点、执业类别、执业范围等注册事项的，应当到准予注册的卫生行政部门依照本法第十三条的规定办理变更注册手续。

第二十三条 医师实施医疗、预防、保健措施，签署有关医学证明文件，必须亲自诊查、调查，并按照规定及时填写医学文书，不得隐匿、伪造或者销毁医学文书及有关资料。

医师不得出具与自己执业范围无关或者与执业类别不相符的医学证明文件。

第二十四条 对急危患者，医师应当采取紧急措施及时进行诊治；不得拒绝急救处置。

第二十六条 医师应当如实向患者或者其家属介绍病情，但应注意避免对患者产生不利后果。

医师进行实验性临床医疗,应当经医院批准并征得患者本人或者其家属同意。

《刑法》

第335条规定　医务人员由于严重不负责任,造成就诊人死亡或者严重损害就诊人身体健康的,处三年以下有期徒刑或者拘役。

第336条规定　未取得医生执业资格的人非法行医,情节严重的,处三年以下有期徒刑、拘役或者管制,并处或者单处罚金;严重损害就诊人身体健康的,处三年以上十年以下有期徒刑,并处罚金;造成就诊人死亡的,处十年以上有期徒刑,并处罚金。

未取得医生执业资格的人擅自为他人进行节育复通手术、假节育手术、终止妊娠手术或者摘取宫内节育器,情节严重的,处三年以下有期徒刑、拘役或者管制,并处或者单处罚金;严重损害就诊人身体健康的,处三年以上十年以下有期徒刑,并处罚金;造成就诊人死亡的,处十年以上有期徒刑,并处罚金。

(强美英)

第13章

医疗纠纷的防范与应对

学习目标

　　医疗纠纷是医方和患方在诊疗护理等活动中所发生的纠纷。引发医疗纠纷的原因很多，但不可否认的是，医患双方在处理相互之间关系时的行为和表现是引发纠纷的重要原因之一。就医务人员而论，其所承受的压力和风险较以往任何时期都要大，但只要保持了正确的态度，就可以将纠纷化解。这种态度就是：积极防范与从容应对。前者要求医务人员不断培养防患于未然的能力，后者要求医务人员在发生医疗纠纷后能够运用法律知识维护自身的合法权益。

　　学完本章后，你应该能够：

1. 记住医疗纠纷适用哪些法律法规，医疗纠纷案件的举证责任该怎样分配。
2. 了解医疗损害赔偿责任在医疗机构和医务人员之间是如何承担的。
3. 理解医患关系具有民事法律上的合同的性质。
4. 学会正确认定医疗事故。

 预习案例：医患关系，合同关系

　　郑娟和陈亮结婚7年，一直没有孩子。为了能有一个孩子，小两口几乎踏破了当地医院的大门。2010年10月，两人再次来到市中心医院，在医生的建议下，欲行一种叫做"单精子卵腔内注射"（简称ICSI）的技术实施人工辅助生育。郑娟和陈亮在医生准备的"试管婴儿辅助生育治疗协议和须知"上签了字，并交纳了检查费5400元，随后医生便为其实施了人工辅助生育。可是正当小两口满怀憧憬地等待好消息到来时，医生却告诉他们治疗失败了。期待的落空使原本已经身心疲惫的小两口更加彷徨，但想到当初医生曾经承诺会有较高的成功率，二人遂决定将事实真相弄个清楚。通过查阅病历，小两口发现医生在治疗的过程中，改变了技术方案，医生实际上为他们实施的不是ICSI技术，而是"体外受精和胚胎移植"技术（简称IVF）。得知这一真相后，小两口非常气愤，认为正是医生没有按照约定实施既定的技术而导致治疗失败，遂找到医院评理。可是医院称郑娟、陈亮与医院之间并无实施ICSI技术的约定，医院针对郑娟、陈亮当时的情况采取IVF技术符合医疗常规，治疗过程中不存在任何过错。无奈之下，小两口将医院告上法庭，请求法院按照《中华人民共和国合同法》、《中华人民共和国消费者权益保护法》及《中华人民共和国民法通则》的规定，判令医院双倍赔偿医药费25000元，误工费1392.50元，精神抚慰金10000元并公开赔礼道歉，以平复其所遭受的身心痛苦和经济损失。医院则辩驳称自己与患者之间不是普通的消费者与经营者的关系，本案不应适用消费者权益保护法和合同法，郑娟和陈亮以违约为诉由要求医院承担精神损害赔偿是没有法律依据的。

分析与讨论：
  ➢ 你认为医患关系在法律上是合同么？
  ➢ 为什么郑娟和陈亮主张以合同法和消费者权益保护法作为本案适用的法律？
  ➢ 中心医院在整个医疗过程中都不存在过错，是否意味着它不必承担法律责任？

很多患者认为，患者交钱就医是为了获得医疗服务，其与医者之关系是一种合同关系，据此与医生之约定医生应当履行。对此，医生却经常不以为然，认为只要自己的医疗行为没有不当，也没有给患者造成人身损害，即使医疗过程中改变了既定方案，也不会产生法律责任。孰是孰非，需要我们从法律上对医患关系进行探究。如果医患之间果真存在合同关系，那么医生的行为不仅要符合法律上的基本要求，还必须符合患者提出的特殊要求。如果医生能够履行却没有履行，那么将可能构成对合同义务的违反，同样会有法律责任的产生。

一、医患法律关系

1. 医患法律关系的性质

医患关系在法律上属于何种性质，现行法律并未明确。根据《中华人民共和国侵权责任法》（下称《侵权责任法》）和《医疗事故处理条例》（下称《条例》）的立法精神，医患关系被界定为民事侵权法律关系。除此之外，医患关系是否也构成法律上的合同关系，则存在较多争论。一方面，《中华人民共和国合同法》（下称《合同法》）没有规定"医疗合同"这一合同类型，据此很多人认为医患之间不属于合同关系。实践中，有关部门出于对本部门利益的保护，更是否认医患关系的合同属性，反对适用《民法通则》、《合同法》、《消费者权益保护法》等民法规范调整医患关系。另一方面，患方维权意识空前高涨，社会迫切要求明确医、患双方的权利和义务。实践中很多医疗纠纷案件是通过《合同法》的基本原则以及一般规定来裁判的。

2008年最高人民法院颁布的《民事案件案由规定》中，有关医疗纠纷的案由有两类：一是医疗损害赔偿纠纷；二是医疗服务合同纠纷。可以看出，司法者眼中的医患关系具有双重属性。首先，医患关系是一种服务合同关系；其次，如果医疗机构及其医务人员在诊疗护理活动中因过错导致患者损害的，此时的医患关系还将构成侵权法律关系。无论对于医方还是对于患方，明确医患关系的法律属性都具有重要意义，尤其是明确医患关系的合同属性，不仅有助于医方明晰自己在医疗过程中享有的权利，切实履行自身负担的义务，预防医疗纠纷的发生，而且有助于患方在医疗过程中维护自己的权利。所以，明确医患关系的合同属性，并不会引发医疗纠纷而是有利于减少和预防医疗纠纷。近年来，我国一些地方逐渐迈出思想的禁区，重新界定医疗关系，大胆尝试解决医患纠纷的新思路。例如，2000年11月浙江省人大常委会就通过地方性法规《浙江省实施〈消费者权益保护法〉办法》，其中明确规定医患关系属于消费者权益保护法调整的范围，患者享有知情权、查阅资料权、请求赔偿权，规定负有医疗机构的告知义务。该办法成为我国第一个把医患关系纳入《消费者权益保护法》保护的地方性法规。

在上面的案例中，我们清晰地看到医患之间的合同关系的成立。即使医生在治疗过程中没有过错，没有造成患者人身损害，但其违反与患者预先约定的行为已经构成了违约，院方同样应为此承担责任。该案法院的判决可谓对医患合同关系最好的诠释。庭审中法院查明以下事实：IVF和ICSI都是人工辅助生育的技术手段，医院根据郑娟、陈亮的客观情况实施IVF技术符合医疗常规，治疗过程中不存在过错。原被告签订的"试管婴儿辅助生育治疗协议和须知"中的确没有约定医院将采取哪一种技术为原告进行治疗。但是原告缴纳的检查费符合医院ICSI技术的收费标准，而医院也承认按照ICSI的收费标准收取了医疗费。据此法院认定：医疗服务合同在患者向医院提出进行诊查、治疗的请求，并经医方做出承诺时成立。本案被告已经收取了原告缴纳的医疗费，两原告与被告签订了"协议和须知"，被告也对原告进行了治疗，应当认定双方之间的医疗服务合同已经成立并生效。虽然原被告双方没有书面约定采取何种技术进行治疗，但是综合分析以上证据可以认定，原告已知悉存在两种不同的治疗技术手段，其缴费的行为应当认为是对治疗技术方案做出的选择，人民医院收费的行为应当认为是对原告选择的确认，因此可以推定原被告之间已经就采取ICSI技术进行人工辅助生育治疗达成了合意。如果医务人员在治疗过程中认为原告的状况更适合采取IVF技术，在条件允许的情况下，应当向原告予以说明，并就治疗技术方案的改动征求原告的意见。但被告的举证只能证明原告知悉治疗技术的改动，不能证明被告已经就该改动取得了原告的同意，故应当认定其行为构成违约，应当承担相应的责任。

2. 医患法律关系的类型

人一辈子总会与医院打交道，而其形式可能复杂多样。最通常的情形是，人们为了治愈疾病而求医问诊，但也有些时候，人们会为了非治疗的目的如入学体检、美容整形等与医疗机构打交道。在一些特殊的场合，医疗机构甚至具有了国家使用人的地位，其对特定对象的医疗具有强制性。在这种情况下，如果发生医患纠纷，法律责任又该由谁承担呢？

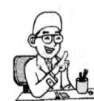 **甲流患者隔离期间触电死亡，责任归国家还是归医院**

据新华社杭州2009年7月3日电，经公安、卫生、质检部门专家3日调查勘验认定，1日在杭州市萧山区第一人民医院死亡的1名甲型H1N1流感患者为触电身亡。

3日上午11时发布的调查结果称，这名患者系洗澡时因卫生间电路漏电意外触电死亡。据了解，该女性患者姓楼，34岁，系浙江省确诊的第20例输入性甲型H1N1流感确诊病例。该患者于巴西时间6月19日18时30分从圣保罗经瑞士转乘LX188航班，于北京时间21日6时35分抵达浦东机场，由公司专车接回。23日被确诊为输入性甲型H1N1流感确诊病例，并转入萧山区第一人民医院隔离治疗。

据介绍，住院一周以来，该患者没有发生任何不良药物反应，治疗过程中也没有发现其他异常状况。30日，该患者体温已恢复正常，但其甲型H1N1流感病毒核酸检验仍有阳性表现，因此医院仍对其采取继续治疗的措施。

医院负责人介绍，30日，患者的临床表现等一切正常，但护士在1日上午查房时发现其已死亡。

该案涉及医患法律关系的类型。根据医疗内容不同，医疗合同可以分为以下几种类型：

表13-1 医患法律关系的四种类型

- 一般医疗合同

  即以疾病的诊断、治疗为目的而在医患之间形成的有关双方权利、义务的协议。在我国，由于医药未分业经营，医方因治疗疾病开处方同时提供药物，所以提供药物的行为理应包括在医疗服务合同之中，不宜视为单纯的药物买卖合同。在住院治疗时，医院还可能为患者提供住宿和伙食等服务，这些也是医疗服务合同的内容。

- 健康检查合同

  即以疾病的发现而非诊治为目的，不包含治疗行为，仅就身体状况进行诊查而成立的医疗合同。目前国内常见的健康检查主要包括为考试、入学、工作、参加保险以及观测胎儿发育等进行的各种检查。

- 特殊医疗服务合同

  是指身体并无疾病或创伤，而因特别关系，与医师成立的医疗合同。此类合同目前社会比较常见，例如无痛分娩、美容整形、妊娠中断、人工授精、变性手术、器官移植等。

- 强制医疗合同

    国家因公共卫生及维护一般国民健康上之需要，强制国民接受医师检查而成立的医疗关系。例如我国《传染病防治法》规定的对甲类传染病人进行的隔离和强制治疗措施。与前三种合同关系相比，强制医疗法律关系具有双重属性：一方面医疗机构为了公共利益的需要对患者进行强制治疗，是国家行政权力作用的结果，其实质是患者与国家之间成立了行政法律关系，而医疗机构作为国家的受托人或使用人出现。另一方面，患者与医疗机构之间还存在着平等的合同关系，医患双方享有和承担与普通医疗合同中一样的权利和义务。如果医疗机构违反注意义务造成了患者身体损害和财产损失，还要承担侵权的民事赔偿责任。

本案甲流患者虽然是在国家强制力要求下进入医院隔离治疗，尽管医院的医疗行为获得了国家强制力的保障，但这并不意味着患者在强制医疗中不享有任何权利。她与医院仍然存在平等的一面。医院电器漏电导致患者死亡，是因为医院违反了其所负担的安全保障义务，患者家属基于医疗服务合同关系或者侵权法上的安全保障责任可以要求医院承担赔偿责任。

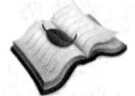 **阅读链接：安全保障义务**

所谓安全保障义务，是指经营者在服务场所对消费者或者其他进入服务场所的人之人身、财产安全依法承担的安全保障义务。根据《侵权责任法》第37条的规定："宾馆、商场、银行、车站、娱乐场所等公共场所的管理人或者群众性活动的组织者，未尽到安全保障义务，造成他人损害的，应当承担侵权责任。因第三人的行为造成他人损害的，由第三人承担侵权责任；管理人或者组织者未尽到安全保障义务的，承担相应的补充责任。"对于医疗机构而言，其所承担的安全保障义务的内容主要包括以下几个方面：

- 产品、服务方面的安全保障

首先，医疗机构使用的药品应当合格，不得使用和配置假药、劣药等严重危及患者人身安全的药品。其次，医疗机构使用的药械应当合格，不应存在损害他人人身和财产安全隐患的瑕疵和缺陷。第三，医疗机构场所内提供的其他产品应当合格。例如提供的食品应当合格。第四，如果药品和医疗服务可能危及人身或者财产安全，医疗机构应向患者作出说明和警示，不得隐瞒，同时应当告知正确使用的方法及防止危害的方法。

- 设备设施方面的安全保障

医疗机构的设备设施必须符合国家的强制性标准要求，没有国家标准的，应当符合行业标准或达到安全的普通标准。具体包括：医疗机构的建筑设施应当符合安全标准，不得存在安全隐患；消防设备符合要求；对于设备设施的养护、管理应当符合标准；其他相关配套设备设施应符合安全标准。例如对电梯的使用，应当建立安全检查制度、日常养护制度，保证它们处于良好安全的运行状态。

- 防范和制止第三人侵害方面的安全保障

医疗机构有义务对将要发生和正在发生的来自第三人的侵害进行制止。例如，看到可疑人员应当上前询问。一旦有发生危险的可能时，包括来自第三人的侵害，医疗机构有义务防范和制止。

- 积极实施救助、协助义务的安全保障

医疗机构有义务对已经或者正在发生的危险进行积极的救助，以避免损害的发生和扩大。危险发生后，医疗机构应当采取适当的措施尽量避免或减少损失的发生，积极配合保护现场证据，协助提供线索等。

二、医疗纠纷的预防

医疗纠纷是医患矛盾难以调和的结果，它不仅造成了患者时间、金钱和精神上的耗费，而且会扰乱医疗机构的正常工作秩序，阻碍医疗卫生事业的健康发展。尽管说预防医疗纠纷的发生是一个宏观和系统性的工程和任务，但作为医疗过程中的主导力量，医疗机构和医务人员是有机会有能力控制医疗纠纷的发生的。医务人员是医疗行为的实施者，这决定了他们最接近危险的源头，也最有可能防范危险的发生，所以杜绝医疗纠纷的根本在于医务人员的事前预防。预防纠纷的有效手段就是加强医患之间的沟通，而从法律的角度看，实现医患沟通的重要途径就是要尊重患者的权利。患者权利包括基本权利和特有权利两大类，基本权利是指患者作为自然人所享有的普遍性的权利，如身体权、健康权、生命权，特有权利则是指患者在医疗关系中所特别享有的权利，主要体现为患者的知情同意权和隐私权。

1. 患者的知情同意权

患者知情同意权就是病人了解自己的病情，并对医疗决定所依据的信息有足够充分的了解，最终自主决定自己医疗事宜的权利。表现在临床上，就是当医生对病人做出诊断或推荐一种治疗方案时，要求医生必须向病人提供充分的病情资料，在病人对病情充分了解的基础上形成对治疗方案的益处、危险性以及可能发生的意外情况的充分认识，从而自主做出接受或不接受治疗的决定。

患者知情同意权的本质还可以被理解为：是患者在病人自主决定权的基础上，向医方进行医疗服务授权委托的行为。而从权利的角度看，知情同意权是对患者人格尊严和个性权利的尊重，是法律赋予患者的专属性权利。确立患者知情同意权的目的就在于充分保护患者在医疗活动中的权利，使患者在了解自己将面临的风险、付出的代价和可能取得的收益基础上自由做出选择，从而维护自己的权益。

 知情同意究竟有多重要？

李小姐是一名演员，因左眼复发性结膜囊肿（术后复发）来到眼科医院就诊，医院决定为其做手术摘除。术后李小姐感到左眼上睑下垂，不能睁眼。再次到医院就诊，医院为其实施了左眼上睑下垂矫正术，术后左眼能微睁，但仍然受限。出院后，李小姐自行来到人民医院就诊，被告知左上睑下垂系提上睑肌损伤。李小姐便以眼科医院治疗有过错为由向法院提起诉讼，要求承担自己的手术费和精神损失费。李小姐还申请了医疗事故鉴定，得到的鉴定结论是：术后左眼上睑下垂属手术并发症，眼科医院在手术过程中无不当；眼科医院手术前的谈话记录不够完善，但与治疗过程和结果无直接关联。李小姐认为，如果术前医院如实向自己告知有关并发症的话，自己就不会选择手术了。那么李小姐的请求是否会得到法院的支持呢？

知情同意权应当是在告知、理解、同意三要素的基础上成立的。告知是同意的前提，要求医生对医疗行为相关的事实进行充分的说明；告知后真正的理解才能叫做知情，因此理解是知情同意的核心要素；而在理解的基础上由患方自主进行选择才是真正的同意。由此可见，患者的知情同意权内含了医师的告知义务，没有医师告知义务的支撑，患者的知情同意权就失去了存在的基础。因此患者的知情同意权与医师的告知义务是捆绑在一起的，医师对患者的充分说明是患者知情同意的基础与前提。

我国多部医疗卫生方面的规范性文件规定了患者的知情同意权和医师的告知义务。2010年7月1日起正式实施的《侵权责任法》更是从法律的高度重申了患者的知情同意权和医师的告知义务，并明确规定了医师侵犯患者知情同意权的法律后果。《侵权责任法》第五十五条规定："医务人员在诊疗活动中应当向患者说明病情和医疗措施。需要实施手术、特殊检查、特殊治疗的，医务人员应当及时向患者说明医疗风险、替代医疗方案等情况，并取得其书面同意；不宜向患者说明的，应当向患者的近亲属说明，并取得其书面同意。医务人员未尽到前款义务，造成患者损害的，医疗机构应当承担赔偿责任。"

2. 患者的隐私权

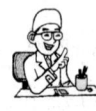 那是患者的隐私，你注意到了么

彭女士丈夫去年5月被查出患有乙型肝炎，一直在地坛医院治疗，每次复查都从简易门诊处开化验申请单。前天复查时，因时间来不及便没有化验，将单子带回家。昨天早晨，她无意中发现申请单背面竟是一位女艾滋病患者的血液检验报告单，虽然名字的第

一个字被重重划掉，但仍能辨认出来。彭女士说，地坛医院以医治传染病闻名，大部分患者都不愿透露自己的病情，医院这么做泄露了患者的隐私。

记者采访时看到，彭女士丈夫的化验申请单背面是一张血检报告，打印日期是2008年10月9日，患者姓名的第一个字用蓝色钢笔着重划了几下，但仍能认出来，化验结果也被划上一道，患者的性别、年龄、就诊科室和初步诊断均清楚注明。

当记者赶到地坛医院时，发现地坛医院简易门诊已经停止挂号，门诊的桌子上摆着很多这样的化验单，32开大小，所有姓名都做了同样的处理。对此，地坛医院医务部称，医院这么做是为了节约用纸，初衷是好的。这种做法不存在泄露患者隐私的问题，一是因为单子上没有电话、地址等明确的联系方式，二是重名的人也很多，而且除了医保和公费医疗的患者用实名看病外，其他很多患者出于保护自己的考虑，都用化名看病。但是，医院今后肯定会改进这方面的工作，将患者的姓名进行更完善的处理。

隐私是一种与公共利益、群体利益无关的，当事人不愿他人知道或者他人不便知道的信息，不愿他人干涉或者他人不便干涉的个人私事，不愿他人侵入或者他人不便侵入的个人领域。隐私权的内容通常认为包括以下三个方面：

（1）隐私隐瞒权，权利主体对自己的隐私进行隐瞒，不为他人所知的权利；

（2）隐私维护权，权利主体对于自己的隐私所享有的维护其不可侵犯，在受到非法侵犯时可以寻求司法保护的权利；

（3）隐私支配权，包括公开隐私、准许对个人活动和个人领域进行察知、准许他人利用自己的隐私、自己利用隐私的权利。

患者的隐私权是指患者在医疗机构接受医疗服务时所表现出的，涉及患者自身因诊疗服务需要而被医疗机构及医务人员合法获悉，但不得非法泄露的个人秘密。是患者对于其不为或者不愿为他人知悉的包括其疾病、身体隐秘部位在内的个人信息享有的不被他人知悉，禁止他人干涉的一种权利。患者隐私权的表现形式，就是患者对于在整个就医过程中所表现出来的自身资讯或信息的支配权利。患者出于对医生的信任和对治愈疾病的渴望，更可能向医生透露与自己疾病相关的信息，这就使医务人员非常容易了解到患者的隐私，也使患者的隐私更容易被医务人员所忽略甚至侵害。实践中，医务人员侵犯患者隐私权的情形常常引发医疗纠纷，这些情形主要有：

表13-2 侵犯患者隐私的常见情形

- 将患者充当"活体教具"。即未经患者同意，将其身体和有关信息供医学生观摩实习
- 问诊、查体时，允许其他人员在场旁听
- 患者的病历资料未经患者同意而公开。例如将患者的化验单、检查单、床头卡公开放置，允许他人查阅患者病案等
- 医护人员泄露、传播患者的隐私。如将患者艾滋病检验呈阳性的事实向外传播
- 医护人员出卖患者隐私以获取不当利益。例如将产妇信息泄露给婴儿奶粉生产厂家等

- 为了宣传疗效，未经患者同意在宣传材料中将患者的真实姓名、病情及治疗经过等对外公开
- 直接侵入患者身体侵犯患者隐私。例如医务人员缺乏职业操守，假借名目骗取患者同意，直接窥视患者身体的隐蔽部位或接触患者身体
- 超出疾病调查的范围刺探患者个人隐私

《中华人民共和国执业医师法》第二十二条第三项规定："医师在执业活动中，要关心、爱护、尊重患者，保护患者的隐私。"侵犯患者隐私，给患者造成损害的，会导致损害赔偿责任的产生。按照《最高人民法院关于确定民事侵权精神损害赔偿责任若干问题的解释》第一条第二款的规定："违反社会公共利益、社会公德侵害他人隐私或者其他人格利益，受害人以侵权为由向人民法院起诉请求赔偿精神损害的，人民法院应当依法予以受理。"《侵权责任法》六十二条规定："医疗机构及其医务人员应当对患者的隐私保密。泄露患者隐私或者未经患者同意公开其病历资料，造成患者损害的，应当承担侵权责任。"那么我们又应怎样保护患者隐私，以防纠纷的发生呢？

医院里无意间被泄露的隐私

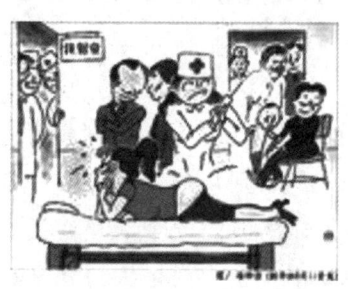

图13-1 注射室里，患者在众目睽睽之下宽衣解带

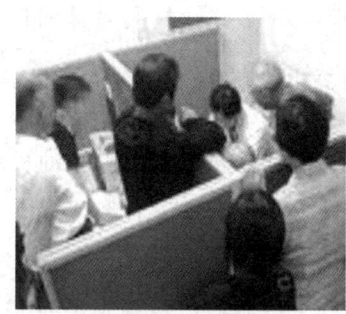

图13-2 人头攒动的诊室里，患者的隐私被口耳相传

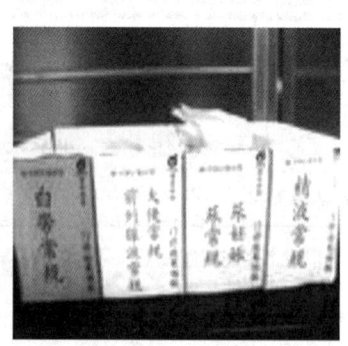

图13-3 检验室外的化验单实行"自助式"服务

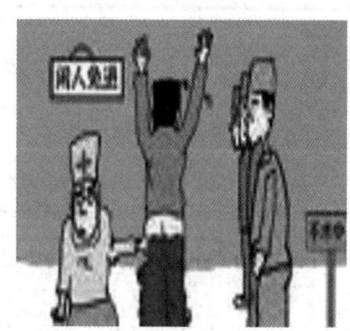

图13-4 临床带教中的实习观摩使患者汗颜

显然,要预防上述问题并非没有途径,关键在于医疗机构及其医务人员时刻保有维护患者隐私的意识。对于因患者隐私而发生的纠纷,最有效的方法应当是"预防"。

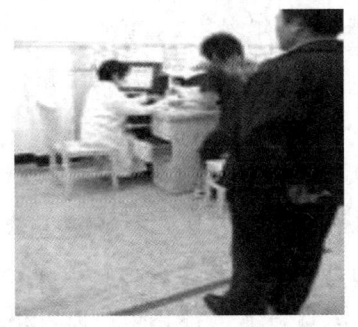

图 13-5 "三米线"

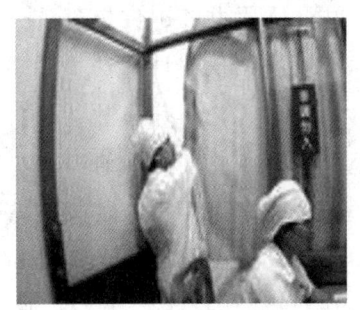

图 13-6 "密诊室"

三、医疗纠纷的应对

医院和医生都不愿经历医疗纠纷,可是一旦发生医疗纠纷,必须从容面对。这就要求医生和医院必须了解医疗纠纷在法律上的解决途径,如医疗纠纷的法律适用问题、医疗事故的认定问题以及医疗损害侵权诉讼中的举证责任问题。

1. 医疗纠纷的法律适用

 医院的苦恼

王新是医院负责行政的主管院长。在职几年来,遇到好几起发生在本院的医疗纠纷,个别纠纷还构成了医疗事故。在向受害者赔偿时,医院非常犯难。因为对于王新所在的这家二级医院来说,并没有太多可以支配的经费。王新非常担心医院再发生医疗纠纷,尤其是医疗事故纠纷。他非常想知道,医疗纠纷的赔偿,应当适用哪些法律?对医疗事故的赔偿是不是比非医疗事故的赔偿要高?

2003年最高人民法院颁布了《关于参照〈医疗事故处理条例〉审理医疗纠纷民事案件的通知》,这是关于医疗事故人身损害赔偿法律适用的专门性司法解释。《通知》第一条规定,医疗事故处理条例施行后发生的医疗事故引起的医疗赔偿纠纷,诉到法院的,参照医疗事故处理条例的有关规定办理;因医疗事故以外的原因引起的其他医疗赔偿纠纷,适用民法通则的规定。据此,法院在审理医疗纠纷时,首先要对纠纷的性质加以区分。在审理医疗事故侵权损害赔偿案件时,应当参照《条例》,而在审理一般医疗损害赔偿纠纷时,则应当按照《民法通则》的规定审理,这就是所谓的医疗纠纷案件适用法律的二元制问题。由于《条例》和《民法通则》对于损害赔偿的规定不完全一致,按照

《民法通则》赔偿对受害人更加有利,所以社会上出现了医疗事故的受害者获得的赔偿比非医疗事故的受害者所获得的赔偿还要多的现象。2009年12月26日全国人大常委会审议通过了《中华人民共和国侵权责任法》,该法已于2010年7月1日施行。《侵权责任法》的实施使医疗损害赔偿案件的法律适用趋于统一,医疗事故的定义在民事赔偿方面已无意义。自此以后,无论医疗事故纠纷抑或非医疗事故纠纷,在民事责任认定以及赔偿方面都应当适用《侵权责任法》的规定,实现了法律适用的公平。

但这并不意味着医疗事故的界定毫无价值,也不意味着《医疗事故处理条例》已经被废止。事实上,卫生行政机关需要对医务人员的严重过失行为进行管理和处罚,并进而实现预防医疗事故的目的。所以,医疗事故的界定对于卫生行政管理而言仍具有重要意义,作为卫生行政机关防范、监督与处理医疗事故的规范,《条例》仍有存在的价值。只不过《条例》中如有与《侵权责任法》抵触的规范,将不再发生法律效力。典型的如《条例》第四十九条的规定"不属于医疗事故的,医疗机构不承担赔偿责任",该条规定不再具有法律效力,取而代之的是《侵权责任法》第五十四条的规定"患者在诊疗活动中受到损害,医疗机构及其医务人员有过错的,由医疗机构承担赔偿责任"。据此,只要医院和患者存在诊疗关系、患者在诊疗活动中受到损害并且医疗机构有过错,医疗机构就要赔偿,而不论是否构成医疗事故。

2. 医疗事故的认定

 **先有判断,才会预防——你会识别医疗事故么?**

● 药房的故事

某医院药房管理不善,砒霜包装的标签丢失,而负责管理的药剂师,在接到内科提取芒硝的单据后,未做检验,就凭印象将芒硝发了出去,结果造成5人中毒、3人死亡的恶性事件。经查,该药剂师所发出的芒硝实为砒霜,两种药的外包装瓶非常相似,且均有部分包装的标签在运输途中丢失。

● 外科医生的手术

某普外科医生,结婚不久夫妻双方因感情、性格等原因离婚。离婚后一年,前妻因阑尾炎来院诊治,并托付其前夫为其手术主刀。前妻出院后身体健康,但一直未怀孕,由此再婚丈夫提出与其离婚。前妻经医院专家鉴定:她的输卵管已被切断并已无法恢复。后经司法机关审理此案,查明是其前夫在阑尾炎手术中故意所为。

● 护士的遗憾

某甲因咽痛伴随发热到某医院就诊,医生诊断为扁桃体发炎,处方肌注青霉素。后来注射室护士要为甲做皮试时,甲对护士说自己以前注射青霉素从未有过过敏现象,做皮试也是多挨一针,况且做皮试太疼了,这次就别做皮试了,保证没问题。护士在其一再要求下,就没做皮试而直接给甲注射了青霉素。结果甲发生过敏性休克,终因抢救无效死亡。

● 挂号不能急

一老人因感冒去某医院看病,在挂号处因故换了三次科室,致使挂号员不耐烦,于是挂号员在挂号单上写下"老混蛋"三个字。老人候诊时看到这三个字,气得当场心脏病发作,最终因抢救无效死亡。

你能判断出上述案例中哪些构成医疗事故么?

《侵权责任法》第五十四条规定,医疗机构及其医务人员因过错导致患者损害的,应承担损害赔偿责任。据此,医疗损害赔偿责任的成立需要以下要件:主体为医疗机构及其医务人员;医疗机构及其医务人员主观上存在过错;患者受到了损害;医务人员实施的医疗行为与患者所受损害之间存在因果关系。患者只要证明上述要素的存在,即可请求医疗机构承担医疗损害赔偿责任。

医疗事故是医疗损害中较为严重的情形。根据《医疗事故处理条例》的规定,所谓医疗事故是指医疗机构及其医务人员,在医疗活动中,违反医疗卫生管理法律、行政法规、部门规章和诊疗护理规范、常规,过失造成患者人身损害的事故。据此,医疗事故民事责任的构成要件包括:

表 13 - 3　医疗事故民事责任的构成要件

- 医疗事故的责任主体是医疗机构及其医务人员
- 医疗事故责任人有违法行为
  即实施了违反医疗卫生管理法律、行政法规、部门规章和诊疗护理规范、常规的行为
- 医务人员主观上存在过失
  具体包括疏忽大意的过失和过于自信的过失。所谓疏忽大意的过失,是指医务人员应当预见而没有预见。所谓过于自信的过失,是指医务人员已经预见但轻信能够避免。这里的主观状态只限于过失而不包括故意。医务人员在诊疗活动中故意造成患者损害的将可能构成刑事犯罪
- 过失行为造成了患者的明显人身损害
  根据《条例》,造成了条例所规定的四级以上损害的才是医疗事故。这四级损害是,一级损害:造成患者死亡、重度残疾的;二级损害:造成患者中度残疾、器官组织损伤导致严重功能障碍的;三级损害:造成患者轻度残疾、器官组织损伤导致一般功能障碍的;四级损害:造成患者明显人身损害的其他后果的
- 医务人员的过失行为与损害结果之间必须存在因果关系

但是下列情形不属于医疗事故:

(1) 在紧急情况下为抢救垂危患者生命而采取紧急医学措施造成不良后果的;

(2) 在医疗活动中由于患者病情异常或者患者体质特殊而发生医疗意外的;

(3) 在现有医学科学技术条件下,发生无法预料或者不能防范的不良后果的;

(4) 无过错输血感染造成不良后果的；

(5) 因患方原因延误诊疗导致不良后果的；

(6) 因不可抗力造成不良后果的。

上述四个案例中，案例1和案例3属于医疗事故，前者属于疏忽大意的过失，后者属于过于自信的过失。案例2中，患者的损害是因为医务人员的故意行为造成的，因此医务人员可能承担刑事责任。案例4属于意外事件。

3. 医疗侵权的举证责任

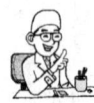 "谁主张，谁举证"还是"举证责任倒置"——《侵权责任法》带来的好消息

赵一因患阑尾炎入县医院治疗，术后26小时出现便血，家人将其转入另一家医院治疗。赵一在该院进行剖腹探查术后出院，共支付医疗费六千余元。后来赵一与县医院为赔偿事宜发生纠纷，赵一诉至法院，要求县医院赔偿其医疗费、精神损失费等共计一万六千元。该案在审理过程中，法院委托县医疗事故鉴定委员会及某市医疗争议技术鉴定委员会进行了鉴定，结论均为：医院对病人的诊断及处理过程无不当之处；术后便血原因不明；此纠纷不属医疗事故。那么本案谁会胜诉？

医疗纠纷的举证责任一直是医患双方最为关注的话题。所谓举证责任，即提出证据并证明案件事实的责任。举证责任之所以重要，是因为当事人如果不能承担举证责任，将承担举证不利即败诉的后果。根据2002年实施的《最高人民法院关于民事诉讼证据的若干规定》第四条第一款第八项的规定，"因医疗行为引起的侵权诉讼，由医疗机构就医疗行为与损害结果之间不存在因果关系及不存在医疗过错承担举证责任"，在医疗行为侵权诉讼中实行的是因果关系和过错的举证责任的倒置。这一规定尽管有利于患者，但无疑加大了医务人员的责任，致使医务人员在诊疗活动中过于谨慎，客观上造成了过度医疗的社会现状，给患者带来了经济负担。为此，《侵权责任法》的一个重要任务就是平衡医患双方的利益和负担，突出地表现在《侵权责任法》同时规定了正置（谁主张、谁举证）和倒置两种举证方法。

《侵权责任法》第五十四条规定："患者在诊疗活动中受到损害，医疗机构及其医务人员有过错的，由医疗机构承担赔偿责任"。据此，一般医疗损害案件中适用的是"谁主张，谁举证"的举证原则，即由患者对医疗损害民事责任的全部构成要件（包括违法行为、过错、因果关系和损害）承担证明责任，否则患者不能要求医务人员承担民事责任。而按照《侵权责任法》第五十八条的规定，在特殊情形下则实行对过错的推定，即过错举证责任的倒置。也就是说，患者只要证明医疗机构和医务人员实施了《侵权责任法》第五十八条所列举的3种行为，并证明自己受到损害，即完成了自己的举证责任，此后

法律推定医务人员有过错，除非医疗机构和医务人员能够提出反证以证明自己是没有过错的，否则就要承担医疗侵权的民事责任。第五十八条所列举的这 3 种行为是：（1）违反法律、行政法规、规章等有关诊疗规范的规定的；（2）隐匿或者拒绝提供与纠纷有关的医学文书及有关资料的；（3）伪造或者销毁医学文书及有关资料的。

本案如果发生于 2010 年 7 月 1 日之前，责任显然由医院来承担。因为按照《最高人民法院关于民事诉讼证据的若干规定》第四条第一款第八项的规定，过错和因果关系的不存在要由医院来证明。可是医院能够证明自己没有过失（鉴定结论称"医院对病人的诊断及处理过程无不当之处"），但却不能证明自己的行为与损害结果之间没有因果关系（鉴定结论称"术后便血原因不明"）。由于不能完成自己的举证责任，医院要承担赔偿责任，即使该纠纷并不属医疗事故。

但是，如果该案发生于 2010 年 7 月 1 日之后，医院将不必承担民事责任。因为按照《侵权责任法》第五十四条，医疗损害已经采用了"谁主张，谁举证"的规则，损害责任应由患者举证证明。由于鉴定结论没有提供给患者医生有过错的证明，也未能提供给患者医生与损害之间存在因果关系的证明，所以患者将因为不能完成举证责任而败诉。因此，《侵权责任法》确实降低了医疗机构的举证责任，对于医疗机构而言是一个好消息。

4. 医疗纠纷的证据——病历

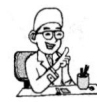

病历　证据　举证责任

2003 年，王先生入京煤总医院治疗，被诊断为"脑梗死后遗症"，病程日志记载，王先生此时已呈"植物状态"。2004 年 1 月，王先生因"呼吸衰竭、痰窒息、脑血管病后遗症"等原因死亡。家属认为"医院长期滥用抗生素，采用恶意性救治"，导致了王先生的死亡。医院则辩称，王先生的死亡是病情自然发展的结果，医院的治疗不存在任何过错。

庭审中证实了以下事实：医院在患者家属要求封存病历的情况下没有封存；在医院提交的病历资料中，患者姓名、年龄、抢救时间等多处有记载错误；一张心电图还有涂改痕迹。

该案将如何解决，谁会胜诉？

根据《医疗机构病历管理规定》，病历是指医务人员在医疗活动过程中形成的文字符号、图表、影像、切片等资料的总和，包括门急诊病历和住院病历。病历按照时间顺序记录了患者病情的发生、发展和转归以及医务人员为病人提供的各种医疗服务，因此是医疗质量、医疗技术水平和医疗机构管理水平综合评价的依据。在医疗纠纷诉讼中，病历资料不仅可以证明医患之间诊疗关系的存在，还可以证明整个医疗处置的过程，反映医务人员的诊断是否得当，因此是医疗纠纷案件中的重要证据。一份内容真实完整，形式规范的病历可以很大程度地还原客观事实，真实地反映医疗行为的对与错，人民法院也可据此依法作出公正的判决。然而在实践中，病历记载和保管中存在很多问题，致使案件事实因缺乏证据而无法确认。更严重的是，病历记载和保管不当还是引发医患纠纷的重要原因，医疗机构极有可能因病历书写和保管不当而承担法律责任。实践中医疗纠纷诉讼中常见的病历问题有：

表13-4　医疗纠纷诉讼中常见的病历问题

- 书写不完整，检验材料不齐全
- 人为涂改
- 记载明显错误
- 没按要求由专人书写或签字
- 应该封存的器材没有封存
- 该留存在病历中的仪器及器材的标识没有及时留存
- 输血单及相关手续不全

《侵权责任法》第五十八条明确规定，伪造、销毁或者隐匿、拒不提供与纠纷有关的病历资料的，将直接推定医疗机构有过错。也就是说，在上述情形下，实行举证责任的倒置。如果医方不能完成证明自己没有过错的责任，那么医疗机构将败诉并承担赔偿责任。所以重视病历，严格按照法律规定书写和保管病历是防范医疗纠纷、维护自身权益的重要方面。

本案是一起典型的病历涂改的案件，由于医务人员的疏忽，病历有所涂改造成不能查明案件事实真相，医院为此要承担责任。该责任即体现为"举证责任的倒置"。由于医院不能提供反证证明自己对于王先生的死亡没有过错，所以医院承担责任也就不可避免了。

小　结

医患关系在法律上具有双重属性，通常情况下表现为医疗服务合同关系，在医疗机构和医务人员因过错导致患者损害的情况下还将构成医疗侵权法律关系。诊疗活动中，医务人员必须学会尊重患者的权利，尤其是患者的知情同意权和隐私权，以防止不必要纠纷的发生。医务人员应当对医疗事故形成明确的认识，掌握医疗事故民事责任的构成要件，学会正确区分医疗事故和其他类型的医疗纠纷。医务人员还应对医疗侵权案件中的举证责任分配有所了解，以便在平常的医疗活动中保存病例等证据，以便在未来的诉讼中为自己赢得机会。

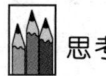
思考题

1. 医患关系在法律上具有何种属性？
2. 针对患者的知情同意权，法律对医务人员提出了哪些要求？
3. 医疗损害适用哪些法律法规？
4. 你能说出医疗事故的构成条件么？
5. 医疗损害赔偿案件中举证责任是如何分配的？

推荐读物

北京市高级人民法院. 损害赔偿新型疑难案例判解. 北京：法律出版社，2007.

乔世明. 医疗纠纷与法律责任. 北京：人民军医出版社，2002.

梅新和，尹卓. 医疗纠纷损害赔偿案例精选. 北京：法律出版社，2005.

陈志华. 医疗纠纷案件律师业务. 北京：法律出版社，2007.

相关法条链接

《中华人民共和国侵权责任法》第七章"医疗损害责任"

第五十四条 患者在诊疗活动中受到损害，医疗机构及其医务人员有过错的，由医疗机构承担赔偿责任。

第五十五条 医务人员在诊疗活动中应当向患者说明病情和医疗措施。需要实施手术、特殊检查、特殊治疗的，医务人员应当及时向患者说明医疗风险、替代医疗方案等情况，并取得其书面同意；不宜向患者说明的，应当向患者的近亲属说明，并取得其书面同意。

医务人员未尽到前款义务，造成患者损害的，医疗机构应当承担赔偿责任。

第五十六条 因抢救生命垂危的患者等紧急情况，不能取得患者或者其近亲属意见的，经医疗机构负责人或者授权的负责人批准，可以立即实施相应的医疗措施。

第五十七条 医务人员在诊疗活动中未尽到与当时的医疗水平相应的诊疗义务，造成患者损害的，医疗机构应当承担赔偿责任。

第五十八条 患者有损害，因下列情形之一的，推定医疗机构有过错：

（一）违反法律、行政法规、规章以及其他有关诊疗规范的规定；

（二）隐匿或者拒绝提供与纠纷有关的病历资料；

（三）伪造、篡改或者销毁病历资料。

第五十九条　因药品、消毒药剂、医疗器械的缺陷，或者输入不合格的血液造成患者损害的，患者可以向生产者或者血液提供机构请求赔偿，也可以向医疗机构请求赔偿。患者向医疗机构请求赔偿的，医疗机构赔偿后，有权向负有责任的生产者或者血液提供机构追偿。

第六十条　患者有损害，因下列情形之一的，医疗机构不承担赔偿责任：

（一）患者或者其近亲属不配合医疗机构进行符合诊疗规范的诊疗；

（二）医务人员在抢救生命垂危的患者等紧急情况下已经尽到合理诊疗义务；

（三）限于当时的医疗水平难以诊疗。

前款第一项情形中，医疗机构及其医务人员也有过错的，应当承担相应的赔偿责任。

第六十一条　医疗机构及其医务人员应当按照规定填写并妥善保管住院志、医嘱单、检验报告、手术及麻醉记录、病理资料、护理记录、医疗费用等病历资料。

患者要求查阅、复制前款规定的病历资料的，医疗机构应当提供。

第六十二条　医疗机构及其医务人员应当对患者的隐私保密。泄露患者隐私或者未经患者同意公开其病历资料，造成患者损害的，应当承担侵权责任。

第六十三条　医疗机构及其医务人员不得违反诊疗规范实施不必要的检查。

第六十四条　医疗机构及其医务人员的合法权益受法律保护。干扰医疗秩序，妨害医务人员工作、生活的，应当依法承担法律责任。

（焦艳玲）

模块 IV　医学生的心理品质

开朗的性格不仅可以使自己经常保持心情的愉快，
而且可以感染你周围的人们，
使他们也觉得人生充满了和谐与光明。

——罗曼·罗兰

第14章

乐观思维

学习目标

乐观是人们遇到事情时所表现出来的一种思维习惯,通过解释风格问卷的测量,你将了解到自己是不是一个乐观的人。乐观可以帮助你获得事业上的成功,乐观还有助于改善自身的身体健康。每个人的解释风格并不是一成不变的,根据心理学的ABC理论,你可以通过训练和学习掌握让自己变得更加乐观的方法。医院是一个需要乐观的地方,乐观的医生在处理医患关系时会采用更积极和合理的方法。学完本章后,你应该能够:

1. 理解乐观的含义和好处。
2. 分析乐观对于一个医生的重要性。
3. 了解自己的解释风格,确定自己是否乐观。
4. 练习 ABCDE 方法,改变自己的解释风格,让自己变得更加乐观。

 预习案例:乐观的大师兄

今天大师兄查房,一进屋子,两天前开刀的37床就抱怨:"刘医生啊,为什么我整天放屁?"大师兄笑眯眯地边填写日志边答:"因为你要弥补臭氧空洞,保护环境。"周围一片笑声。大师兄拍拍她的床说:"正常的,不用担心。"

39床是个七岁的小男孩,今天刚术后醒来,疼痛难忍,无精打采。刘教授走到他面前,夸张地说:"哇!你的绷带!你的绷带好漂亮啊!哪个医生给你包的呀!头顶上像戴了王冠!我要给你拍张照片留念!"说完举起手机,冲小孩伸俩手指说:"茄子!"小孩很配合地伸出俩指头,苦苦地咧嘴笑。

大师兄跟小朋友说:"你的手术很成功,很快你就能上学啦,见到你的小朋友们。你喜欢上学吗?"小孩答:"我不喜欢上学。上学要写作业。""啊?这样啊!那你就留在这里吧,我再给你开一刀,就可以住久一点。"孩子吓得大叫:"不要不要!"

"你看,跟开刀比起来,你还是喜欢上学的嘛!明天你就可以下地走路啦!"说完作势要摸摸孩子的头,作出害怕的表情说:"哎呀!我差点忘记了,刚才要拍你的头!"小孩咯咯笑,痛苦少许多。大师兄特别爱逗孩子,他愿意看到每个孩子都健健康康地离开。

因为他的女儿,今年六岁,患肾衰竭三年了,每周透析三次,脸色灰白。我们眼看着她一点一点弱下去,不知道还能支撑多久。除了换肾,她没有别的选择,而我们作为医生,都不能为她找到肾源。

我不知道这三年他和大嫂是怎么熬过来的,他依旧能保持这样的达观,我不知道他是装的,还是天生乐观。

每周日,雷打不动,他会带女儿出去到郊外,看枫叶,看溪水,看野生动物和植物。他说,等南南病好了,就可以像别的小朋友那样到处玩耍,上学。这个孩子,没进过一天学校,她最希望的事情就是有一天能够上学。南南一直相信她的爸爸,因为爸爸是医生,会治好她。

(摘自作家六六的小说《心术》,有删改)

分析与讨论:

➢ 医院是一个需要乐观的地方,乐观的人不但自己快乐,还能给别人带来快乐。想想乐观的医生在处理医患关系时有哪些优势?

➢ 乐观是天生的吗?在遭遇挫折和不幸时,乐观的人与悲观的人有什么不同?

➢ 如果你是一个悲观的人,有没有方法让你变得更乐观些?

一、乐观概述

1. 什么是乐观

尤金·奥凯利是毕马威会计师事务所的董事长和首席执行官。《追逐日光》一书是奥凯利人生最后旅程的告白。从得到确诊为脑癌晚期消息到他辞世,中间只有不到4个月,但奥凯利却以乐观的心态走完了人生的最后一段,书中所记述的心路历程却让人难以忘怀。下面是他在书中对好友比尔心脏手术后的一次经历的描述:

我记得我的好朋友比尔曾动过心脏搭桥手术。在医院病床上躺了3天后,医师告诉他可以起来走25步。比尔早上走完这25步之后,便询问他还可不可以再多走25步。没过多久,他一天就能够在大厅里来回慢走4趟了。

有一次做走路运动时,他瞥见另一间病房里,有几位同样动过心脏手术的病人安静地躺在那里,手上还插着点滴。"哇,他们的情况比我糟多了。"他告诉护士。

"错了,其实你比他们严重许多,"护士说:"只不过他们认为自己是心脏病的受害者,你则是在试着复原。"

医院是一个需要乐观的地方：病人在应对自己的病痛时，需要乐观；医生在面对众多的病患时，更需要乐观。那么，究竟什么是乐观？当我们看到预习案例中提到的大师兄时，当我们看到上面提到的比尔时，我们可能马上就会发现乐观的人与悲观的人的差别：在面临困境时，乐观的人充满希望，进而寻找机会；而悲观的人则感到绝望，自暴自弃。因此有人会说：乐观就是在逆境中保持良好心态，相信坏事情总会过去，阳光总会再来的心境。心理学对乐观的定义则更为严格：他们通常将乐观看做一种信念（belief），而非一种心境或情感。人格心理学家认为乐观是一种人格特质，具有这种特质的人就是我们通常所说的"乐天派"，他们对未来充满积极的期望，相信自己身上更可能发生好的事情。由于这种特质更多地来自于遗传，不会轻易发生变化，所以这类学说是关于乐观的"先天论"。与之不同的是，以塞利格曼（Seligman）等人为代表的积极心理学家认为乐观是人们遇到事情时所表现出来的一种思维习惯。当有事情发生的时候，人们都会倾向于寻找其中的原因，对事件做出解释，乐观者和悲观者的差异就体现在寻找问题原因的思维习惯不同，塞利格曼将这种思维习惯称为解释风格（explanatory style）。譬如同样是一次失败的数学考试。乐观的人会解释说："我这次运气不好，老师的题出的太偏了。我没有认真准备这次考试。"相反，悲观的人则更可能会说："我太笨了，我数学成绩一直就不好。我天生就不适合学数学。"将乐观看作是一种解释风格的心理学家认为，乐观不是天生的，而是后天习得的，这是关于乐观的"后天论"。

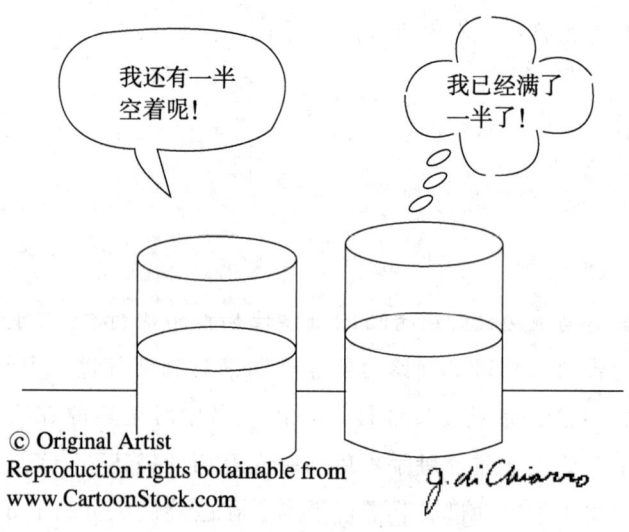

图 14-1　乐观和悲观：半满还是半空？

2. 乐观的意义

乐观有什么好处呢？本书的读者中，将来会有很大一部分选择医生作为自己的职业，如果我问你，要想成为一名优秀的医生，需要哪些素质？传统的心理学研究表明，要想

第十四章 乐观思维

在事业上获得成功,有两个因素必不可少。首先是专业技能,对于现代社会的医生而言,掌握必要的医学基础知识是成为一名合格医生的前提,而要想成为优秀的医生,还需具备丰富的临床经验,这些都可以算作医生这项职业需要掌握的专业技能。另一个对事业成功有影响的重要因素是动机。不管你的专业技能有多好,如果你缺乏动机,你也不会获得事业上的成功。但是,要想成为一名优秀的医生,只有这些就足够了吗?本人曾在一次报告中听到某二甲医院院长发表这样的感慨:"我在多年的工作中,看到过一些年轻的大夫,具有很高的学历,专业技术非常出色,但是最后却因为非技术性的原因不得不离开医生这个职业,令人惋惜。"我认为,他所说的非技术原因中,会有很大一部分与医生这一职业本身所面临的过高的工作压力有关。较高的工作压力会导致人的工作热情降低,人际关系紧张,自身健康状况受到影响。因此,在这种高压力的环境下,除了专业技能和动机外,还有一个重要的个人素质对工作质量有着深远的影响,那就是乐观。下面将要提到的这个例子是积极心理学家塞利格曼的亲身经历,它充分说明了乐观对于一个从事高压力行业的人的重要性。

美国著名的大都会保险公司的总裁克里顿是塞利格曼的朋友。有一次,他向塞利格曼表达了在招聘员工时遇到的困惑:"我们公司每年要雇佣5000个新的业务员,要从应征的60000个人中仔细挑选。我们先对他们进行能力测试,然后进行面试和筛选。通过的人会由公司出资进行密集的培训。但是不到一年,一半以上离职,留下来的人的业绩也是一年比一年差,到了第四年年底,他们的业绩就只剩下20%左右了。我们培训一个新的业务员要花30000美元以上,所以每年我们公司单就聘任人事方面的损失就有7500万美元。而且据我所知,别的保险公司也跟我们一样。我想知道心理学有没有什么方法能够事先筛选出适合做保险的业务员,帮助我们节省人力成本的浪费?"

"他们为什辞职?"塞利格曼问道。

"推销保险是一份压力很大的工作,即使是最好的业务员每天也会遭到多次拒绝,而且拒绝往往是接二连三地到来,对他们的士气打击很大。所以很多业务员会为此感到气馁,这种感觉会让他们越来越难受,使他们越来越难以鼓起勇气去打下一个电话;于是他们一直拖着不愿意打电话,花很多时间弄这弄那就是不愿意去碰电话,越拖越没办法打下一个电话,不打电话就没有业绩,没有业绩就开始离职。"

"那你们录取新员工的标准是什么?"塞利格曼接着问道。

"我们公司多年来已经发展了一套职业能力测验来寻找适合做推销的人员。所有申请进入大都会做人寿保险工作的人都必须先经过这个测验,只有分数在12分以上的才有可能被录用。"

塞利格曼在听过克里顿的介绍后,为他提供了一份自己开发的问卷——解释风格测查问卷。他让克里顿在下一次录用新人时,选择1000人还按原来的标准录取,另外选择100人左右,不看他们在标准职业测验中的分数,而是根据他们在解释风格问卷中的得分来进行选择。只有当问卷结果显示应征者是一个乐观的人时，才考虑录用。在给新员工做完这份问卷两年里，塞利格曼对这些人的销售业绩和离职情况进行了统计。结果发现，乐观分数低的比乐观分数高的离职的比例高两倍，而分数最低的后四分之一的推销员比分数最高的前四分之一的推销员的离职率高三倍。第一年，乐观组比悲观组多卖了21%的保险，第二年，乐观组比悲观组多卖了57%的保险。

从结果可以看出，乐观者的销售业绩不但好于悲观者，而且一直有进步。为什么？因为乐观的人充满希望，能够勇敢地面对挫折。当你刚进入一个领域时，才干和动机可能是最重要的。但是时间久了以后，在一个压力巨大的工作环境中，你会遭遇越来越多的挫折。此时，乐观和希望就会变得比才干和技巧更重要了。

根据一系列控制更为严格的心理学研究结果，塞利格曼提出了成功的解释风格理论，他认为，要想在有挑战性或压力巨大的工作环境中获得成功，有三个特性至关重要，它们是：

- 能力
- 动机
- 乐观

二、乐观的测量

1. 测测你的解释风格

我们已经讨论了乐观的定义和乐观的好处。那么，你是不是一个乐观的人呢？要想知道问题的答案，请你先完成塞利格曼编写的这份解释风格问卷。

请仔细阅读每一个题目所描写的情境并逼真地想象你在那种情景下可能的想法。有的情境你可能从未没有经历过，没有关系；也可能两个答案都不适合你，也不要紧，圈一个最可能适用于你的选项。你可能不喜欢句子的表述方法，但是请不要圈你认为"应该"说的或是对别人来说这样说才比较好的选项，请选你比较喜欢的，比较适合你的选项。

每一题单选一项。不用管答案旁边的字母。为保证测试质量，请尽量诚实。一般来说，这个测验大约要花15分钟。回答完所有问题后，将得分填入后面的计分表内。

解释风格测查问卷

1. 你所负责的那项计划非常地成功　　　　　　　　　　　　　　　　　　PsG
   A 我对手下的监管很严　　　　　　　　　　　　　　　　　　　　　　1
   B 参与项目的每个人都花了很多心血在上面　　　　　　　　　　　　　0

第十四章 乐观思维

2. 你和配偶（男/女朋友）在吵完架后讲和了   PmG

A 我原谅了他/她   0

B 我一向是很宽宏大量，不记仇的   1

3. 你在开车去朋友家的中途迷路了   PsB

A 我错过了一个路口没转弯   1

B 我朋友给我的指引讲得不清楚   0

4. 你的配偶（男/女朋友）出乎意料地买了一件礼物给你   PsG

A 他/她加薪了   0

B 我昨晚请他/她出去吃了一顿大餐   1

5. 忘记你的配偶（男/女朋友）的生日   PmB

A 我记生日一向很差劲   1

B 我最近太忙了   0

6. 神秘的爱慕者送了你一束鲜花   PvG

A 我对他/她很有吸引力   0

B 我的人缘很好   1

7. 你通过竞选获得了社区的公职（民意代表）   PvG

A 我花了很多时间和精力去竞选   0

B 我做任何事情都会全力以赴   1

8. 你忘了一个很重要的约会   PvB

A 我有时候记忆真是很糟糕   1

B 我有时会忘记去看记事本上的约会提醒   0

9. 你竞选民意代表，结果落选了   PsB

A 我的竞选宣传不够   1

B 我的对手的关系比较广   0

10. 你成功组织了一个宴会   PmG

A 我那晚真是魅力四射   0

B 我一向是个好的组织者   1

11. 你及时报警阻止了一件犯罪   PsG

A 那个奇怪的声音引起了我的注意   0

B 我那天很警觉   1

12. 你这一年都很健康   PsG

A 我周围的人几乎都不曾生病，所以我没被传染	0
B 我很注意我的饮食，而且每天休息都足够	1

13. 你因为借书逾期未还而被图书馆罚款　　　　　　　　　　　　　　PmB

A 当我全身神贯注在阅读时，我经常忘记借阅到期了	1
B 我一直在忙着完成一份报告，所以忘记去还那本书了	0

14. 你买股票赚了不少钱　　　　　　　　　　　　　　　　　　　　　PmG

A 我的经纪人让我尝试投资一支新股票	0
B 我的经纪人是出类拔萃的投资人	1

15. 你赢得了运动会上的比赛　　　　　　　　　　　　　　　　　　　PmG

A 我当时觉得自己是战无不胜的	0
B 我平时训练很努力	1

16. 你在一次很重要的考试中失败了　　　　　　　　　　　　　　　　PvB

A 我没有其他的考生那么聪明	1
B 我准备得不够	0

17. 你为你的朋友特地烧了一道菜，而他几乎不怎么动这道菜。　　　　PvB

A 我的厨艺不行	1
B 这道菜我做得太匆忙了	0

18. 你花很长的时间练习某项运动，但还是在比赛时失败了　　　　　　PvB

A 我的身体素质不行	1
B 我对那项运动不在行	0

19. 你的车子在深夜的黑街上没油了　　　　　　　　　　　　　　　　PsB

A 我事先没有检查一下油箱里还有多少油	1
B 油表的指针坏了	0

20. 你对朋友发了一顿脾气　　　　　　　　　　　　　　　　　　　　PmB

A 他/她平时总是烦我	1
B 他/她今天很不友善	0

21. 你因未按时申报所得税而受罚　　　　　　　　　　　　　　　　　PmB

A 我总是拖着不愿去碰税的事	1
B 我今年很懒散，懒得去报税	0

22. 你约一个人出去玩，结果他/她拒绝了你　　　　　　　　　　　　PvB

A 我那一天什么事都做不下，心情恶劣	1

B 我去约她时，紧张得说不出话来 　　　　　　　　　　　　　　　　0

23. 一个现场节目的主持人从众多的观众中专门挑你上台去参加节目 　PsG

A 我恰好坐在了一个合适的位置上 　　　　　　　　　　　　　　0

B 我在现场表现得最积极 　　　　　　　　　　　　　　　　　　1

24. 你在舞会上很热门，常有人请你跳舞 　　　　　　　　　　　　PmG

A 我在舞会上一向都很活跃 　　　　　　　　　　　　　　　　　1

B 那一晚我的表现十分完美 　　　　　　　　　　　　　　　　　0

25. 你给你的配偶买了一件礼物，而他/她并不喜欢 　　　　　　　　PsB

A 我没有好好用心思去想应该买什么 　　　　　　　　　　　　　1

B 他/她是个很挑剔的人 　　　　　　　　　　　　　　　　　　0

26. 你在应征工作的面试上表现得很好 　　　　　　　　　　　　　PmG

A 我在这次面试时表现得非常的自信 　　　　　　　　　　　　　0

B 我一向很擅长面试 　　　　　　　　　　　　　　　　　　　　1

27. 你说了一个笑话，每个人都捧腹大笑 　　　　　　　　　　　　PsG

A 这个笑话本身很好笑 　　　　　　　　　　　　　　　　　　　0

B 我说笑话的时机掌握得很好 　　　　　　　　　　　　　　　　1

28. 你的老板只给你有限的时间去完成一个计划，但你还是如期完成了 　PvG

A 我对我的工作很在行 　　　　　　　　　　　　　　　　　　　0

B 我一向是个讲求效率的人 　　　　　　　　　　　　　　　　　1

29. 你最近觉得很疲倦 　　　　　　　　　　　　　　　　　　　　PmB

A 我从来都没有机会放松一下 　　　　　　　　　　　　　　　　1

B 我这一星期格外的忙 　　　　　　　　　　　　　　　　　　　0

30. 你邀请某个人跳舞，被拒绝了 　　　　　　　　　　　　　　　PsB

A 我的舞跳得不够好 　　　　　　　　　　　　　　　　　　　　1

B 她/她不喜欢跳舞 　　　　　　　　　　　　　　　　　　　　0

31. 你救了一个窒息的人使他没有被闷死 　　　　　　　　　　　　PvG

A 我知道对窒息的人进行急救的技能 　　　　　　　　　　　　　0

B 我知道在紧急的情况该做些什么 　　　　　　　　　　　　　　1

32. 你的热恋中情侣想要冷静疏远一阵子 　　　　　　　　　　　　PvB

A 我太自我中心了 　　　　　　　　　　　　　　　　　　　　　1

B 我跟他/她在一起的时间太少了 　　　　　　　　　　　　　　0

33. 你的一个朋友说了一些让你伤心的话　　　　　　　　　　　　　PmB

A 她每次说话都不经大脑冲口而出，从不顾及别人的感受　　　1

B 我猜她最近心情不好，把气出在我身上　　　　　　　　　　0

34. 你的老板找到你，要你给他一些建议　　　　　　　　　　　　PvG

A 我是这个领域的专家　　　　　　　　　　　　　　　　　　0

B 我的忠告一向都确实可行　　　　　　　　　　　　　　　　1

35. 一个朋友谢谢你帮助他走过一段困难期　　　　　　　　　　　PvG

A 我很乐于协助朋友度过困难期　　　　　　　　　　　　　　0

B 我一向关心别人　　　　　　　　　　　　　　　　　　　　1

36. 你在宴会玩得很痛快　　　　　　　　　　　　　　　　　　　PsG

A 宴会上的每个人都很友善　　　　　　　　　　　　　　　　0

B 我很友善　　　　　　　　　　　　　　　　　　　　　　　1

37. 你的医生说你的身体健康状况极佳　　　　　　　　　　　　　PvG

A 我坚持经常运动　　　　　　　　　　　　　　　　　　　　0

B 我对健康很在意　　　　　　　　　　　　　　　　　　　　1

38. 你的配偶（男/女朋友）带你去度一个浪漫的周末　　　　　　PmG

A 他/她需要远离城市几天　　　　　　　　　　　　　　　　0

B 他/她喜欢去看新的，没有去过的地方　　　　　　　　　　1

39. 你的医生说你吃太多甜的东西　　　　　　　　　　　　　　　PsB

A 我对饮食不太注意　　　　　　　　　　　　　　　　　　　1

B 我避免不了糖分，到处都是甜品，每样东西里都有糖　　　　0

40. 老板指派你去做一个重要计划的主持人　　　　　　　　　　　PmG

A 我才刚刚成功地做完一个类似的计划　　　　　　　　　　　0

B 我是好的计划主持人，监督严谨，沟通良好　　　　　　　　1

41. 你和你的配偶（男/女朋友）最近一直吵架　　　　　　　　　PsB

A 我最近压力很大，心情不好　　　　　　　　　　　　　　　1

B 他/她最近总是充满敌意　　　　　　　　　　　　　　　　0

42. 你滑雪时总是摔跤　　　　　　　　　　　　　　　　　　　　PmB

A 滑雪本来就很难　　　　　　　　　　　　　　　　　　　　1

B 滑雪道结冰了　　　　　　　　　　　　　　　　　　　　　0

43. 你赢得了一个声望很高的奖项　　　　　　　　　　　　　　　PvG

A 我解决了一个重大的难题 0

B 我是最好的员工 1

44. 你的股票跌入谷底 PvB

A 我买股票的时候对商业投资还不是很懂 1

B 我当时买错了股票 0

45. 我买彩票中了大奖 PsG

A 完全是凭运气 0

B 我选对了号码 1

46. 你在放假时胖了起来,现在瘦不回去了 PmB

A 就长远说来,节食对于减肥是没有效的 1

B 我这次用的这个减肥食谱没效 0

47. 你生病住院,但是没什么人来看你 PsB

A 我在生病的时候脾气不好 1

B 我的朋友常会忽略像探病这种事 0

48. 商店拒绝你用信用卡付账 PvB

A 我有时候高估了自己的信用额度 1

B 我有时候忘了去还信用卡账单 0

译自 Martin E. P. Seligman (2006) Learned Optimism: How to Change Your Mind and Your Life.

计分表

PmB_____   PmG_____

PvB_____   PvG_____

             HoB_____

PsB_____   PsG_____

Total B_____   Total G_____

             G-B_____

2. 你是一个乐观的人吗?

你如何看待发生在你身上的各种不幸?悲观的人的特征是,当坏事情发生时,他往往认为这都是自己的错,这件事情对他而言是毁灭性的,他会因此一蹶不振。相反,对于乐观的人而言,坏事情的发生是暂时的,不一定是他自己的错,可能是环境、运气或其他人的失误导致的。你对事情发生原因的解释就是你的解释风格,它包含三个维度,分别是：永久性（permanence）、普遍性（pervasiveness）和个别性（personalization）。你刚才所做的测验就是对这三个维度的测量，下面告诉你这三个维度的含义和计分方法。

● **永久性**

假如你认为坏运气是"永远存在的"，是持续性的，那你的解释风格就是永久性，悲观型的；假如你认为坏运气是"有时候"，"偶尔的"，你将坏运气看成暂时的情况，那你有一个乐观的解释风格。对于大都会里推销保险的业务人员来说，每天遭到客户的拒绝几乎是必然的。对于一个悲观的推销员来说，如果早上打过的第一个电话就遭到拒绝，他很可能会认为今天一天都不会顺利，从而放弃努力。而对于一个乐观的推销员来说，这只是一次正常的遭遇，与随后的推销是否顺利没有联系。

现在看你的测验，8个有PmB记号的题，第5题、第13题、第20题、第21题、第29题、第33题、第42题、第46题。

● 假如你的分数是0或1，那么你在这个维度上非常的乐观
● 2或3是中等乐观
● 4是平均水平
● 5或6是相当的悲观
● 7或8是非常的悲观

乐观的人将好运看成是永久性的原因。例如人格特质上的原因、能力的关系、"永远会如此"。悲观的人把好运看成暂时性的原因：脾气的关系、努力、"有的时候才会如此"。当某天保险卖的好时，乐观的推销员会觉得是因为自己沟通能力好，工作努力；悲观的推销员会觉得只是今天运气好而已。

把标有PmG的分数加起来，包括第2题．第10题，第14题，第15题，第24题，第26题，第38题，第40题。

● 假如你的分数为7或8，你对好运好事情的持续发生非常的乐观
● 6分是中度乐观
● 4分和5分是平均水平
● 3分是中度悲观
● 0，1或2是重度悲观

相信好运是永久性原因的人在他们成功后会更加努力，而把成功看成是暂时性原因的人常常在成功之后仍旧放弃努力，因为他们相信成功只是侥幸。

● **普遍性**

如果说永久性是时间上的维度的话，那么普遍性就是空间的维度。把失败看成是普

第十四章 乐观思维

遍性解释风格的人，很容易在某一件事情失败时，就认为他每一件事都会失败；认为失败具有特殊性的解释风格的人会在这件事上变得无助，但是在生活的其他层面上，他还是会继续前进。比如保险推销员 A 因为业绩表现不好而受到了老板的指责，他会因此而闷闷不乐，如果这种低沉的情绪只局限于他在公司的时候，而不会影响到生活的其他情境，那他就是一个在普遍性维度上相对乐观的人。反之，如果因为工作的不愉快而影响到他的家庭生活，影响到他和朋友的关系，甚至影响到他看电影时的心情，那他就是一个容易把坏情绪扩展到生活中其他方面的悲观者。

你是否习惯把事情灾难化？看一下每个标有 PvB 的问题：第 8 题，第 16 题，第 17 题，第 18 题，第 22 题，第 32 题，第 44 题，以及第 48 题。
- 假如你的分数是 0 或 1，那么你是非常的乐观
- 2 或 3 是中等乐观
- 4 是平均水平
- 5 或 6 是相当的悲观
- 7 或 8 是非常悲观

乐观者认为坏事情会发生是有其特定的原因的，而好事情的发生会加强他对所做的每一件事的信心；悲观的人认为坏事情的发生是由于普遍性的原因，而好事情的发生是由于特定的原因。

看一下每个标有 PvG 的问题：第 6 题，第 7 题，第 28 题，第 31 题，第 34 题，第 35 题，第 37 题，以及第 43 题。
- 假如你的分数为 7 或 8，非常的乐观
- 6 是中等乐观
- 4 分和 5 分是一般
- 3 是中等悲观
- 0、1 或 2 是重度悲观
- 希望

我们是否抱有希望决定于我们解释风格的两个维度：普遍性和永久性。为不幸的事情找到暂时的和特定的原因是获得希望的艺术，暂时的原因限制了无助的时间性，特定的原因则将无助限制在原来的情景上。相反，永久性的原因使无助感延伸到未来，而普遍性的原因使无助感散布到你生活的各个层面。为不幸的事情找永久性和普遍性的原因实际上是在练习绝望。

因此可以说，你整个测验最重要的分数就是你的希望分数——将你的 PvB 分数加上

你的 PmB 分数。这是你对不幸事情的希望分数，填入 HoB 内。

- 假如你的分数是 0、1 或 2，那你是充满了希望
- 3、4、5、6 是中度希望
- 7、8 是平均水平
- 9、10、11 是中等的绝望
- 12、13、14、15、16 是严重的绝望

需要强调的是，"希望"对于工作或生活压力大的人尤为重要，对挫折采取永久性和普遍性解释风格的人容易在压力下崩溃，这个崩溃是长期而且全面的。而对未来充满希望的人，不论发生什么不幸，他都有机会再次站起来，勇敢地面对。

- **个别性**

当不好的事情发生时，我们可以怪罪自己，也可以怪罪旁人或环境。怪罪自己的人自视很低，他们认为自己一文不值，没有才干也不讨人喜欢，怪罪旁人的人不易失去自尊，整体来说，他们比前者更喜欢自己。

虽然我们都不喜欢推卸责任，但如果你仔细观察的话就会发现，那些喜欢推卸责任的人往往都很快乐，因为他们很少认为坏事情的发生与自己有关。当然，我们不能提倡大家都为了变得乐观而成为一个不愿意承担责任的人，但是我们也要避免走向另一个极端：悲观的人常常把不是他的错也揽到自己身上来，他们常去负不需要负的责任。

看一下每个标有 PsB 的问题：第 3 题．第 9 题，第 19 题，第 25 题，第 30 题，第 39 题，第 41 题，以及第 47 题。

- 如果你的分数是 0 或 1，那么你自视很高
- 2 或 3 是中等自傲
- 4 是平均水平
- 5 或 6 是中度自卑
- 7 或 8 是极度自卑

相信自己带来好运的人比较喜欢自己，对自己满意的程度远比那些认为好运是别人带来的或是环境造成的人，对自己的满意程度高得多。

看一下每个标有 PsG 的问题：第 1 题，第 4 题，第 11 题，第 12 题，第 23 题，第 27 题，第 36 题，以及第 45 题。

- 假如你的分数是 7 或 8，你很乐观
- 6 是中度乐观
- 4 和 5 是平均水平

- 3 是中度悲观
- 0，1，2 是极度悲观

现在就可以计算你的总成绩了：

第一，将三个 B（PmB＋PvB＋PsB）相加。填入 TotalB，这是你对坏事情（bad events）的分数。

第二，将你的三个 G（PmG＋PvG＋PsG）相加，填入 TotalG。这是你对好事情（good events）的分数。

然后，你将 G 减去 B，这个 G－B 就是你的总分。

- 如果你的 B 分数是在 3 到 6 之间，那么你是一个非常乐观的人

  如果你的分数在 6 到 9 之间，你是中等程度的乐观

  10 到 11 分是平均水平

  12 到 14 分是中等程度的悲观

  14 分以上表示你需要改变

- 假如你的 G 分数在 19 以上．你对好运、好的事件的想法是非常地乐观

  假如是 17 到 19，你的思想是中等程度乐观

  14 到 16 分是平均水平

  11 到 13 分表示你的思想十分的悲观

  10 分之下表示你是极端地悲观

- 假如你的 G-B 分数是在 8 以上，你整体来说是个很乐观的人

  假如是 6 到 8，你是中等程度乐观

  3 到 5 分是平均水平

  1 到 2 分是中等悲观

  0 分或负分是极端悲观

在总分里找到你的位置：如果得分说明你是一个乐观的人，恭喜你，请继续保持，你会在今后的生活中继续享受乐观带来的各种好处；如果得分说明你是一个悲观的人，也不必气馁，我们会在后面告诉你如何变得更加乐观。

三、学习乐观

1. 悲观能否变乐观？

你现在已经大概知道自己的解释风格了。那么，悲观者是否有机会转变成乐观者，

进而享受乐观带来的各种好处呢？前文提到，很多心理学家认为，乐观是一种人格特征，它是与生俱来的。这种观点有其合理性。我们可以看到，许多性格在人们幼年时就有明显的表现和痕迹。比如，表现比较放松的孩子成年后往往善于交际，总是表现得很紧张的孩子成年后则会非常的内向。但是，乐观却常常会随着人们的生活变化而呈现出不同的情况：即使你天生乐观，成年后不见得仍然如此；就算并非天生乐观，成年后也同样有机会变得如此。因此，儿时的表现与你成年之后是否乐观只是存在一定的关系，并没有必然联系。

对于悲观者（解释风格测查问卷总得分少于 8 分）而言，有一个好消息就是他们可以通过学习变得乐观，永远地改进他们生活的质量。对于某些人来讲，他们或许不愿意放弃悲观而变得乐观，因为很多人心目中的乐观者是阿 Q 一样的自欺欺人者，是把责任都推给别人，从来不为自己的过失负责的人。但是无论是悲观的或乐观的人，都不必是个没礼貌，无教养的人。你在后面的课程中会看到，习得的乐观并不是要学习自私、自大，使别人不能忍受。学习乐观，主要是学习在失败挫折时该如何对自己讲话的技术，学习在受到打击时如何产生对自己更有鼓励性的看法。

2. ABC 理论

在介绍如何学习乐观之前，我们要先了解一个心理学的基本理论：ABC 理论。当我们的日常生活出现问题，大多数人会不假思索地认为，是那些发生了的事情使我们感到难受。例如，当我们感到愤怒或忧伤时，我们会认为是别人使我们产生这样的感受；当我们感到焦虑或受挫时，我们倾向于责怪自己当前的处境。然而，认知行为学派的代表人物艾利斯（Ellis）指出，并不是人和事让我们喜悦或悲伤——它们只不过提供了一种刺激。其实，是我们对事件的认知决定了我们在特定情况下的感受。基于这一理论，艾利斯提出了著名的 ABC 理论。其中 ABC 的具体含义如下：

- A＝不愉快的事件（adversity），引发反应的情况
- B＝信念（beliefs），我们对该情况的认知
- C＝结果（consequent mood change），我们的感受和行为

尽管我们倾向于责怪是 A（事件）造成了 C（结果），其实是 B（信念）使我们产生了那样的感受，图 14-2 这个例子也许能让你更好地理解 ABC 理论。

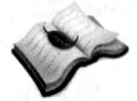 **阅读链接：积极心理学的幸福观**

积极心理学（positive psychology）是美国心理学界正在兴起的一个新的研究领域。首倡者为心理学家 Seligman 和 Csikzentmihalyi。Seligman 指出："相对于传统心理学关注如何改善人们生活中的坏的事情，积极心理学更关注如何让人们生活得更好。"

理解并帮助人们获得幸福和主观幸福感是积极心理学的核心目标。Seligman 基于科学

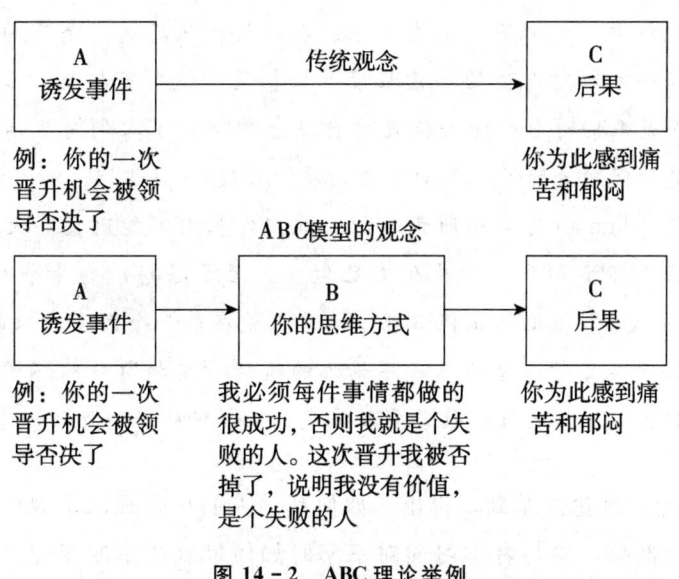

图 14-2 ABC 理论举例

的研究结果提出了一个幸福公式：

$$H（幸福）=S（遗传）+C（环境）+V（个体可控行为）$$

这个公式表明，大约 50% 的幸福程度是由遗传决定的。有的人生来就比较乐观，有的人生来比较悲观。人生中的大喜大悲可能短暂地改变我们的情感体验，但我们会很快地回归到我们遗传所决定的幸福体验的水平。有一个研究追踪了 22 位彩票大奖的获奖者，将他们的快乐水平与 22 位匹配者对照，结果是在短暂的快乐高潮后，他们并不比他们的对照组幸福。

第二类影响我们幸福程度的是我们周围的环境，其影响大概占 20%。包括我们的收入，婚姻状况，健康状况，教育程度，智力，宗教信仰等。研究发现这些因素虽然会对我们的幸福程度产生影响，但影响力很微弱，一般来说，要通过改变这些因素增加幸福感往往是徒劳的。

最能引起我们兴趣的环境因素可能是金钱。"金钱能买到幸福吗？"这一问题可以从群体和个体两个层次上来回答。就群体而言，研究者对世界各国的富裕程度（购买力，以美国为 100）及其对生活的满意程度作了调查。结果表明，富裕的程度确是与生活满意度正相关。但是，当人均国民生产总值超过 8000 美元后，这一相关性就不明显了。在过去二十年中，美国人的实际收入增加了 16%，但是说自己"非常快乐"的人却从 36% 下降到 29%。就个体而言，收入的增加所带来的快乐也是短暂的。研究表明，重大的个人财务状况的变动（如被解雇或升职）对人的快乐的程度的影响持续不到三个月。研究者总结说：在个人的基本生活需要得到满足之后，金钱并不是人的快乐程度的影响因素。

其他环境因素中，婚姻、社会关系和宗教对人的幸福程度有影响。结婚的，有广泛社会关系和有宗教信仰的人，对生活的满意程度较高。研究还发现，年龄，教育程度，气候、种族和性别与幸福水平几乎没有关系。人的健康状况是一个有趣的因素。一般人会以为，健康状况一定与对人生的满意程度直接相关。但事实却是，客观的健康状况与快乐没有相关。而是人们对自己健康状况的自我感觉决定了人们对生活的满意程度。但是严重的长期的健康问题会降低人们对生活的满意程度。

如此看来，在Seligman为幸福所设定的公式中，基因不能改变，大环境往往不能凭个人力量改变，但小环境却多半由我们自己做主。至于思想，更是个人全权负责的事。这也就是为什么Seligman把他的积极心理学的重点放在第三个因素：人的可控制变量上。也正是因为有这第三类变量，每个人，不论你的遗传素质和所处的环境，都有可能有一个幸福的人生。积极心理学的目的就是要教导我们，如何从思想开始，争取自己的幸福。

塞利格曼以ABC理论为基础，提出了如何帮助人们从悲观向乐观解释风格转变的程序。在程序的第一部分，参与者学习面对不幸时如何控制情绪的变化。在每一个消极情境中，学着用ABC理论去分析和解释不幸发生时的信念和想法，以及情绪的变化。当我们碰到不愉快的事件（A）时，我们自然的反应是去思索它，我们的思想很快地凝聚成念头（B）。心理学研究发现，当人们遇到挫折时，高达九成以上的人会自动选择五种反应：攻击、退化、压抑、固执与退却，而采用乐观积极思维方式的比率低于10%。也就是说，对于大多数人而言，很习惯对不愉快事件产生负面的、消极的念头。这种习惯使我们根本就觉察不到自己在这样想，除非我们停下来去关注它。这些念头是决定我们在遭遇挫折后是选择放弃、颓废还是选择振作、重新尝试的关键。因此，要想改变自己的负面、悲观的解释风格，首先要有意识地寻找这种解释风格的来源和影响。想做到这一点，我们需要先做一些ABC练习，使你能够了解它是如何在你的生活中运作的。下面的例子向你提供了念头或是后果，由你来填补空白的地方。

（1）A　你最好的朋友没有回你的电话

　　　B　你想＿＿＿＿＿＿＿＿＿＿

　　　C　你整天心情低落

（2）A　你最好的朋友没有回你的电话

　　　B　你想＿＿＿＿＿＿＿＿＿＿

　　　C　你并没有为此事感到不快．继续过你今天的日子

（3）A 你跟你的配偶吵架

　　　B　你想"我总是做错事"

　　　C　你觉得（或你做了）＿＿＿＿＿＿＿＿＿＿

（4）　A　你跟你的配偶吵架

　　　B　你想"他今天脾气真坏"

　　　C　你觉得（或你做了）＿＿＿＿＿＿＿＿＿＿

（5）A　你跟你的配偶吵架

  B 你想"我一向可以化解误会"

  C 你觉得（或像做了）_____

  下面我们来分析一下这几个情境中的 ABC。当你最好的朋友没有回你的电话时，假如你有一个永久性或普遍性的想法（譬如我总是很自私，从来不替别人着想），那你就会为此而感到沮丧；但是如果你是像第二个例子那样，你会想"她这两天加班"，或是"她最近心情不好"，那么你的解释风格就是暂时的、特定的以及外在化的。有了这样的解释，你就不会为此事而感到不快了。

  当你和你的配偶或异性朋友吵架时，假如你像第三个例子那样认为"我总是做不对，什么事情都做不好"，你就有了一个永久性、普遍性和个别性的解释，你就会为此感到沮丧，不会想办法去主动弥补两人间的裂痕。假如你像第四个例子，你想"他今天脾气不好"，你可能会为此感到有些愤怒或沮丧，但这只是暂时性的，当这种感受过去后，你可能会去主动做一些弥补的工作。假如你像第五个例子那样，认为"我一向可以化解误会"，你可能马上就会主动去和对方和好，很快就会从两个人的不愉快中走出来，感觉心情舒畅。

  找出 ABC 是如何影响你的日常生活的最好方法就是写日记，把每天发生的事记录下来。这个日记不必持续太长时间，只要几天即可，按照下面的格式每天记录五个 ABC 的案例。你要学会去有意识关注你平常没有发现的、你对你自己讲的话。你要注意一些小事情所引起的不好的感觉。例如你在电话中跟最要好的朋友聊天，她好像等不及要挂掉（一件不愉快的小事情），你发现你自己后来心情很不好（引起感觉的后果），这种小事情就是一个你要登记的 ABC 事件。采用这种程序，可以分析很多类似的情境。

  A（不愉快的事件）：_____

_____。

  B（信念）：_____

_____。

  C（后果）：_____

_____。

  在每天的记录完成后，请再仔细读一遍，找出你的念头和后果之间的关系。你会发现：悲观的解释风格会导致被动和颓废，而乐观的解释风格会使你充满希望。

3. 辩驳不合理的想法

  仅仅知晓 ABC 理论并不能自动改变我们的解释风格。一旦我们认清了自己悲观、消极的认知，下一步就是去驳斥它们。这就要质疑我们习惯性的思维中有差错的地方，同时明确一些更合理、更有益的方式来看待我们的处境。

  比如你和最好的朋友通电话，她好像迫不及待地要挂掉，你为此而感到不快。让你感到不快的原因是你有这样的想法：她不再在乎我们的友谊，因为我总是令人生厌。此时，你可以尝试辩驳一下自己的不合理信念，有三个重要的提问能令你的辩驳更有说服力。

（1）这种不合理想法的证据是什么？

这种悲观解释的证据是什么，这些证据是否确实？

反驳一个负面的念头最有效的方法就是去举证说它是不正确的，不符合事实的。大多数时候，真理是站在你这一边的，因为人们对一件不愉快事情的悲观反应往往是由于自己的反应过度。这时，你可以以一个侦探的口吻问你自己：

- 我的想法中哪些是事实，哪些是臆测？
- 分别有哪些证据支持或反对我的这些想法？
- 我的思维中存在哪些扭曲事实的错误？
- 还有没有其他的方式可以解释这一情况？

比如，你认为朋友迫不及待挂电话是因为她不再在乎你们之间的友谊，你可以找出不支持这些想法的证据来：我们的友谊一直很稳定，过去的一年里我们每周都见两三次面，上周我还和她一起去逛街。不能因为这一次不愉快的经历就怀疑我们之间的友情。

不合理信条的一个共同的特点就是，它是绝对化的。我们认为事情"应该"怎样，或者"必须"怎样，而不是仅仅希望或者倾向于事情怎么样。以下很多"想当然"的看法会给人们带来麻烦。你能从中认出时常导致你心情糟糕的观念吗？

- 我受到的待遇应该总是公平的
- 我应该永不犯错
- 别人应该总是去做"正确的"事情
- 别人应该喜欢我，赞赏我
- 我应该总是答应别人的要求
- 我应该做更多的事情，取得更多的成就
- 我应该挣大钱
- 我应该有很多朋友
- 我应该总是积极向上，活泼开朗

这些观念会使我们感到苦恼，因为"人生不如意事十之八九"，生活并不总是与我们的期待相符。例如，当你遇到某人，他似乎并不喜欢你，而你认为"每个人都应该喜欢我、赞赏我"，这一不合理的信条就会给你带来困扰。我们可能不如愿望中的那么年轻、苗条，我们的工作可能没那么高的薪水，我们的婚姻可能没那么幸福。我们的表现会有波动。生活中也会出现各种争执。我们认为事情"必须怎么样"或者"必须不怎么样"的观念越强烈，我们就越容易感到烦恼。让我们不开心的，与其说是这些信条的内容，还不如说是这些信条的僵化程度。当事情并不如愿时，我们要么强求事情应该是另一番面目，而使自己非常痛苦；要么做出变通，以更灵活的方式看待问题。

（2）事情发生了，除了你想到的原因外，还有没有其他的可能性？

是否有其他可能的乐观解释，让我们把不幸归因于外部的、特殊的和暂时的因素？

通常一件事情的发生不会只有一个原因，大多数事情都是好几个原因造成的。悲观者常是去找最糟糕、对自己最有杀伤力的理由，并不是他有证据支持这个理由，而是这个理由最让人绝望。

要想打破这种具有杀伤力的习惯想法，你就要学会训练自己寻找可能导致这个事件的各种原因。先去搜寻一下所有可能的原因。把重点放在可以改变的、特别的以及非个人化的原因上。朋友迫不及待挂电话，可能是因为她正忙着工作上的事，她现在心情不好或者她一向就是这么风风火火。

（3）就算这件不好的事情发生了，它会有那么严重的影响吗？

人们在生活中的一种常见倾向，就是夸大不幸事件的消极后果。也就是通常所说的灾难化的思维。我们会把某些讨厌的、不如意的事情看成是糟糕的、可怕的、灾难性的。很多无关紧要的事情（如等候某人，不得不与自己厌恶的人在一起，在别人面前出丑，或者忘记某个约定）都可以让我们觉得像一场灾难。

因为灾难化会制造大量不必要的痛苦，我们应该有意识地盘问自己的看法是否符合实际。这时我们可以采用去灾难法（decatastrophizing），有针对性地问自己一些问题：

- 这真的很要紧吗？
- 这会影响到 5 年以后吗？
- 在 0 到 100 的可怕程度上，这有多糟糕？
- 这难道是可能发生的最糟糕的情况吗？
- 假如真的出事，难道会成为世界末日吗？
- 下次我怎样才能做得更好？

朋友迫不及待挂电话，就算这表明她已不在意我们之间的这份友谊，那也不是世界末日，我还有其他的朋友，生活还可以继续。

把 ABC 分析技巧以及辩驳技巧放在一起称为 ABCDE，其中 D（disputation）代表辩论，E（energisation）代表效果。除了关注每一个不幸情景的事件、信念和结果之外，我们还要与悲观信念进行辩论，找出乐观信念对情绪变化的影响和作用。下面再通过一个例子来完整地了解一下 ABCDE 的过程。

在护理这个行业中，使护士耗尽体力而出现提前退休情况的一个主要原因是她们经常受到上下夹攻的煎熬。病人的苛刻、充满敌意和脾气暴躁会使护士觉得虽然工作很投入，但不被人重视和感激。但让护士更难应对的是来自医生的压力，护士小王经常抱怨："我每次在挤班时都告诉自己不要因为病人的埋怨而难过，病人本来就很挑剔、脾气不好的——他们是住院的患者嘛！谁会在生病后心情好？但是我无法用同样的理由来解释医生对我的态度。医生不但不把我当同事看待，他们的态度反而令我觉得我的工作不够重要，我永远也不像他们那么聪明。时间久了，不管我怎么给自己打气，我都提不起劲来，我开始恐惧厌恶接班,我觉得无精打采,心情不好,我发现自己一到值班的时候就在不停的数还有几个小时可以交班。"下面是小王在一次值班过程中的经历。

● 不愉快的事件:还有六个小时才能交班,我们今天人手又不够,一个医生刚刚还抱怨我动作太慢。

● 念头:他是对的,我的确太慢了。我本来就应该熟练的操作,但我没有做到这一点。其他护士都能达到医生的要求而只有我不行,我想我实在不是个做护士的料。

● 后果:我心情低落,对自己未能做好分内工作觉得很内疚。我很想抛下手头的工作跑出医院去透透气。

● 反驳:如果事情都很顺利当然是最理想的,但理想不是现实,特别是在医院中,理想和现实差得很远。无论如何,这不是我一个人的责任,我已经跟这一班的护士做得一样好了。我或许有点慢,但是我们今天人手不够,我必须要同时做很多其他的事,所以才会慢下来。我应该为多做了事而感到高兴,而不应该为医生的抱怨而感到不快,他根本不了解情况。

● 激励:我现在感觉好多了,而且不再为引起医生不便而感到内疚。这余下的六个小时似乎不像刚才那样压得我透不过气来了。

通过这个例子,你应该对"反驳"这项学习乐观的核心技巧有了初步的了解。改变你对不愉快事件的解释的最主要工具就是反驳。从现在起,练习反驳你自动化的思维习惯。任何时候你发现自己心情不好、很焦虑或生气,你就问你对自己说了些什么。有的时候你的想法是对的。在这种情况时,专心去思考你如何可以改变情境,并且防止不愉快事件恶化成灾难。但是通常你的负面想法是扭曲的、不正确的。这时要有意识的对它进行挑战,不要让它控制了你的情绪生活。通过这种方法习得的乐观一旦开始了,很容易维持下去。当你养成对你的负面念头反驳的习惯,你每天的生活状态会好很多,而你也会觉得快乐很多。

小 结

积极心理学观点认为,乐观不是一种与生俱来的人格特质,而是人们在面对事情时的解释风格。乐观的人在面临困境时,会从暂时的、特殊的和个别的角度寻找问题的原因,从而很快地走出低迷,对生活充满希望。乐观的人能够比悲观的人更加从容的应对工作的压力,因此也更容易取得事业上的成功,身体健康状态也较好。乐观的解释风格是可以通过学习得来的。ABC理论认为,人们对于消极事件的负性情绪反应并不是由于事件本身导致的,而是源自对事件的不合理认知。因此,通过辩驳不合理认知的方法,我们就可以将原本悲观的解释风格变为乐观。

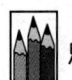 **思考题**

1. 举例说明乐观的医生在面对病人时的表现与悲观的医生有哪些不同?
2. 处理医患矛盾时,乐观的医生有哪些优势?
3. 举例说明如何将 ABCDE 方法应用于医院的实际工作中。

 推荐读物

(美)马丁·塞利格曼(Seligman,M.)著. 洪兰译. 学习乐观:成功人生的第 3 个要素,北京:新华出版社,1998.

(于 斌)

第15章

心理弹性

学习目标

现实生活中，我们总会面对各种各样的挫折和难题（如疾病、贫穷、创伤、失业、丧偶、环境污染和自然灾害等）。心理学家们发现，许多身处逆境的人们，并没有像他们预期地那样变得一蹶不振，被逆境击垮，而是让他们看到了处于不利环境中的个体所具有的从困境中恢复并积极前行的一种能力，即使屡战屡败，却愈挫愈勇，并能获得良好的发展。古希腊著名哲学家亚里士多德在他的著作《尼可马克伦理学》中写道："当一个人镇定地承受着一个又一个重大不幸时，他灵魂的美就闪耀出来……"。到底是什么因素使处于不利环境中的人们能够转危为安并获得良性发展呢？这种因素是先天特有的、还是后天磨炼出来的？这就是心理弹性的研究课题。学完本章后，你应该能够：

1. 理解心理弹性的本质和重要性。
2. 分析影响心理弹性的因素。
3. 描述高弹性人群共有的特质。
4. 运用得当的弹性干预训练方法，帮助自己降低危险、提高心理弹性。

 预习案例：花季女孩的离去

"每个学医的学员和每个医务工作者都苦，可是有几个病人能体谅。而且每个病人的情绪我们易懂，又有几个病人懂得我们。我们只是想在付出之后得到点尊重。想在付出后得到一个带笑的谢意。我们亦是人，亦有感情，不希望总在自己温柔态度后得到一个不屑的眼神。"

——摘自梁静4月1日日记

3月31日

先被患者责骂　又被领导训斥

梁静的父亲梁贵友说，在注射百草枯的前一天，梁静和平日一样早早地起了床。梁静家在肖家河附近，到她上班的市区某市级医院，骑车要半个多小时。虽然这份工作已经干了4年多，但梁静还是觉得自己有些不习惯，因为自己的笑脸不是总能换来病人的理解。上班没多久，病室中突然传来争吵声。原来，一位病人嫌新来实习的小武没经验扎痛了他，正在对着小武破口大骂。梁静赶紧走过去劝架，谁知道，这位病人不愿就此罢休，竟又骂起了梁静。声音越来越大，惊动了在外面工作的刘主任———梁静的领导。

梁贵友说，梁静告诉他，刘主任铁青着脸走了进来。还没等她对事情进行解释，训斥声已回荡在了整个房间，这让梁静感到非常委屈。好不容易挨到了中午休息时间，梁静来到医院对面的超市吃午饭。还没等吃完，手机铃声急促响起，是刘主任打来的，说有事让梁静赶紧回去。"一回去又被骂，说是排队等报告的病人那么多，她居然还吃饭吃得那么久！"

"不管我写的是什么，它将是我的心声。这件事与任何人无关，这样的举动也与任何人无关，是我自己做错太多却总是无力承担，甚至我亦明白自己早已无力活着，做门面太累活不出自己，二十四岁亦无事可成，活着毫无意义。"

———摘自梁静3月31日日记

4月1日

注射百草枯后一再呕吐入院

4月1日下午4时许，梁贵友下班回到家。妻子张孝华告诉他女儿一直有点呕吐，而梁静也在此时主动提出了要去医院看一下，但前提是去省医院，而不是自己工作的那家市级医院。但令梁贵友没有想到的是，梁静一到医院，告诉医生的却是：她给自己注射了百草枯！梁静的好友陶娜说，她也在当天接到了梁静父亲的通知，她怎么也没想到平日性格外向的梁静会选择这样的一步。"顺便帮我找本职称书，在抽屉里！"

———梁静在医院写给亲友的文字

4月14日

医院抢救14天　年轻生命消逝

4月5日，医院为她进行了全身灌血，并紧接着进行了气管切开术，上了呼吸机。自此，梁静不能说话了，而在她的气管被切开前，梁贵友用手机为女儿录下了一段声音。这段话的内容听不出来她会是一个选择轻生的女孩，却饱含着她对领导的训斥感觉到无比的委屈。不能说话了，梁静开始用笔和纸与亲友沟通。在她留下的文字中，记者读到了梁静想要活着的愿望。"顺便帮我找本职称书，在抽屉里！""我想做从前的自己！"……终究，因身体多个器官衰竭，梁静年仅24岁的年轻生命戛然而止。

"真的好累啊！累了心！泪了心！内了心！""我不是门面！我是个人！"

———摘自梁静3月份日记

这是梁静在日记中记下的心底深处的呐喊，朋友黄娟说，梁静生命垂危之际还惦记着看职称书。在梁静的日记中，有一页整张纸只写着"希望今年能把职称考过"几个字，看得出梁静的决心很大。现在回忆起来，梁静确实有着太多太多的压力。除了工作，她还要忙着半脱产地念大专，要学画画，要学钢琴，摩羯座的她太认真，容不得她达不到自己定的标准，也容不得她到24岁了仍一无所成。

（摘自中国新闻网，作者：王波　梁效兰　张建）

分析与讨论：
- ➢ 结合案例，试分析医疗过程中医护人员压力的主要来源。
- ➢ 在日常生活中，你是如何培养抗逆力（心理弹性）的？
- ➢ "顺境也好，逆境也好，人生就是一场对种种困难无尽无休的斗争，一场以寡敌众的战斗"，你如何看待泰戈尔的这句名言？

从记者的采访以及梁静的日记里，我们并不难看出她生前有较为严重的职业适应困难，她内心所承受的压力主要来自领导批评、考职称、患者的不屑和不理解等方面。最终选择以轻生的方式来面对重大的心理压力及所遭遇到的困境，这是她心理承受能力弱的表现。在纷繁复杂的社会里，人们总要面对来自工作、学习、家庭、人际交往和环境污染等多方面的压力，只有加强修炼，不断提高自身心理弹性的"幅度"，才能抵御各种不良刺激，保证身心健康的良性发展。

一、心理弹性概述

1. 什么是心理弹性？

弹性（resilience）原本是物理学中的一个概念，指的是物体随外力作用发生变形、并可随外力消除后能够迅速回弹到原始状态的特性。有的学者将其译为"复原力"、"抗逆力"或者"韧性"。心理弹性的核心就是个体面对生活逆境、创伤、威胁或其他重大生活压力事件时的"反弹能力"，一个人的心里弹性水平高意味着对逆境的良好适应。弹性是个复杂的心理现象，作为科学意义上的心理弹性概念，至今，学术界还没有形成一个统一而明确的定义。综合大量有关心理弹性的研究资料，我们发现国外研究者们对心理弹性的定义各有侧重，大致而言，对这一概念的理解可以分成三类：品质性定义、过程性定义和结果性定义。

- **品质性定义**

将心理弹性看做是个体的一种能力或品质，是个体所具有的一种稳定的人格特质；即弹性是个体从消极经历中恢复过来，并且灵活地适应外界多变环境的能力。正如Werner所说"心理弹性是个体能够承受高水平的破坏性变化、并表现出尽可能少的不良行为的能力"。

- **过程性定义**

将心理弹性看做一系列能力和特征通过动态交互作用而使个体在遭受重大压力和危险时能迅速恢复和成功应对的过程,它意味着个体在危险环境中良好适应的动态过程。

- **结果性定义**

从发展结果上将心理弹性看做一种现象,其特点是即使在重大逆境中,个体仍能产生适应较好或发展顺利等结果的一类现象。目前,许多学者主张将心理弹性视为一种动态的过程,因为它涵盖了品质性定义和结果性定义的内涵,强调心理弹性是一种人体内存在的"自身调节机制",推动着人们在逆境面前克服重重困难,追求自我实现、维持精神和谐,因而更容易被大家所接受。近些年来众多的研究文献多次引用这一定义,作为对心理弹性概念的描述。

2. 心理弹性研究的起源与发展

对心理弹性的研究始于20世纪70年代的美国,当时随着心理卫生运动的兴起,学术界开始关注那些虽身处逆境但却能健康发展的儿童和青少年,并对传统上把境遇不利儿童的发展遵循"处境不利(高危)-压力-适应不良"的单一直线模型提出质疑。其中,比较有影响的是Anthony对精神疾病家庭儿童的追踪调查,该研究表明某些来自父母精神异常家庭的儿童,虽然长期处于严重的社会心理逆境中却能发展出健康的情绪和良好的应对能力,他把这些儿童称为"适应良好的儿童",这是弹性概念最初的萌芽。随后,结合应激心理学和健康心理学的研究成果,一些精神病学家和心理学家开始致力于研究那些"适应良好的儿童"的心理内部发展问题。Carver和Scheier将应激系统模型应用于健康心理学中,创立了应激心理学研究新模式;在这一理论的指导下,研究者主要针对长期处于严重压力之下个体发展水平的差异性进行了研究,侧重挖掘个体自身的优点和潜能;该理论摒弃了以往病理心理学模式转而倡导积极心理学思想,开启了个体面临逆境时应激心理反应研究的新概念,并由此开始了对心理弹性的研究。心理弹性探究的是个体在逆境中生存与发展的动力源泉,它以一种全新的视角来看待个体的应激反应;现今,弹性已成为儿童发展的新理念,并逐渐扩展到心理咨询、疾病看护、学校教育、哲学、生物学、特殊培训、临床医学等诸多领域中。

心理弹性这个概念在我国并不陌生,它所蕴涵的思想与我们传统文化中的"逆境观"有交融之处。

"大行健,君子以自强不息"

"天降大任于斯人也,必先苦其心志,劳其筋骨,饿其体肤……"

"梅花香自苦寒来"

这些古训和格言昭示了中国人对逆境和挫折持一种乐观和辩证的态度,这种应对方式和认知取向构成中国人心理弹性的独特成分。

二、影响心理弹性的因素

在我们的日常生活中，也许会经常遇到一些恶劣或危险的情况（如工作压力大、学业任务重、人际关系紧张、经济生活困难、疾病和自然灾难等），为什么有些人经受不住这样或那样的打击，会产生心理创伤和困扰？而有些人却能克服种种困难，保持健康发展呢？研究人员发现，对弹性的形成起积极作用的因素起着关键性作用，并将这些因素定义为保护性因素（protective factors），而对弹性有消极作用的因素则称为危险性因素（risk factors）。

1. 保护性因素

保护性因素，是指能够促使个体更好地应对生活压力事件，减少可能导致消极结果出现的个体或环境因素，它与危险性因素相对立。保护性因素主要来自个性和环境两个方面。

● **个性因素**

个性因素也可称之为"先天的生物性因素"。心理学研究表明，人体的基本人格结构中包含两种具有明显先天禀赋的气质成分，即"内倾—外倾"和"情绪稳定性—神经质"；这两种先天气质成分在忍耐能力和接受能力上表现出来的个体差异性，有可能是导致个体之间心理弹性水平存在高低的原因。研究人员发现，高自尊、积极的气质、内控性和对未来的乐观展望等都是有高心理弹性个体的个性特征。国外研究者将个性因素进一步分为两类：认知因素（cognitive factors）和特殊能力（specific competencies）。认知因素包括乐观、创造性、幽默、提供存在意义的信念系统以及对自我独特性的欣赏等；特殊能力包括有效的问题解决技巧、社会能力、目标感、高于一般水平的记忆能力及外表的吸引力等。近些年来，美国心理学家提出人格坚韧性（hardiness）概念，它包含承诺（commitment）、控制（control）和挑战（challenge）三个层面。

● 承诺是个体采用积极地而不是消极被动的方式感知生活事件；
● 控制是指处于逆境中的个体努力通过自身行动改变生活事件的一种信念；
● 挑战是指个体希望从积极地或消极的经验中持续学习，认为变化是成长的促进力量，也是生存的正常状态。

作为一种身处逆境时所表现出来的积极和乐观应对的个性特质，人格坚韧性已经成为心理学中一个非常重要的概念。需要强调一点的是，弹性水平的高低虽然在一定程度上受遗传因素的影响，但是大量的实证研究已经表明适当的干预对个体心理弹性发展具有促进作用；这就意味着即使不具备这种人格特质的个体，在逆境中也具备良好适应和健康发展的可能性。另一方面,我们也应该能够理解:并不是说一个高弹性水平的人永远百战百胜,心理弹性是一个在重大挫折中动态发展的过程,人类在遇到逆境和压力挑战的历程中,处于生物本能地为了保护自己,势必要主动、积极、坚定地面对和适应这个环境,心理弹性总是在这种磨炼状态之下不断地获得提升和发展。

● **环境因素**

环境因素主要包括家庭、学校和社区等生活场所。首先是家庭环境因素,家庭作为个体成长的最重要场所,其环境和氛围是促进心理弹性形成的重要因素。研究发现,有序和谐的家庭环境、庞大的家族网络连接、积极的父母角色模式、与父母形成的亲密关系、良好的教养方式、亲社会家庭价值观和良好的家庭经济状况等都是有利于增进个人弹性水平的因素。学校氛围也是促进弹性形成和发展的重要因素,包括积极向上的学校氛围、学校的归属感、良好的人际关系等。研究者发现,在校良好的学习生活体验与个体心理弹性的良性发展是互相联系的。此外,社区环境同样被认为对弹性的发展起着非常重要的影响。研究显示,一般来说,成长于较差社区的青年比成长于较好社区的青年更容易表现出消极的适应方式和态度。

国外学者从心理弹性发展的角度将保护性因素分为四种类型,有助于加深我们对心理弹性的动态过程的理解。

性格类型,指那些个体具有的、作为保护因子的先天特质,包括身体与心理特征(如智力、自尊、信念、乐观和自我效能感等)。

关系类型,指那些获得支持的社交技巧、自觉服从社会规范和群体规范。

哲学类型,是指有意义的人生经验、目标感和对生活的正确态度等。

环境类型,指那些与环境联系的应对策略、认知策略、问题解决策略和预测结果的能力。

2. 危险性因素

危险性因素,是指阻碍个体的发展,会使个体得到消极适应结果的生物的、认知的或社会心理方面的因素,危险性因素来源于各种生活压力事件,也可来自于个体自身多重压力的累积,它可以是生理的、心理的或者是环境的因素。心理弹性形成的前提和必要条件是个体在过去或当前经历过使自己的发展偏离正常轨道的危险。国外学者将危险性因素界定为以下三种情况:

● 长期的慢性危险,如不良的家庭或社会环境(贫穷、社区安保差、父母关系紧张、家庭暴力等);

● 较剧烈的短期危险,如人际关系紧张、就业压力大等等,其影响通常随时间推移而显著降低;

● 创伤性事件,是指那些对精神造成重大伤害的事件,如地震、恐怖袭击、药物或食品中毒、非典等各种传染病流行等等。

根据弹性形成机制的研究，大多数人在发展的过程中都经历了消极和积极因素的双重影响。一种危险性因素可能涉及多个问题及行为，而某个特定的问题及行为往往存在着不止一种的危险性因素，针对某个危险性因素又可能有多个保护性因素起补偿作用。例如，国外学者研究发现，学业成就、与父母和家庭其他成员的紧密联系、父母的教育期望对影响个人及同龄人吸烟的不良行为具有补偿作用。此外，保护性因素和危险性因素之间并不是此消彼长的关系。研究表明，在个体成长的过程中，没有危险性因素存在并不意味着保护性因素就会增加；而多个因素的共同作用并不等于各因素影响力的简单相加。因此，关注心理弹性理论在大学生问题中的应用需要具体问题具体分析。

3. Richardson 的心理弹性模型

许多研究者对保护性因素在心理弹性形成过程中的中介作用进行了大量的实证研究。然而，弹性所涉及的这些保护性因素如何相互作用和促进，它们又是如何应对危险性因素，最终使个体能成功应对逆境、在促进个体的身心健康以及建立和谐的人际关系等过程中都能达到良好适应等问题一直没有令人满意的解释。

Richardson 的弹性模型（图 15-1）从瓦解与重新整合以及意识经验的角度来看待心理弹性。该模型描述的是个体的身体、心理和精神在某一时刻适应外界环境的动态平衡状态，它受到来自个体内外的各种保护因素和危险因素的双重影响。这个模型认为，危险事件与保护性因素的交互作用决定了系统失调是否会发生。具体地说，在面对逆境（如失业、人际关系紧张等）时，原本处于"身心精神平衡状态"的个体为了维持平衡，就会调动诸多的保护性因素与逆境相抗衡；如果压力过大、抗衡不起作用时，平衡就会

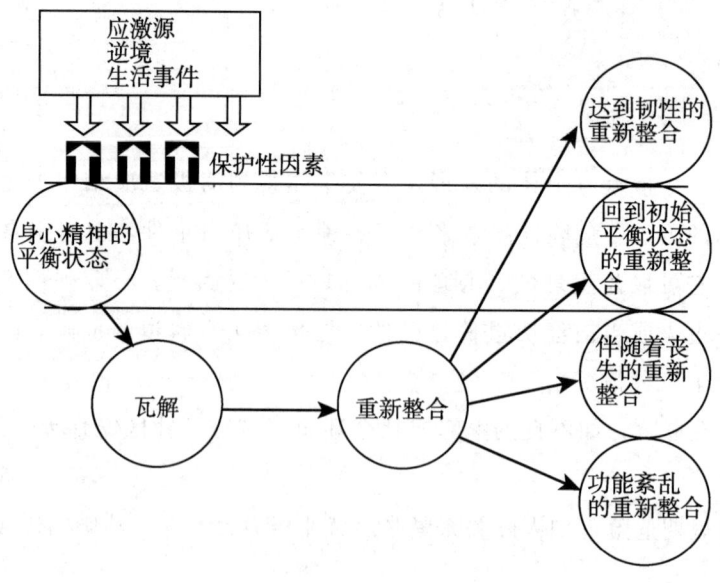

图 15-1 弹性模型

发生瓦解。此时个体不得不改变原先的认知模式(如人生观、价值观和信念等),并同时体验到焦虑、恐惧和迷惑等负性情绪,随后个体会有意识或无意识地重新进行整合;并有可能导致四种不同的结果发生:

● 达到韧性的重新整合,个体在身、心、精神因素方面不仅回复到了原来的水平,而且还在原有基础之上有了进一步的提高,即增强了个体的弹性;

● 回到初始平衡状态的重新组合,个体的身、心、精神因素方面回复到了原来的水平;因为只是回复到初始的平衡状态,所以弹性没有成长的机会;

● 伴随着丧失的重新组合,个体建立起更低水平的平衡,此时个体不得已放弃生活中原有的动力、理想或者信念;

● 功能紊乱的重新组合,在这种情况下,个体通过破坏性行为或其他不良的方式来应对挫折和压力。

Richardson 的弹性模型强调了生物、心理和社会三个方面的危险因素与保护因素的交互作用所导致的四种适应结果。这个模型的意义在于,它告诉人们弹性是个体有意识选择的一种结果。当然,个体面对的往往不是一个简单的危险因素,多个危险因素经常相互作用而产生累积效应,比如学习成绩差引发厌学情绪并同时会引发逃课或网络成瘾等不健康的生活方式等。因此,在应对逆境的过程中,保护性因素会与多个负性事件的综合效应进行多重相互作用,形成复杂的应对系统。在个体成长的每个发展阶段,增强弹性的保护性因素与加剧个体脆弱性的危险性因素之间进行着力量较量。只有在保护性因素占据强势的转折点上,个体才会达到适应良好的发展状态。

三、心理弹性的测量

1. 测测你的弹性水平

"弹性"这个心理学概念,一方面折射出人作为生物实体存在的本质特征,另一方面又表现出人作为社会实体存在的独有特性。研究弹性的个体差异性,对于开展心理干预及开发人力资源都具有重要的理论指导意义。量表是目前测量和评估弹性水平的主要工具。

虽然国外已经开发出很多测量工具,但是在东方群体中的适用性还有待于考证。根据心理弹性的过程模型,我国学者胡月琴等人通过访谈法研制出适合我国青少年群体的心理弹性测量工具。该量表共有27个题目,测试内容包含个人力(目标专注、情绪控制、积极认知)和支持力(家庭支持、人际协助)两大因素。下面我们就用此量表来测测你的弹性水平有多高。该量表共设有5个选项,每项题目选一项。为保证测试质量,请大家诚实答题。

指导语

很多青少年在成长中都会遇到一些挫折和不顺利，下面的27个句子描述了与此相关的一些情况，请你根据自己在面临这些挫折和逆境时的实际情况和这些句子的符合程度，在相应的数字上画圈。你的答案没有对错之分，请根据实际情况填答。

开始测试：

1. 失败总是让我感到气馁

   1 完全不符合 2 比较不符合 3 说不清 4 比较符合 5 完全符合

2. 我很难控制自己的不愉快情绪

   1 完全不符合 2 比较不符合 3 说不清 4 比较符合 5 完全符合

3. 我的生活有明确的目标

   1 完全不符合 2 比较不符合 3 说不清 4 比较符合 5 完全符合

4. 经历挫折后我一般会更加成熟有经验

   1 完全不符合 2 比较不符合 3 说不清 4 比较符合 5 完全符合

5. 失败和挫折会让我怀疑自己的能力

   1 完全不符合 2 比较不符合 3 说不清 4 比较符合 5 完全符合

6. 当我遇到不愉快的事情时，总找不到合适的倾诉对象

   1 完全不符合 2 比较不符合 3 说不清 4 比较符合 5 完全符合

7. 我有一个同龄朋友，可以把我的困难讲给他/她听

   1 完全不符合 2 比较不符合 3 说不清 4 比较符合 5 完全符合

8. 父母很尊重我的意见

   1 完全不符合 2 比较不符合 3 说不清 4 比较符合 5 完全符合

9. 当我遇到困难需要帮助时，我不知道该去找谁

   1 完全不符合 2 比较不符合 3 说不清 4 比较符合 5 完全符合

10. 我觉得与结果相比，事情的过程更能够帮助人成长

    1 完全不符合 2 比较不符合 3 说不清 4 比较符合 5 完全符合

11. 面临困难，我一般会定一个计划和解决方案

    1 完全不符合 2 比较不符合 3 说不清 4 比较符合 5 完全符合

12. 我习惯把事情憋在心里而不是向人倾诉

    1 完全不符合 2 比较不符合 3 说不清 4 比较符合 5 完全符合

13. 我认为逆境对人有激励作用

    1 完全不符合 2 比较不符合 3 说不清 4 比较符合 5 完全符合

14. 逆境有时候是对成长的一种帮助

    1 完全不符合 2 比较不符合 3 说不清 4 比较符合 5 完全符合

15. 父母总是喜欢干涉我的想法

    1 完全不符合 2 比较不符合 3 说不清 4 比较符合 5 完全符合

16. 在家里，我说什么总是没人听
    1 完全不符合 2 比较不符合 3 说不清 4 比较符合 5 完全符合

17. 父母对我缺乏信心和精神上的支持
    1 完全不符合 2 比较不符合 3 说不清 4 比较符合 5 完全符合

18. 我有困难的时候会主动找别人倾诉
    1 完全不符合 2 比较不符合 3 说不清 4 比较符合 5 完全符合

19. 父母从来不苛责我
    1 完全不符合 2 比较不符合 3 说不清 4 比较符合 5 完全符合

20. 面对困难时，我会集中自己的全部精力
    1 完全不符合 2 比较不符合 3 说不清 4 比较符合 5 完全符合

21. 我一般要过很久才能忘记不愉快的事情
    1 完全不符合 2 比较不符合 3 说不清 4 比较符合 5 完全符合

22. 父母总是鼓励我全力以赴
    1 完全不符合 2 比较不符合 3 说不清 4 比较符合 5 完全符合

23. 我能够很好地在短时间内调整情绪
    1 完全不符合 2 比较不符合 3 说不清 4 比较符合 5 完全符合

24. 我会为自己设定目标，以推动自己前进
    1 完全不符合 2 比较不符合 3 说不清 4 比较符合 5 完全符合

25. 我觉得任何事情都有其积极的一面
    1 完全不符合 2 比较不符合 3 说不清 4 比较符合 5 完全符合

26. 心情不好也不愿意跟别人说
    1 完全不符合 2 比较不符合 3 说不清 4 比较符合 5 完全符合

27. 我情绪波动很大。容易大起大落
    1 完全不符合 2 比较不符合 3 说不清 4 比较符合 5 完全符合

记分标准：

该量表将内容细分为目标专注（题目：3、11、20、21、24）、情绪控制（题目：2、23、27）、积极认知（题目：1、4、5、10、13、14、25）、家庭支持（题目：8、15、16、17、19、22）、人际协助（题目：6、7、9、12、18、26）5个因素，该量表满分108分，将各题目对应的分值相加，所得分数越高，说明你的弹性水平越高。

正向记分题目：3、4、7、8、10、11、13、14、18、19、20、22、23、24、25

反向记分题目：1、2、5、6、9、12、15、16、17、21、26、27

正向记分标准：1 完全不符合 2 比较不符合 3 说不清 4 比较符合 5 完全符合
                0分   1分   2分   3分   4分

反向记分标准：1 完全不符合 2 比较不符合 3 说不清 4 比较符合 5 完全符合
                4分   3分   2分   1分   0分

2. 高弹性人群共有的特质

国内外学者对高弹性人群进行了深入的研究,发现他们具备一些共有的特质,主要表现在以下几个方面:
- 将压力和环境变迁视作一种机遇或挑战
- 具有幽默感
- 乐观派,面对任何事情尤其在困境或压力之下总保持一种乐观的态度
- 对生活、工作具备积极的信念或信仰
- 能从社会或他人那里获得积极地关注
- 能够自觉地调控自己的行为,并主动寻求他人或社会的支持以摆脱困境
- 具备较强的环境适应能力和可塑性
- 面对挫折或压力事件的忍耐力比较强

上述这些特质起着保护性作用,心理弹性水平高的个体,通过调整和平衡自身与他人及自身与环境的需要,采用积极地方式解决困境,从而减轻或避免不良的适应结果。

四、心理弹性的提升

1. 心理弹性对医学生的重要性

在人的发展历程中,总会随时面临着不利因素的威胁和影响,对于大学生来说也不例外。当今快速发展的社会为现代大学生带来丰富的物质生活条件、迅捷的信息资源和广泛的沟通平台的同时,也使得现代大学生要面对很多的挫折、压力或者逆境。具备良好的心理弹性,大学生才能更好地应对来自社会环境、自身、人际关系及就业形势等所造成的各种压力和困境,表现出良好适应的身心机能。但是,在市场竞争日趋激烈的当今社会,每个人都十分重视自身专业技能的提高,往往忽视了自身心理弹性、心理健康和心理素质的培养;在面对来自学习、工作或者生活中的失败、挫折和压力的时候,有些大学生由于自身的心理承受能力差,极易感到困惑、抑郁、自卑和迷茫,产生厌学情绪;面对这种情况,有的大学生往往以酗酒、网聊等不健康的方式消磨时光;有的做出了各种偏激行为;有的甚至走上了违法犯罪的道路。例如留美大学生卢刚在面对各种压力时,不能良好地应对挫折和困境,开枪打死了单林华和自己的导师等5人之后,自己也当场自杀;某男大学生因为玩游戏机输光了钱而割腕自杀;一名女大学生在求职应聘惨遭淘汰之后,因为不能面对这样的结果选择自杀结束自己的生命……这些都是心理弹性水平低的表现。

研究表明,大学生群体的心理问题发生率一般在10%~30%之间,和其他专业相比,由于医科学生的学习生活和心理健康有其特殊性,有调查显示,护理本科生中可能有中

度以上心理健康问题的学生占12.2%、医学本科生占11.1%。这一比例较中国大学生已有的研究结果（18.5%）略低。医护工作是一个比较特殊的职业，尤其在急诊、手术等科室，面临重危、濒死患者，经常接触受疾病折磨的病人，亲临生离死别的场景，再加上医患矛盾日益激烈，会令医护人员产生更大的心理压力，很容易使医护人员产生职业倦怠、职业枯竭感。同时，医疗工作的特殊性需要医护人员具备一丝不苟的工作态度，全面准确的医护知识、娴熟的医疗技巧和丰富的临床经验，这就更需要医疗工作者具备稳定和乐观的情绪、敏捷的思维、坚强的意志和较强的心理承受力等多方面的心理素养。心理弹性动态模型认为，心理弹性是人的一种基本特质，这种特质受内外因素的联合作用，这就意味着高弹性水平是一种反应性的、乐观的、独立的、坚定的以及有社会技能的成功适应的过程、能力或者结果。弹性心理作为大学生心理压力应对机制，在当前形式下，帮助大学生更好地挖掘这种特质显得尤为重要。要解决这一问题，必须重视大学生心理健康，探索影响其心理弹性水平的因素，寻求提高大学生心理弹性水平的方法和途径；大学生心理弹性水平的提高，意味着他们在今后的生活道路中能够自如地应对各种压力，成为既有专业知识又具备健康心理素质的栋梁之才。

2. 提升心理弹性的策略

逆境、压力和挫折贯穿于一个人生命的全部历程中，生活不断变化的本质就是要求弹性水平不断提高的过程。弹性水平的提高意味着成长、健康和幸福；心理弹性研究的最终目的是探索个体生存和成长的力量源泉，使不利因素对个体的消极影响达到最小化，使个体的适应和成长达到最大化。正如国外学者所说，弹性包含着需要人们在一生中都要不断学习的一系列关键技能。每个人天生都具有一定的弹性特质，相应地，可以通过多种途径来帮助人们减少危险和提高弹性，使人们都能达到发展心理潜能、预防行为障碍、促进良好适应和心理健康的目的。许多实证研究表明，提高弹性的关键在于把握个体因素、外部环境支持系统及实践过程这三种资源之间的平衡匹配，从而减少危险性因素的负面影响。我在这里总结出六大策略，旨在剖析个体功能及心理弹力的状态，有助于大家在逆境中达到良好适应、得到健康发展。

- 加倍呵护自己的身体——营养、休息和运动

人们常常忽略生活基本元素的重要性——食物＋营养＋运动＋休息。我们要小心呵护身体，尤其在受到挫折和压力的时候，会使我们比平时更容易染上疾患或者受伤。许多研究表明，运动能快速减轻紧张、焦虑及愤怒的感觉，并可以加强活力感，而且这些功效都是长期性的。另外，有学者发现，酣睡具有舒缓作用，能帮助消除压力及负面情绪。因此，这个时期更是应该善待自己的时候。

- 转移注意力

将注意力从逆境中转移到与此无关的事物上来，你就会阻止了对挫折的进一步灾难

化。面对逆境，不要再让你的脑袋充满噪音及"胡思乱想"，你需要通过转移注意力来重振你的精神、少些疯狂的做法。这个时候，你不妨给自己的心情放个假，让心去旅行，比如：可以和朋友或者一个人到郊外去走走、全身心的感受大自然的魅力；或者邀约好友小聚、畅谈心扉、释放压力；或者一个人听听清幽典雅的音乐、欣赏自己喜欢的诗歌和美文，让心灵感受到慰藉和放松。研究显示，专注力练习及冥想是精神松弛的良方；通过培养放松、冥想（有别于睡觉）等活动，可以令你有效地得到精神和情绪上的安静。

- **重建自我**

重建自我的目标是尽可能给自己一个全新的开始。换句话说，就是使自己能够重新掌舵人生方向的准备工作。试想，我们如果失败过一次，通常会变得很敏感，唯恐再度受挫；从另一方面考虑，我们如果成功过一次，即使它是多么微不足道的工作，我们也会坚信自己会再度成功；从这个意义上来说，大部分人对自己的失败都要求苛刻，却常常忘记褒奖自己的成功经验。重建自我的方法之一就是回想曾经的成就，从中吸取过去所有的成功经验，然后，我们再回到现在，分析失败的原因，增强再度出发时的勇气和力量，哪怕每次只是成功的踏出一小步，都值得夸奖自己。至于做什么事情并不重要，"完成"才是重点，借此通过重新诠释自己的身份和形象，提醒自己是一个能够贯彻目标、完成任务的人。另外，帮助比自己更困难的人，也是重建自我的最有力的方式之一。去看看那些参加残运会的强者吧，他们忍受着你难以想象的痛苦，却创造出美与神奇。帮助他人不仅有助于你走出那些困扰，还能让你看到希望，并有助于提升自身的心理承受能力；开始自己崭新的生活。

- **志存高远**

有时我们会被眼前的困难蒙蔽，忘却了长远的目标和梦想。如果一个人把自己局限在狭小的空间内，就看不到远处的风景。人生旅途总不可能是一帆风顺的，有顺境也会有逆境；如果拘泥于眼前的得失，就有可能失去拥抱成功的机会。研究表明，想象长远的成就感，会使我们更加从容地面对眼前的压力和挑战。因此，当你看清楚将来想怎样、并将目标确定下来以后，要脚踏实地、心平气和地为之努力。这样，会使你的生活充满阳光，你的心境也会更加开阔。

- **主动寻求支持和帮助**

虽然在大多数情况下，没有人能独立走出困境，但是很多人都不情愿与他人分担自己的烦恼和不幸；认为求助会让人觉得"我很笨"，会让人"觉得讨厌"，或者让人觉得"我很软弱"。即使真的向他人求助了，通常也会担心碰到闭门羹。事实上，主动伸出触角向他人求助既非软弱也不羞耻，是人性的一部分。因此，学习一些行之有效的求助艺术对自己很有益处。首先，自己要明确一点，每个人都有需要帮助的时候，所以我们有权利向有交情的朋友或熟人求助，也可以找专业机构如心理健康咨询机构。其次，向他人或机构求助时，自己要明确指出需要得到的帮助是什么，这样，得其所愿的机会就大得多。再次,要表现出积极、自信的态度,打个比方,不要说"我毕业已经半年了,还没有找到合适的工作,有些问题想向你当面请教"。换一种方式,"我的专业是人力资源管理,但是在校勤工俭学期间,我发现我对消费心理学产生了浓厚的兴趣,业余时间也辅修了相关课程,还参加了一些实践活动;目前我在考虑自己的发展道路,其中之一就是你的行业,在您方便的时候我能否与您谈谈"。我们要时刻提醒自己,没有哪个人愿意别人依附着他,因而向他人求助时要尽量表现出自信。同时,在措辞方面要尽量采用平等互惠的方式,这样会让双方都感到舒服。最后,不要忘记对帮助过自己的人致以简短的谢意,收到谢意的人会想,你是多么细心,同时大多数人都会乐于建议的。

● 树立职业信念

积极建立和提升自身的专业信念,可以通过参加学校组织的研讨会、专家的专题讲座及学术报告等学术活动而实现,使自己正确认识和了解本专业的现状、发展前景和优势的同时,也找到了适合自身学习、思考和工作的方式;此外,通过积极参加专业课程及实习课程的学习与实践活动,能够逐步树立起专业信念,消除社会对本专业的偏见可能给自身带来的心理失衡。成功的学校生活体验,不仅能够逐渐培养自己的上进心和乐观豁达的心态,而且也磨砺出自身良好的适应能力及不被逆境打败的弹性品质,使我们在今后的道路上能自如地应对各种压力和困难。

关于弹性提升策略,许多国家的科研机构和国际组织展开了大量实践研究,取得的结果富有成效。美国心理学会(American Psychological Association,APA)帮助中心开通了"弹性之路"路线,并提出十项具有建设性的策略,包括重新定位目标、广交朋友、培养自己对事物的积极看法、重新认识自己、保持乐观态度、承认变化是成长和生存的一种需要、主动积极地应对压力、建立战胜危机的信念、善待自己和树立正面及长远的观点。Henderson等学者提出六个策略训练计划,如增强个人的亲社会倾向、形成良好的问题解决能力和沟通能力、建立信任等方面。现在弹性干预研究已经逐步扩大到诸多领域,研究显示,对患者开展弹性干预具有积极意义。一项老化研究发现,弹性强的老年人主动认识到身体机能的衰退并不意味着生活走下坡路,他们仍然意志高昂、对生活充满信心和向往。另一项研究显示,忧伤情绪使冠心病患者的病情加重,其复发心脏病的风险是心态乐观的人的4倍。很多企业也逐步认识到弹性能显著提高员工的竞争力和工作热情,已经开发出一系列培养弹性的方案。由此可见,心理弹性是一个兼容性极强的概念,已经渗透到各个研究领域中,目前陆续出现了关系弹性、学业性弹性以及生理性弹性等更细致的定义;对弹性的深入研究和探讨,对于我们更好地了解人的发展以及制订适当有效的促进人的发展的策略都具有积极的作用。目前,心理弹性的内涵及结构还没有一个明确的结论,理论框架还尚待完善,但它对于人类生存和发展的意义将会促使人们不断地探究下去。

 **阅读链接：逆境商数**

20世纪90年代，美国著名心理学家保罗·斯托茨提出了"逆境商数（Adversity Quotient，AQ）"概念。"逆商"对许多人来说也许是一个陌生的名词，但在实际生活中，我们每个人都曾经历过或者正在经历着"逆商"的考验。逆商是指我们在逆境中的适应能力和应对技巧，用于衡量一个人应对挫折和压力的能力。与心理弹性相比而言，与其说弹性侧重于面对压力时的某种具体表现或行为，那么逆境商数则是衡量这种表现和行为的客观的、量化的指标。逆境商数包含四大因素，控制力，是指在逆境中对可控因素的掌握及改变能力；责任归属感，是指遭遇逆境时对问题的归因和承担责任能力；影响范围，是指对逆境负面影响的延伸控制能力，也就是说意味着把逆境控制在一定的范围之内；持续性，是指逆境的持久性。逆商越高，表明心理抗压能力越强。

逆境是一种压力，压力给身处逆境的毅力顽强的人带来斗志。命运尽管无法改变，但可以改变的是对命运的态度，这种态度其实就是AQ，就是你的AQ分数。逆商很高的人，逆境越强大，他的斗志就越旺盛，总会保持冷静的头脑去从容面对。AQ低的人，逆境稍微增加，他马上就没有斗志了，极易产生畏缩和恐惧的心理，不知如何去应对。

想想自己曾经在生活、学习或者工作中遇到过什么逆境，自己是如何渡过难关的？今后遇到类似的问题该如何处理？

_____

_____

_____

可口可乐的总裁古滋·维塔就是一个高逆商的人，40年前他身上只带了40美金和100张可口可乐的股票来到美国，40年后竟然能够领导可口可乐公司，让这家公司在他退休时股票增长了7倍！他在总结自己的成功历程时讲了这样一句话："一个人即使走到了绝境，只要你有坚定的信念，抱着必胜的决心，你仍然还有成功的可能。"无论在什么样的情况下，逆商都将决定你面临逆境时是继续成长，还是一蹶不振；逆商是成功的基本要素，它决定你的态度、你的能力和你的表现如何展现。就像花园里的土壤一样，逆商也能增强、丰富起来，因此提高逆境商数对每一个想取得成功的人来说都非常重要。

小　结

　　心理弹性是人们面对逆境、威胁、创伤和挫折时仍能保持良好适应和发展的一种心理特质；心理弹性作为在逆境中恢复和成长的机制，是与人的发展紧密联系在一起的。提升心理弹性的水平，就是培养个体在面对逆境时的积极应对方式和乐观态度，使其在经历重大挫折后仍能健康发展。因此，研究影响心理弹性的因素及探索提升弹性水平的策略，对于我们更好地认识并促进医学生的专业心理品质具有建设性意义。

 思考题

1. 试述影响心理弹性的因素。
2. 结合自身的实际情况，谈谈你面对压力时常采用的态度及应对方式。
3. 如何理解心理弹性对生存和发展的意义？

 推荐读物

（美）艾尔·赛伯特（Al Siebert）．韧性——寻找压力之下的韧性，在逆境中反弹（人生魔方）．杨柳译．北京：中国人民大学出版社，2009．

（美）罗伯特·布鲁克思，山姆·戈尔茨坦．培养韧性：从容应对人生压力．亓晓颖，彭一勃译．北京：机械工业出版社，2005．

（何欣嘏）

参考文献

1. 阿兰·卡尔 著．郑雪 译．积极心理学：关于人类幸福和力量的科学．北京：中国轻工业出版社，2007.
2. 埃德尔曼 著．殷明，黄志强 译．思维改变生活——积极而实用的认知行为疗法．上海：华东师范大学出版社，2008.
3. 艾尔肯．医疗损害赔偿研究．北京：中国法制出版社，2005.
4. 安德鲁·杜布林 著．王佳艺 译．心理学与工作．北京：中国人民大学出版社，2007.
5. 柏桦．逆境商数．呼和浩特：远方出版社，1998.
6. 蔡昱．医疗的人文性——法律与伦理之视角．天津：天津科技出版社，2007.
7. 曾世荣．活幼口议．北京：中医古籍出版社，1985.
8. 陈蕃，李伟长．临终关怀与安乐死曙光．北京：中国工人出版社，2004.
9. 丛亚丽．护理伦理学．北京：北京大学医学出版社，2002.
10. 达契尔·克特纳 著．王著定 译．生而向善——有意义的人生智慧与科学．北京：中国人民大学出版社，2009.
11. 答会明．大学生自信、自尊、自我效能与心理健康的相关研究．中国临床心理学杂志，2002，8（4）．
12. 樊株，胡洁琳，曹中兵．浅谈中医整体观哲学思想．时珍国医国药，2006，（10），2057.
13. 范晔．后汉书·方术列传．二十五史．上海：上海古籍出版社，1986.
14. 飞利浦·赖斯著．石林等译．压力与健康．北京：中国轻工业出版社，2000.
15. 复旦大学文史研究院编．"民间"何在，谁之"信仰"．北京：中华书局，2009.
16. 格里高利·曼昆 著．梁小民 译．经济学原理．北京：机械工业出版社，2005.
17. 葛洪．肘后备急方．北京：人民卫生出版社，1982.
18. 何颂跃．医疗纠纷与损害赔偿新释解．2版．北京：人民法院出版社，2002.
19. 赫尔雷格尔，等著．组织行为学．上海：华东师范大学出版社，2001.
20. 胡月琴，甘怡群．青少年心理韧性量表的编制和效度验证．心理学报，2008，40（8）．
21. 黄帝内经素问．北京：人民卫生出版社，1994.
22. 黄丁全．医事法．北京：中国政法大学出版社，2005.
23. 康德 著．苗力田 译．道德形而上学原理．上海：上海人民出版社，2002.
24. 冷晓红．人际沟通．北京：人民卫生出版社，2006.
25. 李梴．医学入门．南昌：江西科学技术出版社，1988.

26. 李建坤. 医师人文医学执业技能培训指导手册. 北京：中央广播电视大学出版社，2006.
27. 李松堂. 每天拥抱死亡. 北京：北京出版社，2004.
28. 梁慧. 从近代民法到现代民法. 民商法论丛第7卷. 北京：法律出版社，1997.
29. 柳经纬，李茂年. 医患关系法论. 北京：中信出版社，2002.
30. 卢迪. 临终关怀中的沟通技巧. 天津护理，2008，16（5）：307－308.
31. 马丁·塞利格曼 著. 洪兰 译. 学习乐观：成功人生的第3个要素. 北京：新华出版社，1998.
32. 孟宪武. 优逝：全人全程全家临终关怀方案. 杭州：浙江大学出版社，2005.
33. 潘楫. 医灯续焰. 中国医学大成. 北京：中国中医药出版社，1997.
34. 普拉特 编著. 张勉 等译. 医患交流指南. 天津：天津科技翻译出版公司，2004.
35. 钱铭怡. 心理咨询与心理治疗. 北京：北京大学出版社，1998.
36. 乔森纳·西尔弗曼. 杨雪松 等译. 医患沟通技巧. 北京：化学工业出版社，2009.
37. 邱鸿钟. 论中医的科学精神和人文方法. 医学与哲学，1999，（1）.
38. 丘祥兴. 医学伦理学. 北京：人民卫生出版社，2006.
39. 全增碫. 西方哲学史. 上海：上海人民出版社，1985.
40. 桑德拉·黑贝尔斯，理查德·威沃尔 著. 李亚坤 译. 有效沟通. 7版. 北京：华夏出版社，2005.
41. 施永兴. 安宁护理与缓和医学. 上海：上海科学普及出版社，2002.
42. 司马迁. 史记·扁鹊仓公列传. 北京：中华书局，2006.
43. 苏珊娜·西格斯托姆 著. 任小龙 译. 打破墨菲法则. 北京：群言出版社，2007.
44. 孙绍邦，Beverly Dugan，张玉，李明霞. 医患沟通概论. 北京：人民卫生出版社，2006.
45. 孙思邈. 备急千金要方. 北京：中医古籍出版社，1999.
46. 泰勒·本-沙哈尔 著. 汪冰，刘骏杰 译. 幸福的方法. 北京：当代中国出版社，2007.
47. 唐凯麟. 伦理学. 高等教育出版社，2001.
48. 托马斯·爱德华，托马斯·戈登 著. 宋鸿立 译. 治疗医患矛盾的12张处方. 北京：知识产权出版社，2002.
49. 王怀隐. 太平圣惠方. 北京：人民卫生出版社，1958.
50. 王锦帆. 医患沟通学. 北京：人民卫生出版社，2003.
51. 王丽颖，杨蕴萍. 创伤后应激障碍的研究进展（一）. 国外医学精神病学分册，2004，31（1）：32－35.
52. 王利民. 人格权法新论. 长春：吉林人民出版社，1994.
53. 王琦. 中医体质学，北京：人民卫生出版社，2005.

54. 王文婷,桑青松. 从心理学角度看我国临终关怀现状. 中国校医,2009,2(3).

55. 王晓秋 等. 高血压患者认知与遵医行为相关因素调查分析. 护理学报,2009,16(10B):7-9.

56. 王亚平. 医患权益与保护. 西安:人民军医出版社,2003.

57. 王岳. 医事法. 北京:人民卫生出版社,2009.

58. 魏英敏. 当代中国伦理与道德. 北京:昆仑出版社,2001.

59. 魏英敏. 新伦理学教程. 北京:北京大学出版社,2000.

60. 吴崇其. 卫生法学. 北京:法律出版社,2008.

61. 夏芸著. 医疗事故赔偿法. 北京:法律出版社,2006.

62. 徐春甫. 古今医统大全. 北京:人民卫生出版社,1991.

63. 杨桂芝. 社区高血压患者服药不良行为的护理干预. 护理学报,2008,15(8):79-80.

64. 杨立新. 医疗损害责任研究. 北京:法律出版社,2009.

65. 杨泉. 物理论. 古今图书集成·医部全录. 北京:人民卫生出版,1983.

66. 易华云,刘爱忠,孙晓花 等. 创伤后应激障碍的流行病学研究进展. 中华创伤杂志,2006,22(5):396.

67. 殷大奎,Benjamin C. Blatt. 医患沟通概论. 北京:人民卫生出版社,2006.

68. 于肖楠,张建新. 韧性——在压力下复原和成长的心理机制. 心理科学进展,2005,13(5).

69. 喻昌. 医门法律. 北京:中医古籍出版社,2002.

70. 袁国桢. 医患沟通实践指导手册. 南京:东南大学出版社,2008.

71. 翟晓梅,邱仁宗. 生命伦理学导论. 北京:清华大学出版社,2005.

72. 张杲. 医说. 上海:上海科学技术出版社,1984.

73. 张机. 伤寒论. 北京:中医古籍出版社,1997.

74. 张金钟,王晓燕. 医学伦理学. 北京:北京大学医学出版社,2006.

75. 张锦黎,陈树林,李凌江. 延迟性创伤后应激障碍的流行病学特征及相关因素. 中国行为医学科学,2005,14(3):375-377.

76. 张景岳. 张景岳医学全书. 北京:中国中医药出版社,1999.

77. 赵华,齐芳迎. 对患者用药不依从的调查分析. 河南中医,2008,28(4):46-47.

78. 赵西巨. 医事法研究. 北京:法律出版社,2008.

79. 郑常青. 大学生常见的压力与困惑. 中原工程学院学报,2002,13.

80. 郑日昌. 灾难的心理应对与心理援助. 北京师范大学学报(社会科学版),2003,5:27-31.

81. 钟明华,吴素香. 医学与人文. 广州:广东人民出版社,2006.

82. 周淑新. 临终关怀以患者为中心的交流. 世界全科医学工作瞭望,2008,8(11):1464-1465.

83. 大沢仲昭，藍野加齢医学研究所の歩みからみた藍野学園の将来展望. 藍野学園紀要，2006，20：133-140.
84. C. リリエシャーナ R. ジトゥン，ドクター、同じ言葉で話して. 東西医学社，1985：208-209.
85. American Psychology Association Help Center. The road to resilience：What is resilience? http：//www. apahelpcenter. org/featuredtopics/feature. php? id＝6&ch＝2，2004.
86. Block J, Kreman A M. IQ and Ego-resiliency：Conceptual and empirical connections and separateness. Journal of Personality and Social Psychology，1996，70（2）：349-361.
87. Bonanno G A. Loss. trauma, and human resilience：Have we underestimated the human capacity to thrive after extremely aversive events? American Psychologists，2004，59（1）：20-28.
88. Breslau N, Kessler RC, Chilcoat HD, et al. Trauma and posttraumatic stress disorder in the community：the 1996 detroit area survey of trauma. Arch Gen Psychiatry，1998，55：626-632.
89. Connor K M, Davidson J R T. Development of a new resilience scale：The Connor-Davidson Resilience Scale（CD-RISC）. Depression and Anxiety，2003，18（2）：76-82.
90. Elisabeth Macdonald. Difficult conversion in medicine. Oxford University Press，2004.
91. Feinstein A R. On white-coat effects and the electronic monitoring of compliance. Archives of Internal medicine，1990，150：1377-1378.
92. Gil V. Validity of 6 indirect methods to assess treatment compliance in arterial hypertension. Med Clin（Barc），1994，02（14）：532-536.
93. Haynes R B, Sackett D L, Taylor W. Compliance in Health care. Baltimore：John Hopkins Press，1998. 1-18.
94. Julia A Pedroni, Kenneth D. Pimple. A Brief Introduction to Informed Consent in Research with Human Subjects，http：//poynter. indiana. edu/sas /ic. pdf.
95. Richardson G E. The metatheory of resilience and resiliency. Journal of Clinical Psychology，2002，58（3）：307-321.
96. Sonja Lyubomirsky. The how of happiness：a scientific approach to getting the life you want. The Penguin Press，2008.
97. Tony Hope. the Oxford Practice Skills Course：ethics, law and communication skills in health care education. Oxford University Press，1996.
98. Tugade M M, Fredrickson B L. Resilient individuals use positive emotions to bounce back from negative emotional experiences. Journal of Personality and Social Psychology，2004，86（2）：320-333.
99. Wagnild G M, Young H M. Development and psychometric evaluation of the Resilience Scale. Journal of Nursing Measurement，1993，1（2）：165-178.